药物分析实验与药物分析习题集

姚彤炜　编著
曾　苏　审校

浙江大學出版社

内 容 简 介

本教材内容分为两部分:第一部分包括绪论(药物分析的学习方法、实验要求、专业术语、方法验证等)、实验内容(收录和编写了 13 个验证性实验和 3 个设计性实验)、教学大纲与实验指导要点。每个实验项下均收录了 2～3 种药物的分析,可供不同实验室根据教学条件选择适当的药物安排学生实验。实验后的指导要点可供指导老师带教实验时参考,也可供学生自学复习。第二部分为药物分析习题集,根据全国规划教材(本科、专科和执业药师应试指南)内容与要求,结合我们长期的教学经验,收集和编写了练习思考题约 300 题,不同类型的选择题约 1200 题(选择题附参考答案)。根据试题内容,结合理论教学章节和实验内容,把习题分为 15 章,可作为全日制本科生,成人专科、本科生,参加执业药师考试的考生,以及参加药物分析学硕士研究生入学考试的考生的复习用书,也可供教师出题时参考。不同层次的学生可根据大纲要求选择有关章节的试题进行练习。书末附有专业英语阅读材料和词汇,可供学生自学参考。

图书在版编目 (CIP) 数据

药物分析实验与药物分析习题集 / 姚彤炜编著. —杭州:
浙江大学出版社,2002.11(2019.2 重印)
ISBN 978-7-308-03206-3

Ⅰ. 药… Ⅱ. 姚… Ⅲ. 药物分析－医学院校－习题
Ⅳ. R917-44

中国版本图书馆 CIP 数据核字 (2002) 第 090410 号

药物分析实验与药物分析习题集
姚彤炜 编著

责任编辑	阮海潮	
出版发行	浙江大学出版社	
	(杭州市天目山路 148 号 邮政编码 310007)	
	(网址:http://www.zjupress.com)	
排 版	杭州中大图文设计有限公司	
印 刷	杭州杭新印务有限公司	
开 本	787mm×1092mm 1/16	
印 张	14.125	
字 数	361 千	
版 印 次	2003 年 1 月第 1 版 2019 年 2 月第 7 次印刷	
书 号	ISBN 978-7-308-03206-3	
定 价	39.00 元	

编写说明

  药物分析是药学专业教学计划中设置的一门主要专业课程。本课程旨在培养学生掌握药品质量研究和质量控制的基本理论知识与基本操作技能,具有基本的实验研究思路和分析问题、解决问题的能力。要掌握药物分析这门课程,不仅需要无机化学、有机化学、分析化学等基础课程知识,而且还需要药物化学、植物化学、药物制剂等专业基础及专业课程知识。而药物分析实验技术的发展与完善又为以上这些专业学科的发展提供了有效的实验手段和技术方法,因此,掌握药物分析课程内容,是药学专业人员从事各项研究工作的实验基础。药物分析也是全国执业药师资格考试的专业科目之一。由于这门课涉及面广,内容多,同时又是一门应用性很强的方法学科,为提高教学效果,加强理论与实践的联系,加强学生的自学能力,作者在原浙江医科大学药学院药物分析教研室编写的历届《药物分析实验讲义》和《药物分析试题库》的基础上,结合多年的理论、实验教学实践中积累的素材和经验,编写了《药物分析实验与药物分析习题集》这本教材。

  全书分为两部分内容。第一部分为药物分析实验,包括:①实验要求、专业术语、方法认证、常用标准溶液的配制等。②实验内容,编写了 13 个验证性实验和 3 个设计性实验。根据药物分析方法的发展趋势,为适应实际工作的需求,在验证性实验中,加强了色谱分析实验内容,选择了典型的鉴别、检查和含量测定等实验内容。在药品来源上尽量选用易得的原料药和常用制剂,同时在每个实验项下均收录了 2~3 种药物,可供不同实验室根据实验条件选择适当的药物安排学生实验。特意设计了各类典型药物的鉴别、区别实验,药物的含量测定方法的探讨、设计与由试剂配制到写出分析报告全过程的实验,旨在培养学生如何根据药物的结构特征和理化性质,选择合适的分析方法;同时,使学生在查阅资料和书籍的过程中达到综合复习已学知识和理论联系实际的目的。③教学大纲与实验指导要点。根据本科、专科的不同要求,分别列出了实验教学大纲与实验指导要点,可供指导老师带教实验时参考,也可供学生自学复习。第二部分为药物分析习题集,以全日制本科全国规划教材《药物分析》为基础,结合专科和执业药师应试指南的《药物分析》教材内容,将习题内容分为 15 章,八大类药物自成一章,绪论、药品质量标准的制订以及有关药典的内容合并为一章,药物的鉴别与杂质检查合并为一章,制剂分析、中药制剂分析和生化药物分析合并为一章,药物的有机破坏与前处理方法、分析数据处理与分析方法验证及有关实验内容分别成一章,多章内容混合的试题归纳为综合性试题一章。试题类型分为两大类,一类为问答题形式的练习思考题,学生在学习新的内容前,可先阅读这些问题,然后带着这些问题有目的地去学习。另一类为选择题,参考执业药师资格考试的题型,分为四类选择题,书后附有参考答案,这些选择题可作为学生自我测试题,以衡量对所学内容的掌握程度。不同层次的学生,可根据大纲要求选择有关章节的试题进行练习。书末附有专业英语阅读材料和词汇,以提高学生的专业英语阅读能力。

  本书由姚彤炜编写,曾苏审校。对我院药物分析教研室多年来积累的大量有关药物分析实验教学资料和试题的老师们表示衷心的感谢。

  由于作者的水平和能力有限,书中错误和疏漏之处,恳请读者批评指正。

编著者

目　录

第一部分　药物分析实验

第二部分　药物分析习题集

第一部分　药物分析实验

第一部分　产业的社会实践

第一章 绪 论

一、药物分析实验课的目的意义

　　药物分析是药学专业教学计划中设置的一门主要专业课程,是根据药物理化性质及其结构,研究药物及其各种制剂的组成、真伪鉴别、纯度检查、有效成分含量测定的一门综合性应用学科。药品是用于诊断、预防、治疗疾病,增强体质的一种特殊商品,药品质量的好坏直接关系到用药的安全、有效,关系到人民的健康与生命安全。为了确保用药的安全、合理、有效,必须从药品的研制、生产、供应和临床使用等过程全面控制药品质量,药物分析在药品的质量控制中担负着重要任务。通过对药物成品的检验,判断药品是否符合药品质量标准的要求,只有符合药品质量标准的药品才能销售和供临床使用。同时在药品的生产过程中需进行中间体、半成品的质量控制,在贮存过程中需对药物的稳定性进行考察。随着药学事业的发展,药物分析学科还需配合临床医疗需要,进行治疗药物浓度监测和体内内源性物质的测定;配合临床药理学、遗传药理学进行药物动力学、代谢分型等研究;配合药剂学的剂型研究进行生物利用度以及相应的新剂型的质量标准的研究与制订;配合药物化学的化学合成和生产工艺流程的优化等进行质量监控;而天然药物或中药的活性成分的化学结构确定、中成药质量的综合评价、生化药物和基因工程药物的质量分析均需要现代化的分离分析技术,新药研究过程中的各个阶段更离不开药物分析这双"眼睛"。因此,可以说"哪里有药物,哪里就有药物分析"。

　　同时,药物分析又是一门实践性很强的方法学科,从事药物分析的专业人员不仅要掌握药物分析的基本理论、基本知识,还要有扎实的操作技能和实事求是的科学态度,才能精确地分析研究药物的质量,并对被分析的药物作出合理、公正和客观的评价。所以,药物分析实验课是药物分析课程教学中不可缺少的组成部分,是整个教学过程中的一个重要环节。通过药物分析实验课教学,旨在培养学生熟练的分析操作技能,理论联系实际的学风,严谨、科学的工作作风和对事业的高度责任心。通过基本操作训练,获得较强的从事药品质量控制工作的能力,正确掌握药物常用法定方法及规范化操作技术,通过设计性实验的训练,模拟科学研究的整个过程,培养学生独立思考和独立工作的能力,以及运用药物分析理论及有关基础与专业知识去解决实际问题的能力,为今后从事药品检验、新药研究和开展临床药物分析工作打下基础。

二、药物分析的"三基"

　　药物分析课程是在学习了无机化学、有机化学、分析化学、药物化学、天然药物化学、药剂学以及其他有关课程的基础上进行教学的一门综合性的应用学科。通过本课程的学习,使学生树立起比较完整的药品质量观念,掌握常用的鉴别、杂质检查和含量测定的基本原理与方法,能够理解药物的化学结构、理化特性、存在状况与分析方法选择之间的关系,并能综合运用所学知识,解决药品质量问题和制订药品质量标准,具备初步的科学研究能力,了解体内药物分析、生化药物分析和中药制剂分析的特点。要完成本门课程的学习,必须掌握药物分析的"三基",即"基本理论、基本知识和基本操作"。

1.基本理论 所谓基本理论就是要掌握药品质量控制过程中的分析方法所依据的有关理论,化学反应的原理及基本规律,化学变化中的当量关系,药物的化学结构、理化性质与分析方法的相互关系,理化特性、存在状态与分析方法选择之间的关系等。

2.基本知识 为了掌握制订药品质量标准的依据,必须认真地学习各类药物的法定分析方法,掌握各类药物的通性,典型药物的特性,一般鉴别试验、一般杂质检查、制剂分析的特点与基本分析方法,限量、定量计算方法,临床药物分析方法等。这些知识具有应用上的广泛性,具备了这些基本知识后,就有"举一反三"、"触类旁通"之效。

3.基本操作 熟练地掌握各类仪器的洗涤、合理选用和正确使用;掌握药物的定性分析技术,药物的杂质检查方法,容量分析中称量、滴定、定量转移、稀释等技术;掌握比色法、比浊法、旋光法、折光法、电位法、光谱法、色谱法等分析技术的操作原理和测定方法;掌握常见的有机破坏方法。这些基本操作的熟练程度关系到分析结果的精确性,关系到对被检测药品"合格"与否的结论,同时也关系到对存在问题的判断与解释。

以上三者是相辅相成的,光有理论知识而不会实际操作,只能是"纸上谈兵";而只会按照本本操作,不懂理论知识,就会在出现异常情况时束手无策。因此,要完成药物分析这门课程的学习,应该将理论课程的学习与实验操作课的实践并重。用课堂理论知识指导实验,例如对反应原理、各步操作目的与注意问题及定量计算等做到心中有数,有目的、有准备地去进行实验,可少走弯路,避免差错。同时根据所学理论知识分析评判实验结果,探究实验成败的原因或对分析方法提出改进措施等。通过实验课的实践,加深理解课堂教学的内容,补充课堂教学未涉及的内容,如熟悉药品检验中常用专业术语、药典的正确使用与规范化操作,以及如何根据药物结构、实验室条件等选择合理、可行的分离、分析方法等。

在学习过程中应围绕药物的质量评价问题,即药物的鉴别、检查和含量测定来学习,而药物的鉴别、检查和含量测定则是根据药物的结构、理化性质,选用合适的技术与分析方法来进行的,所以要掌握药物分析课程的内容,必须抓住"药物的结构、理化特性与分析方法的关系"这一主线,将各类药物的结构特征、鉴别试验、杂质检查、含量测定方法的原理、条件、结果与计算作为学习的重点。并重视实验技能的训练,打好基础,加强理论与实际的联系,课前做好预习,课后及时总结,必要时需对相关课程的有关内容进行复习,并前后联系融会贯通,找出规律和异同点,不断总结,不断提高。

三、药物分析实验课的要求

药物分析实验课是培养学生掌握基本操作技能的重要教学环节。通过有限的教学时数,经过精心安排的实验内容的训练,使学生了解药品质量控制的全貌和建立分析方法的一般思路。过硬的基本操作技能是进行药品质量控制与药品质量研究的基本条件,也是保证药品质量真正符合法定标准的必要条件。如果因操作技术问题,将合格产品检验成"不合格"品,势必给生产厂家造成不必要的损失;若将不合格产品检验成"合格"产品,则会使劣质药品进入流通领域,危害人民的健康。掌握基本技能的关键在于"三严",即严肃的态度、严密的方法和严格的要求。因此,要求学生珍惜实验训练机会,在实验过程中勤动手,勤思考。为提高实验课教学效率,必须做到如下几点：

1. 课前做好预习。明确该次实验的目的要求，弄懂原理及操作要点，考虑实验中必须注意的事项、实验的顺序、所需的仪器及必要的准备。每次实验课应有准备地接受指导教师的提问。

2. 要准备一个实验记录本，在对药物进行分析时，应将全部数据准确及时地用钢笔记录于记录本上，决不允许记于小纸条上或实验讲义上甚至手掌上。原始记录是实验报告的组成部分，尊重实验原始记录是必要的科学作风，绝不允许将记录本内任何数据擅自涂改，如系笔误，仅能以钢笔将写错处划去（但要求能看清原来数据），再重写一次。

实验完毕，应写出实验报告，并根据检验结果作出明确的结论。

3. 在实验中要养成整洁、细致、踏实、准确而有系统的优良习惯，切实严格遵守操作规程，注意基本操作与实验现象的观察分析。

4. 随时都要有量的概念。任何一项含量测定均要同时做两份，两次测定结果应相符，容量分析间差不大于 $0.4\%\left(\text{间差}=\dfrac{\text{含量高的值}-\text{含量低的值}}{\text{平均值}}\times100\%\right)$。绝不允许伪造或估计一个数据，两次结果不能做依据时，应重新测定一次。

5. 实验课不得随便旷课，或相互调课，实验期间不得擅自离开实验室，有急事须经指导老师同意后方可离开。实验报告必须按规定时间上交教师批改。

6. 实验时应避免试剂污染、试剂瓶盖错盖或不随手加盖的现象发生。当不慎发生试剂污染时，应以负责的态度及时处理。

7. 爱护公物，移物归位，节约水电，公用药品试剂或仪器用后应及时归位，仪器用后应洗净，破损仪器要及时登记。

8. 实验期间确保安全，经常注意防火、防爆。

9. 实验完毕做好各自实验台的清洁工作，值日生应做好实验室的卫生清洁工作和检查水、电、门、窗等安全事宜。

10. 实验记录与报告格式可参考以下两个例子。

[例1] 实验一、葡萄糖分析　　　　　　　　　年　　月　　日

原始记录

一、鉴别

本品 0.2g＋水 5mL→溶解，缓缓滴加到温热的碱性酒石酸铜 TS 中→砖红色↓

……

二、检查

1. 酸度：取本品 2.0g＋水 20mL→溶解后＋酚酞 3 滴＋0.20mL NaOH 滴定液（0.02mol/L）→显粉红色

2. 氯化物检查：

甲管：本品 0.6g $\xrightarrow{\text{水}}$ 25mL，溶解＋稀 HNO$_3$ 10mL $\Big\}$ 分别加水 →40mL（置 50mL 纳氏比色管中）
乙管：标准 NaCl 溶液 6.0mL＋稀 HNO$_3$ 10mL

＋AgNO$_3$ 试液 1.0mL $\xrightarrow{\text{水}}$ 50mL，摇匀，暗处放置 5min，同置黑色背景上，从比色管上方向下观察、比较，甲管浑浊度浅于乙管。

……

实验报告 　　　　年　月　日

检品名称：　　　　　　　　　　　　批号：　　规格：

一、鉴别

原理：

$$H-C=O$$
$$H-C-OH$$
$$HO-C-H$$
$$H-C-OH$$
$$H-C-OH$$
$$CH_2OH$$
葡萄糖

$+2$

$$COOH$$
$$CHO$$
$$Cu$$
$$CHO$$
$$COOK$$
Fehling 试剂

$\xrightarrow{OH^-}$

$$COOH$$
$$H-C-OH$$
$$HO-C-H$$
$$H-C-OH$$
$$H-C-OH$$
$$CH_2OH$$
葡萄糖酸

$+2$

$$COONa$$
$$CHOH$$
$$CHOH$$
$$COOK$$

$+Cu_2(OH)_2\downarrow$
（黄色）

$$Cu_2(OH)_2 \xrightarrow{\triangle} Cu_2O\downarrow+H_2O$$
（红色）

实验现象：砖红色沉淀。

结论：呈阳性反应，符合规定。

二、检查

1. 酸度

原理：检品中酸性杂质被碱中和，过量的碱使酚酞显粉红色。

实验现象：显粉红色。

结论：符合规定。

2. 氯化物检查

原理：$Cl^-+Ag^+\xrightarrow{HNO_3}AgCl\downarrow$（白色）

实验现象：样品管浑浊度浅于标准管。

结论：符合规定（<0.01%）。

……

讨论：对实验中出现的问题、解决的办法，注意事项，实验成败关键等进行讨论。

[例2]　实验二、异烟肼片含量测定　　　　　　　　年　　月　　日

原始记录

20 片重＋瓶	14.2345	片粉	① 14.0378	② 13.8046
瓶	11.9122		13.8046	13.5698
	2.3223g		0.2332g	0.2348g

方法：取 20 片，称重，研细，称取片粉适量，置 100mL 量瓶中＋水→振摇$\xrightarrow{\text{水}}$至刻度，摇匀，用干燥滤纸滤过→取续滤液 25.00mL＋水 50mL＋盐酸 20mL＋甲基橙指示剂 1 滴→用 0.01667mol/L（$F=0.995$）$KBrO_3$ 标准液滴定至红色消退（$T=3.429$mg，规格 0.1g）。

滴定体积   ① 14.90   ② 15.06

$$\underline{0.00} \qquad\qquad \underline{0.00}$$
$$14.90\text{mL} \qquad\qquad\qquad 15.06\text{mL}$$

计算：① $\dfrac{14.90\times3.429\times0.995}{0.2332\times1000\times25/100}\times\dfrac{2.3223/20}{0.1}\times100\%=101.3\%$

     ② $\dfrac{15.06\times3.429\times0.995}{0.2348\times1000\times25/100}\times\dfrac{2.3223/20}{0.1}\times100\%=101.6\%$

平均% $\dfrac{101.6+101.3}{2}=101.4(\%)$

间差 $\dfrac{101.6-101.3}{101.4}\times100\%=0.3\%$

实验报告   年   月   日

检品名称：   批号：   规格：

原理：

结果：测得本品含量为标示量的101.4%，间差<0.4%。

结论：符合规定(95.0%～105.0%)。

讨论：对实验中出现的问题、解决的办法、注意事项、实验成败关键等进行讨论。

四、药物分析的专业术语与规定*

1. 药典收载的原料药及制剂，均应按规定的方法进行检验；如采用其他方法，应将该方法与规定的方法做比较试验，根据试验结果掌握使用，但在仲裁时仍以药典规定的方法为准。

2. 标准中规定的各种纯度和限度数值以及制剂的重(装)量差异，系包括上限和下限两个数值本身及中间数值。规定的这些数值不论是百分数还是绝对数字，其最后一位数字都是有效位。

试验结果在运算过程中，可比规定的有效数字多保留一位数，而后根据有效数字的修约规则进舍至规定有效位。计算所得的最后数值或测定读数值均可按修约规则进舍至规定的有效位，取此数值与标准中规定的限度数值比较，以判断是否符合规定的限度。

3. 标准品、对照品系指用于鉴别、检查、含量测定的标准物质。标准品与对照品(不包括色谱用的内标物质)均由国务院药品监督管理部门指定的单位制备、标定和供应。标准品系指用于生物检定、抗生素或生化药品中含量或效价测定的标准物质，按效价单位(或 μg)计，以国际标准品进行标定；对照品除另有规定外，均按干燥品(或无水物)进行计算后使用。

4. 试验时的温度，未注明者，系指在室温下进行；温度高低对试验结果有显著影响者，除另有规定外，应以(25±2)℃为准。

———————————
    * 摘自 2000 年版中国药典凡例

5.试验用水,除另有规定外,均系指纯化水。酸碱度检查所用的水,均系指新沸并放冷至室温的水。

6.酸碱性试验时,如未指明用何种指示剂,均系指石蕊试纸。

7.乙醇未指明浓度时,均系指 95%(mL/mL)的乙醇。

8.计算分子量以及换算因子等使用的原子量均按最新国际原子量表推荐的原子量。

9.药典采用的计量单位:

(1)药典使用的滴定液和试液的浓度,以 mol/L(摩尔/升)表示者,其浓度要求精密标定的滴定液用"XXX 滴定液(YYYmol/L)"表示;作其他用途不需精密标定其浓度时,用"YYYmol/L XXX 溶液"表示,以示区别。此处 XXX 代表溶液名称,YYY 代表摩尔浓度,例如,盐酸滴定液(0.1mol/L),1mol/L 盐酸溶液。

(2)温度以摄氏度(℃)表示,见表 1-1。

表 1-1　温度术语

术语	温度(℃)
水浴	98~100
热水	70~80
微温或温水	40~50
室温	10~30
冷水	2~10
冰浴	约 0
放冷	放冷至室温

(3)百分比用"%"符号表示,系指重量的比例;但溶夜的百分比,系指溶液 100mL 中含有溶质若干克;乙醇的百分比,系指在 20℃时容量的比例。此外,根据需要可采用下列符号:

%(g/g)　　　表示溶液 100g 中含有溶质若干克;

%(mL/mL)　表示溶液 100mL 中含有溶质若干毫升;

%(mL/g)　　表示溶液 100g 中含有溶质若干毫升;

%(g/mL)　　表示溶液 100mL 中含有溶质若干克。

(4)液体的滴,系在 20℃时,以 1.0mL 水为 20 滴进行换算。

(5)溶液后记示的"(1→10)"等符号,系指固体溶质 1.0g 或液体溶质 1.0mL 加溶剂使成 10mL 的溶液;未指明用何种溶剂时,均系指水溶液;两种或两种以上液体的混合物,名称间用半字线"-"隔开,其后括号内所示的":"符号,系指各液体混合时的体积(重量)比例。

10.药品"性状"项下记载药品的外观、臭、味、溶解度以及物理常数等。

(1)外观性状是对药品的色泽和外表感观的规定。遇有对药品的晶型、细度或溶液的颜色需作严格控制时,应在检查项下另作具体规定。

(2)溶解度是药品的一种物理性质。正文品种下选用的部分溶剂及其在该溶剂中的溶解性能,可供精制或制备溶液时参考。药品的溶解度表示方法如表 1-2。

试验法:称取研成细粉的供试品或量取液体供试品,置于(25±2)℃一定容量的溶剂中,每隔 5min 强力振摇 30s;观察 30min 内的溶解情况,如看不见溶质颗粒或液滴时,即视为完全溶解。

（3）物理常数包括相对密度、馏程、熔点、凝点、比旋度、折光率、黏度、吸收系数、碘值、皂化值和酸值等；测定结果不仅对药品具有鉴别意义，也反映药品的纯度，是评价药品质量的主要指标之一。

表 1-2　药品溶解度表示方法

溶解度表示方法	使 1g 或 1mL 溶质溶解的溶剂体积(mL)
极易溶解	＜1mL
易溶	1～＜10mL
溶解	10～＜30mL
略溶	30～＜100mL
微溶	100～＜1000mL
极微溶解	1000～＜10000mL
几乎不溶或不溶	10000mL 中不能完全溶解

11. 药典鉴别项下规定的试验方法，仅适用于鉴别药品的真伪；对于原料药，还应结合性状项下的外观和物理常数进行确认。

12. 药典检查项下包括有效性、均一性、纯度要求与安全性四个方面；对于规定中的各种杂质检查项目，系指该药品在按既定工艺进行生产和正常贮藏过程中可能含有或产生并需要控制的杂质；改变生产工艺时需另考虑增修订有关项目。

（1）原料药和制剂在生产过程中，如使用有害的有机溶剂，应按药典有机溶剂残留量测定法检查，并应符合规定。

（2）恒重，除另有规定外，系指供试品连续两次干燥或炽灼后的重量差异在 0.3mg 以下的重量；干燥至恒重的第二次及以后各次称重均应在规定条件下继续干燥 1h 后进行；炽灼至恒重的第二次称重应在继续炽灼 30min 后进行。

13. 含量测定：

（1）药典规定原料药的含量(%)，除另有注明者外，均按重量计。如规定上限为 100% 以上时，系指用本药典规定的分析方法测定时可能达到的数值，它为药典规定的限度或允许偏差，并非真实含有量；如未规定上限时，系指不超过 101.0%。

（2）制剂的含量限度范围，系根据主药含量的多少、测定方法、生产过程和贮存期间可能产生的偏差或变化而制定的，生产中应按标示量 100% 投料。如已知某一成分在生产或贮存期间含量会降低，生产时可适当增加投料量，以保证在有效期（或使用期限）内含量能符合规定。

（3）试验中供试品与试药等"称重"或"量取"的量，均以阿拉伯数码表示，其精确度可根据数值的有效数位来确定，如称取"0.1g"，系指称取重量可为 0.06～0.14g；称取"2g"，系指称取重量可为 1.5～2.5g；称取"2.0g"，系指称取重量可为 1.95～2.05g；称取"2.00g"，系指称取重量可为 1.995～2.005g。

"精密称定"系指称取重量应准确至所取重量的千分之一；"称定"系指称取重量应准确至所取重量的百分之一；"精密量取"系指量取体积的准确度应符合国家标准中对该体积移液管的精密度要求；"量取"系指可用量筒或按照量取体积的有效数位选用量具。取用量为"约"若干时,系指取用量不得超过规定量的±10％。

(4)试验中规定"按干燥品(或无水物,或无溶剂)计算"时,除另有规定外,应取未经干燥(或未去水,或未去溶剂)的供试品进行试验,并将计算中的取用量按检查项下测得的干燥失重(或水分,或溶剂)扣除。

(5)试验中的"空白试验",系指在不加供试品或以等量溶剂替代供试液的情况下,按同法操作所得的结果;含量测定中的"并将滴定的结果用空白试验校正",系指按供试品所耗滴定液的体积(mL)与空白试验中所耗滴定液体积(mL)之差进行计算。

14.制剂的规格,系指每一支、片或其他每一个单位制剂中含有主药的重量(或效价)或含量(％)或装量;注射液项下,如为"1mL：10mg",系指 1mL 中含有主药 10mg。

15.贮藏项下的规定,系对药品贮存与保管的基本要求,以下列名词表示:

遮光　系指用不透光的容器包装,例如棕色容器或黑纸包裹的无色透明、半透明容器;

密闭　系指将容器密闭,以防止尘土及异物进入;

密封　系指将容器密封以防止风化、吸潮、挥发或异物进入;

熔封或严封　系指将容器熔封或用适宜的材料严封,以防止空气与水分的侵入并防止污染;

阴凉处　系指不超过 20℃;

凉暗处　系指避光并不超过 20℃;

冷处　系指 2~10℃。

五、常用标准溶液的配制与标定

1.盐酸滴定液(1mol/L,0.5mol/L,0.2mol/L 或 0.1mol/L)　　　　　　　　HCl＝36.46

[配制]　盐酸滴定液(1mol/L)　取盐酸 90mL,加水适量使成 1000mL,摇匀。盐酸滴定液(0.5mol/L,0.2mol/L 或 0.1mol/L)照上法配制,但盐酸的取用量分别为 45mL、18mL 或 9.0mL。

[标定]　盐酸滴定液(1mol/L)　取在 270~300℃ 干燥至恒重的基准无水碳酸钠约1.5g,精密称定,加水 50mL 使溶解,加甲基红-溴甲酚绿混合指示液 10 滴,用本液滴定至溶液由绿色转变为紫红色时,煮沸 2min,冷却至室温,继续滴定至溶液由绿色变为暗紫色。每 1mL 盐酸滴定液(1mol/L)相当于 53.00mg 的无水碳酸钠。根据本液的消耗量与无水碳酸钠的取用量,算出本液的浓度,即得。

盐酸滴定液(0.5mol/L)　照上法标定,但基准无水碳酸钠的取用量改为约 0.8g。每 1mL 盐酸滴定液(0.5mol/L)相当于 26.50mg 的无水碳酸钠。

盐酸滴定液(0.2mol/L)　照上法标定,但基准无水碳酸钠的取用量改为约 0.3g。每 1mL 盐酸滴定液(0.2mol/L)相当于 10.60mg 的无水碳酸钠。

盐酸滴定液(0.1mol/L)　照上法标定,但基准无水碳酸钠的取用量改为约 0.15g。每 1mL 盐酸滴定液(0.1mol/L)相当于 5.30mg 的无水碳酸钠。

如需用盐酸滴定液(0.05mol/L,0.02mol/L 或 0.01mol/L)时,可取盐酸滴定液(1mol/L 或 0.1mol/L)加水稀释制成。必要时标定浓度。

2.硫酸滴定液(0.5mol/L,0.25mol/L,0.1mol/L 或 0.05mol/L)　　　　　$H_2SO_4＝98.08$

[配制]　硫酸滴定液(0.5mol/L)　取硫酸 30mL,缓缓注入适量水中,冷却至室温,加水

稀释至 1000mL,摇匀。

硫酸滴定液(0.25mol/L,0.1mol/L 或 0.05mol/L) 照上法配制,但硫酸的取用量分别为 15mL、6.0mL 或 3.0mL。

[标定] 照盐酸滴定液(1mol/L,0.5mol/L,0.2mol/L 或 0.1mol/L)项下的方法标定,即得。

如需用硫酸滴定液(0.01mol/L)时,可取硫酸滴定液(0.5mol/L,0.1mol/L 或 0.05mol/L)加水稀释制成,必要时标定浓度。

3. 氢氧化钠滴定液(1mol/L,0.5mol/L 或 0.1mol/L)　　　　　　　　NaOH=40.00

[配制] 取氢氧化钠适量,加水振摇使溶解成饱和溶液,冷却后,置聚乙烯塑料瓶中,静置数日,澄清后备用。

氢氧化钠滴定液(1mol/L,0.5mol/L,0.1mol/L) 分别取澄清的氢氧化钠饱和溶液56mL,28mL,5.6mL,加新沸过的冷水使成 1000mL,摇匀。

[标定] 氢氧化钠滴定液(1mol/L) 取在 105℃ 干燥至恒重的基准邻苯二甲酸氢钾约6g,精密称定,加新沸过的冷水 50mL,振摇,使其尽量溶解;加酚酞指示液 2 滴,用本液滴定;在接近终点时,应使邻苯二甲酸氢钾完全溶解,滴定至溶液显粉红色。每 1mL 氢氧化钠滴定液(1mol/L)相当于 204.2mg 的邻苯二甲酸氢钾。根据本液的消耗量与邻苯二甲酸氢钾的取用量,算出本液的浓度,即得。

氢氧化钠滴定液(0.5mol/L,0.1mol/L) 分别取在 105℃ 干燥至恒重的基准邻苯二甲酸氢钾约 3g,0.6g,照上法标定。每 1mL 氢氧化钠滴定液(0.5mol/L,0.1mol/L)相当于102.1mg,20.42mg 的邻苯二甲酸氢钾。

如需用氢氧化钠滴定液(0.05mol/L,0.02mol/L 或 0.01mol/L)时,可取氢氧化钠滴定液(0.1mol/L)加新沸过的冷水稀释制成。必要时,可用盐酸滴定液(0.05mol/L、0.02mol/L 或0.01mol/L)标定浓度。

[贮藏] 置聚乙烯塑料瓶中,密封保存;塞中有 2 孔,孔内各插入玻璃管 1 支,1 管与钠石灰管相连,1 管供吸出本液使用。

4. 高氯酸滴定液(0.1mol/L)　　　　　　　　　　　　　　　　　　HClO₄=100.46

[配制] 取无水冰醋酸(按含水量计算,每 1g 水加醋酐 5.22mL)750mL,加入高氯酸(70%~72%)8.5mL,摇匀,在室温下缓缓滴加醋酐 23mL,边加边摇,加完后再振摇均匀,放冷,加无水冰醋酸适量使成 1000mL,摇匀,放置 24h。若所测供试品易乙酰化,则须用水分测定法测定本液的含水量,再用水和醋酐调节至本液的含水量为 0.01%~0.2%。

[标定] 取在 105℃ 干燥至恒重的基准邻苯二甲酸氢钾约 0.16g,精密称定,加无水冰醋酸 20mL 使溶解,加结晶紫指示液 1 滴,用本液缓缓滴定至蓝色,并将滴定的结果用空白试验校正。每 1mL 高氯酸滴定液(0.1mol/L)相当于 20.42mg 的邻苯二甲酸氢钾。根据本液的消耗量与邻苯二甲酸氢钾的取用量,算出本液的浓度,即得。

如需用高氯酸滴定液(0.05mol/L 或 0.02mol/L)时,可取高氯酸滴定液(0.1mol/L)用无水冰醋酸稀释制成,并标定浓度。

[贮藏] 置棕色玻瓶内密闭保存。

5. 硫代硫酸钠滴定液(0.1mol/L)　　　　　　　　　　　　　Na₂S₂O₃·5H₂O=248.19

[配制] 取硫代硫酸钠 26g 与无水碳酸钠 0.20g,加新沸过的冷水适量使溶解成1000mL,摇匀,放置 1 个月后滤过。

［标定］ 取在 120℃ 干燥至恒重的基准重铬酸钾 0.15g,精密称定,置碘瓶中,加水 50mL 使溶解,加碘化钾 2.0g,轻轻振摇使溶解,加稀硫酸 40mL,摇匀,密塞,在暗处放置 10min 后,加水 250mL 稀释,用本液滴定至近终点时,加淀粉指示液 3mL,继续滴定至蓝色消失而显亮绿色,并将滴定的结果用空白试验校正。每 1mL 硫代硫酸钠滴定液(0.1mol/L)相当于 4.903mg 的重铬酸钾。根据本液的消耗量与重铬酸钾的取用量,算出本液的浓度,即得。

室温在 25℃ 以上时,应将反应液及稀释用水降温至约 20℃。

如需用硫代硫酸钠滴定液(0.01mol/L 或 0.005mol/L)时,可取硫代硫酸钠滴定液(0.1mol/L)在临用前加新沸过的冷水稀释制成。

6. 碘滴定液(0.05mol/L)　　　　　　　　　　　　　　　　　I_2＝253.80

［配制］ 取碘 13.0g,加碘化钾 36g 与水 50mL 溶解后,加盐酸 3 滴与水适量使成 1000mL,摇匀,用垂熔玻璃滤器滤过。

［标定］ 取在 105℃ 干燥至恒重的基准三氧化二砷约 0.15g,精密称定,加氢氧化钠滴定液(1mol/L)10mL,微热使溶解,加水 20mL 与甲基橙指示液 1 滴,加硫酸滴定液(0.5mol/L)适量使黄色转变为粉红色,再加碳酸氢钠 2g、水 50mL 与淀粉指示液 2mL,用本液滴定至溶液显浅蓝紫色。每 1mL 碘滴定液(0.05mol/L)相当于·4.946mg 的三氧化二砷。根据本液的消耗量与三氧化二砷的取用量,算出本液的浓度,即得。

如需用碘滴定液(0.025mol/L)时,可取碘滴定液(0.05mol/L)加水稀释制成。

［贮藏］ 置玻璃塞的棕色玻瓶中,密闭,在凉处保存。

7. 溴酸钾滴定液(0.016 67mol/L)　　　　　　　　　　　　$KBrO_3$＝167.00

［配制］ 取溴酸钾 2.8g,加水适量使溶解成 1000mL,摇匀。

［标定］ 精密量取本液 25mL,置碘瓶中,加碘化钾 2.0g 与稀硫酸 5mL,密塞,摇匀,在暗处放置 5min 后,加水 100mL 稀释,用硫代硫酸钠滴定液(0.1mol/L)滴定至近终点时,加淀粉指示液 2mL,继续滴定至蓝色消失。根据硫代硫酸钠滴定液(0.1mol/L)的消耗量,算出本液的浓度,即得。

室温在 25℃ 以上时,应将反应液及稀释用水降温至约 20℃。

8. 溴滴定液(0.05mol/L)　　　　　　　　　　　　　　　　　　Br＝159.80

［配制］ 取溴酸钾 3.0g 与溴化钾 15g,加水适量使溶解成 1000mL,摇匀。

［标定］ 精密量取本液 25mL,置碘瓶中,加水 100mL 与碘化钾 2.0g,振摇使溶解,加盐酸 5mL,密塞,振摇,在暗处放置 5min,用硫代硫酸钠滴定液(0.1mol/L)滴定至近终点时,加淀粉指示液 2mL,继续滴定至蓝色消失。根据硫代硫酸钠滴定液(0.1mol/L)的消耗量,算出本液的浓度,即得。

室温在 25℃ 以上时,应将反应液降温至约 20℃。本液每次临用前均应标定浓度。

如需用溴滴定液(0.005mol/L)时,可取溴滴定液(0.05mol/L)加水稀释制成,并标定浓度。

［贮藏］ 置玻璃塞的棕色玻瓶中,密闭,在凉处保存。

9. 亚硝酸钠滴定液(0.1mol/L)　　　　　　　　　　　　　　$NaNO_2$＝69.00

［配制］ 取亚硝酸钠 7.2g,加无水碳酸钠(Na_2CO_3)0.10g,加水适量使溶解成 1000mL,摇匀。

［标定］ 取在 120℃ 干燥至恒重的基准对氨基苯磺酸约 0.5g,精密称定,加水 30mL 与浓氨试液 3mL,溶解后,加盐酸(1→2)20mL,搅拌,在 30℃ 以下用本液迅速滴定,滴定时将滴定管尖端插入液面下约 2/3 处,随滴随搅拌;至近终点时,将滴定管尖端提出液面,用少量水洗涤

尖端,洗液并入溶液中,继续缓缓滴定,用永停法指示终点。每 1mL 亚硝酸钠滴定液(0.1mol/L)相当于 17.32mg 的对氨基苯磺酸。根据本液的消耗量与对氨基苯磺酸的取用量,算出本液浓度,即得。

如需用亚硝酸钠滴定液(0.05mol/L)时,可取亚硝酸钠滴定液(0.1mol/L)加水稀释制成。必要时标定浓度。

[贮藏] 置玻璃塞的棕色玻瓶中,密闭保存。

10. 草酸滴定液(0.05mol/L)　　　　　　　　　　　　　　$C_2H_2O_4 \cdot 2H_2O = 126.07$

[配制] 取草酸 6.4g,加水适量使溶解成 1000mL,摇匀。

[标定] 精密量取本液 25mL,加水 200mL 与硫酸 10mL,用高锰酸钾滴定液(0.02mol/L)滴定,至近终点时,加热至 65℃,继续滴定至溶液显微红色,并保持 30s 不褪;当滴定终了时,溶液温度应不低于 55℃。根据高锰酸钾滴定液(0.02mol/L)的消耗量,算出本液的浓度,即得。

如需用草酸滴定液(0.25mol/L)时,可取草酸约 32g,照上法配制与标定,但改用高锰酸钾滴定液(0.1mol/L)滴定。

[贮藏] 置玻璃塞的棕色玻瓶中,密闭保存。

11. 高锰酸钾滴定液(0.02mol/L)　　　　　　　　　　　　　$KMnO_4 = 158.03$

[配制] 取高锰酸钾 3.2g,加水 1000mL,煮沸 15min,密塞,静置 2 日以上,用垂熔玻璃滤器滤过,摇匀。

[标定] 取在 105℃干燥至恒重的基准草酸钠约 0.2g,精密称定,加新沸过的冷水 250mL 与硫酸 10mL,搅拌使溶解,自滴定管中迅速加入本液约 25mL,待褪色后,加热至 65℃,继续滴定至溶液显微红色并保持 30s 不褪;当滴定终了时,溶液温度应不低于 55℃,每 1mL 高锰酸钾滴定液(0.02mol/L)相当于 6.70mg 的草酸钠。根据本液的消耗量与草酸钠的取用量,算出本液的浓度,即得。

如需用高锰酸钾滴定液(0.002mol/L)时,可取高锰酸钾滴定液(0.02mol/L)加水稀释,煮沸,放冷,必要时滤过,再标定其浓度。

[贮藏] 置玻璃塞的棕色玻瓶中,密闭保存。

12. 硝酸银滴定液(0.1mol/L)　　　　　　　　　　　　　　$AgNO_3 = 169.87$

[配制] 取硝酸银 17.5g,加水适量使溶解成 1000mL,摇匀。

[标定] 取在 110℃干燥至恒重的基准氯化钠约 0.2g,精密称定,加水 50mL 使溶解,再加糊精溶液(1→50)5mL、碳酸钙 0.1g 与荧光黄指示液 8 滴,用本液滴定至浑浊液由黄绿色变为微红色。每 1mL 硝酸银滴定液(0.1mol/L)相当于 5.844mg 的氯化钠。根据本液的消耗量与氯化钠的取用量,算出本液的浓度,即得。

如需用硝酸银滴定液(0.01mol/L)时,可取硝酸银滴定液(0.1mol/L)在临用前加水稀释制成。

[贮藏]置玻璃塞的棕色玻瓶中,密闭保存。

13. 硫氰酸铵滴定液(0.1mol/L)　　　　　　　　　　　　　$NH_4SCN = 76.12$

[配制] 取硫氰酸铵 8.0g,加水使溶解成 1000mL,摇匀。

[标定]精密量取硝酸银滴定液(0.1mol/L)25mL,加水 50mL、硝酸 2mL 与硫酸铁铵指示液 2mL,用本液滴定至溶液微显淡棕红色;经剧烈振摇后仍不褪色,即为终点。根据本液的消耗量算出本液的浓度,即得。

硫氰酸钠滴定液(0.1mol/L)或硫氰酸钾滴定液(0.1mol/L)均可作为本液的代用品。

14. 乙二胺四醋酸二钠滴定液(0.05mol/L)　　　　　　$C_{10}H_{14}N_2Na_2O_8 \cdot 2H_2O = 372.24$

[配制]　取乙二胺四醋酸二钠19g,加适量的水使溶解成1000mL,摇匀。

[标定]　取于约800℃灼烧至恒重的基准氧化锌0.12g,精密称定,加稀盐酸3mL使溶解,加水25mL,加0.025%甲基红的乙醇溶液1滴,滴加氨试液至溶液显微黄色,加水25mL与氨-氯化铵缓冲液(pH10.0)10mL,再加铬黑T指示剂少量,用本液滴定至溶液由紫色变为纯蓝色,并将滴定结果用空白试验校正。每1mL乙二胺四醋酸二钠滴定液(0.05mol/L)相当于4.069mg的氧化锌。根据本液的消耗量与氧化锌的取用量,算出本液的浓度,即得。

[贮藏]　置玻璃塞瓶中,避免与橡皮塞、橡皮管等接触。

15. 硫酸铈滴定液(0.1mol/L)　　　　　　　　　　　$Ce(SO_4)_2 \cdot 4H_2O = 404.30$

[配制]　取硫酸铈42g(或硫酸铈铵70g),加含有硫酸28mL的水500mL,加热溶解后放冷,加水适量使成1000mL,摇匀。

[标定]　取在105℃干燥至恒重的基准三氧化二砷0.15g,精密称定,加氢氧化钠滴定液(1mol/L)10mL,微热使溶解,加水50mL、盐酸25mL、一氯化碘试液5mL与邻二氮菲指示液2滴,用本液滴定至近终点时,加热至50℃,继续滴定至溶液由浅红色转变为淡绿色。每1mL硫酸铈滴定液(0.1mol/L)相当于4.946mg的三氧化二砷。根据本液的消耗量与三氧化二砷的取用量,算出本液的浓度,即得。

如需用硫酸铈滴定液(0.01mol/L)时,可精密量取硫酸铈滴定液(0.1mol/L),用每100mL中含硫酸2.8mL的水定量稀释制成。

六、药品质量标准分析方法验证*

药品质量标准的分析方法根据其使用的对象和检验目的都有相应的效能指标。对分析方法评价的目的不仅是要验证采用的方法是否适合于相应的检验要求,同时也是建立新的分析方法的实验研究依据。中国药典规定的需验证的分析项目有:鉴别试验,杂质定量或限度检查,原料药或制剂中有效成分含量测定,制剂中其他成分(如降解产物、防腐剂等)的测定以及药品溶出度、释放度等测试方法。

分析方法的效能评价指标包括:准确度、精密度(包括重复性、中间精密度和重现性)、专属性、检测限、定量限、线性、范围和耐用性。根据不同分析项目拟订验证的内容。

(一)准确度

准确度系指用该方法测定的结果与真实值或参考值接近的程度,一般以回收率(%)表示。准确度应在规定的范围内建立。

1. 含量测定方法的准确度　原料药可用已知纯度的对照品或样品进行测定,或用本法所得结果与已建立准确度的另一方法测定的结果进行比较。

制剂可用含已知量被测物的各组分混合物进行测定。如不能得到制剂的全部组分,可向制剂中加入已知量的被测物进行测定,或与另一个已建立准确度的方法比较结果。

2. 杂质定量测定的准确度　可向原料药或制剂中加入已知量杂质进行测定。如果不能得到杂质或降解产物,可用本法测定结果与另一成熟的方法进行比较,如药典标准方法或经过验

---

* 摘自2000年版中国药典附录

证的方法。如不能测得杂质或降解产物的相对响应因子,则可用原料药的响应因子。应明确证明单个杂质和杂质总量相当于主成分的重量比(%),或是面积比(%)。

3.测定数据要求　在规定范围内,制备高、中、低 3 个不同浓度的样品,各测定 3 次,用 9 次测定结果进行评价。应报告已知加入量的回收率(%),或测定结果平均值与真实值之差及其可信限,回收率的相对标准差(RSD)一般应在 2% 以内。

(二)精密度

精密度系指在规定的测试条件下,同一个均匀样品,经多次取样测定所得结果之间的接近程度。精密度一般用偏差、标准偏差或相对标准偏差表示。

在相同条件下,由一个分析人员测定所得结果的精密度称为重复性;在同一个实验室,不同时间由不同分析人员用不同设备测定结果的精密度,称为中间精密度;在不同实验室由不同分析人员测定结果的精密度,称为重现性。

1.重复性　在规定范围内,制备 3 个不同浓度的样品,各测定 3 次,用 9 次测定结果进行评价,或把被测物浓度当作 100%,用至少测定 6 次的结果进行评价。

2.中间精密度　为考察随机变动因素对精密度的影响,应进行中间精密度试验。变动因素为不同日期、不同分析人员、不同设备。

3.重现性　当分析方法将被法定标准采用时,应进行重现性试验。如建立药典分析方法时通过协同检验得出重现性结果。

4.分析数据要求　均应报告标准偏差、相对标准偏差和可信限。

(三)专属性

专属性系指在可能存在其他成分(如杂质、降解产物、辅料等)的情况下,采用的方法能准确测定出被测物的特性。鉴别反应、杂质检查、含量测定方法,均应考察其专属性。

1.鉴别反应　应能与可能共存的物质或结构相似化合物区分。不含被测成分的样品,以及结构相似或组分中的有关化合物,均应呈负反应。

2.含量测定和杂质测定　色谱法和其他分离方法,应附代表性图谱,以说明专属性。图中应标明诸成分的位置,色谱法中的分离度应符合要求。

在杂质可获得的情况下,对于药物的含量测定,试样中可加入杂质或辅料,考察测定结果是否受干扰,并与未加杂质和辅料的试样比较测定结果。对于药物中杂质的测定,也可向试样中加入一定量的杂质,考察杂质能否得到分离。

在杂质或降解产物不能获得的情况下,可将含有杂质或降解产物的试样进行测定,与另一个经验证了的或药典方法比较结果。用强光照射,高温,高湿,酸、碱水解或氧化的方法进行加速破坏,以研究降解产物。含量测定方法应对比两法的结果,杂质测定应对比检出的杂质个数,必要时可采用光电二极管阵列检测和质谱检测,进行纯度检查。

(四)检测限

检测限系指试样中被测物能被检测出的最低量。常用的方法如下:

1.非仪器分析目视法　用已知浓度的被测物,试验出能被可靠地检测出的最低浓度或量。

2.信噪比法　用于能显示基线噪音的分析方法,即把已知低浓度试样测出的信号与空白样品测出的信号进行比较,算出能被可靠地检测出的最低浓度或量。一般以信噪比为 3:1 或 2:1 时相应浓度或注入仪器的量确定检测限。

3.测定数据要求　应附测试图谱,说明测试过程和检测限结果。

(五)定量限

定量限系指样品中被测物能被定量测定的最低量,其测定结果应具一定准确度和精密度。杂质和降解产物用定量测定方法研究时,应确定定量限。

常用信噪比法确定定量限。一般以信噪比为10∶1时相应的浓度或注入仪器的量进行确定。

(六)线性

线性系指在设计的范围内,测试结果与试样中被测物浓度直接呈正比关系的程度。

应在规定的范围内测定线性关系。可用一贮备液经精密稀释,或分别精密称样,制备一系列供试样品的方法进行测定,至少制备5份供试样品。以测得的响应信号作为被测物浓度的函数作图,观察是否呈线性,再用最小二乘法进行线性回归。

测定数据要求:应列出回归方程、相关系数和线性图。

(七)范围

范围系指能达到一定精密度、准确度和线性,测试方法适用的高低限浓度或量的区间。

范围应根据分析方法的具体应用和线性、准确度、精密度结果和要求确定。原料药和制剂含量测定,范围应为测试浓度的80%～120%;制剂含量均匀度检查,范围应为测试浓度的70%～130%,根据剂型特点,如气雾剂、喷雾剂,范围可适当放宽;溶出度或释放度中的溶出量测定,范围应为限度的±20%;如规定限度范围,则应为下限的－20%至上限的＋20%;杂质测定,研究时,范围应根据初步实测,拟订出规定限度的±20%。如果含量测定与杂质检查同时测定,用百分归一化法,则线性范围应为杂质规定的－20%至含量限度(或上限)的＋20%。

(八)耐用性

耐用性系指在测定条件有小的变动时,测定结果不受影响的承受程度,为常规检验提供依据。典型的变动因素有:被测溶液的稳定性,样品提取次数、时间等。液相色谱法中典型的变动因素有:流动相的组成和pH值,不同厂牌或不同批号的同类型色谱柱,柱温,流速等。气相色谱法变动因素有:不同厂牌或批号的色谱柱、固定相,不同类型的担体、柱温,进样口和检测器温度等。经试验,应说明小的变动能否通过设计的系统适用性试验,以确保方法有效。如果测试条件要求苛刻,则应在方法中写明。

表1-3列出了分析项目和相应的验证内容。

表 1-3　检验项目和验证内容

项目 内容	鉴别	杂质测定		含量测定及 溶出量测定
		定量	限度	
准确度	—	＋	—	＋
精密度	—	—	—	＋
重复性	—	＋	—	＋
中间精密度	—	＋①	—	＋①
专属性②	＋	＋	＋	＋
检测限	—	—③	＋	—
定量限	—	＋	—	—
线性	—	＋	—	＋
范围	—	＋	—	＋
耐用性	＋	＋	＋	＋

① 已有重现性验证,不需验证中间精密度。
② 如一种方法不够专属,可用其他分析方法予以补充。
③ 视具体情况予以验证。

第二章 实 验

一、验证性实验

实验一 药物的杂质检查

一、目的要求

1. 掌握药物的一般杂质检查原理与实验方法。
2. 掌握杂质限度试验的概念及计算方法。
3. 熟悉一般杂质检查项目与意义。

二、主要仪器与药品

50mL 纳氏比色管,100mL 测砷瓶,药物天平,刻度吸管。葡萄糖、氯化钠原料药。

三、实验方法

(一)葡萄糖(Glucose)

酸度 取本品 2.0g,加水 20mL 溶解后,加酚酞指示液 3 滴与氢氧化钠滴定液(0.02mol/L)0.20mL,应显粉红色。

溶液的澄清度与颜色 取本品 5g,加热水溶解后,放冷,用水稀释至 10mL,溶液应澄清无色;如显浑浊,与 1 号浊度标准液(附录 A)比较,不得更浓;如显色,与对照液(取比色用氯化钴液 3mL、比色用重铬酸钾液 3mL 与比色用硫酸铜液 6mL,加水稀释成 50mL)1.0mL 加水稀释至 10mL 比较,不得更深。

乙醇溶液的澄清度 取本品 1.0g,加 90%乙醇 30mL,置水浴上加热回流约 10min,溶液应澄清。

氯化物 取本品 0.6g,加水溶解使成 25mL,再加稀硝酸 10mL;溶液如不澄清,应滤过;置 50mL 纳氏比色管中,加水使成约 40mL,摇匀,即得供试溶液。另取标准氯化钠溶液 6.0mL,置 50mL 纳氏比色管中,加稀硝酸 10mL,加水使成 40mL,摇匀,即得对照溶液。于供试溶液与对照溶液中,分别加入硝酸银试液 1.0mL,用水稀释,使成 50mL,摇匀,在暗处放置 5min,同置黑色背景上,从比色管上方向下观察、比较(附录 B)。供试溶液所显浑浊度不得较对照液更浓(0.01%)。

硫酸盐 取本品 2.0g,加水溶解使成约 40mL;溶液如不澄清,应滤过;置 50mL 纳氏比色管中,加稀盐酸 2mL,摇匀,即得供试溶液。另取标准硫酸钾溶液 2.0mL,置 50mL 纳氏比色管中,加水使成约 40mL,加稀盐酸 2mL,摇匀,即得对照溶液。于供试溶液与对照溶液中,分别加入 25%氯化钡溶液 5mL,用水稀释至 50mL,充分摇匀,放置 10min,同置黑色背景上,从比色管上方向下观察、比较(附录 C)。供试溶液所显浑浊度不得较对照液更浓(0.01%)。

亚硫酸盐与可溶性淀粉　取本品 1.0g,加水 10mL 溶解后,加碘试液 1 滴,应即显黄色。

干燥失重　取本品,在 105℃ 干燥至恒重,减失重量不得过 9.5%(附录 D)。

炽灼残渣　不得过 0.1%(附录 E)。

蛋白质　取本品 1.0g,加水 10mL 溶解后,加磺基水杨酸溶液(1→5)3mL,不得发生沉淀。

铁盐　取本品 2.0g,加水 20:nL 溶解后,加硝酸 3 滴,缓缓煮沸 5min,放冷,加水稀释使成 45mL,加硫氰酸铵溶液(30→100)3mL,摇匀,如显色,与标准铁溶液 2.0mL 用同一方法制成的对照液比较,不得更深(0.001%)。

重金属　取 25mL 纳氏比色管两支,甲管中加标准铅溶液一定量与醋酸盐缓冲液(pH3.5)2mL 后,加水稀释成 25mL。取本品 4.0g,置乙管中,加水适量溶解后,加醋酸盐缓冲液(pH3.5)2mL,加水使成 25mL;若供试液带颜色,可在甲管中滴加少量的稀焦糖溶液或其他无干扰的有色溶液,使之与乙管颜色一致。再在甲乙两管中分别加硫代乙酰胺试液各 2mL,摇匀,放置 2min,同置白纸上,自上向下透视,乙管中显出的颜色与甲管比较,不得更深(附录 F),含重金属不得过百万分之五。

砷盐　取本品 2.0g,加水 5mL 溶解后,加稀硫酸 5mL 与溴化钾溴试液 0.5mL,置水浴上加热约 20min,使保持稍过量的溴存在,必要时,再补加溴化钾溴试液适量,并随时补充蒸散的水分,放冷,加盐酸 5mL 与水适量使成 28mL,置测砷瓶中,作为供试溶液。另精密量取标准砷溶液 2mL,照供试品制备项下方法,自"加水 5mL 溶解后"起,至"置测砷瓶中",同法处理,作为标准液。

取供试溶液和标准液分别进行以下操作:加碘化钾试液 5mL 与酸性氯化亚锡试液 5 滴,在室温放置 10min 后,加锌粒 2g,立即将装妥的导气管密塞于测砷瓶上,并将测砷瓶置 25~40℃ 水浴中,反应 45min,取出溴化汞试纸,比较。供试溶液生成的砷斑与标准砷斑比较(附录 G),不得更深(C.0001%)。

(二)氯化钠(Sodium Chloride)

酸碱度　取本品 5.0g,加水 50mL 溶解后,加溴麝香草酚蓝指示液 2 滴,如显黄色,加氢氧化钠滴定液(0.02mol/L)0.10mL,应变为蓝色;如显蓝色或绿色,加盐酸滴定液(0.02mol/L)0.20mL,应变为黄色。

溶液的澄清度　取本品 5.0g,加水 25mL 溶解后,溶液应澄清。

碘化物　取本品的细粉 5.0g,置瓷蒸发皿内,滴加新配制的淀粉混合液(取可溶性淀粉 0.25g,加水 2mL,搅匀,再加沸水至 25mL,随加随搅拌,放冷,加 0.025mol/L 硫酸溶液 2mL、亚硝酸钠试液 3 滴与水 25mL,混匀)适量使晶粉湿润,置日光下(或日光灯下)观察,5min 内晶粒不得显蓝色痕迹。

溴化物　取本品 2.0g,加水 10mL 使溶解,加盐酸 3 滴与氯仿 1mL,边振摇边滴加 2% 氯胺 T 溶液(临用新制)3 滴,氯仿层如显色,与标准溴化钾溶液(精密称取在 105℃ 干燥至恒重的溴化钾 0.1485g,加水使溶解成 100mL,摇匀)1.0mL 用同一方法制成的对照液比较,不得更深。

硫酸盐　取本品 5.0g,加水溶解使成约 40mL;溶液如不澄清,应滤过;置 50mL 纳氏比色管中,加稀盐酸 2mL,摇匀,即得供试溶液。另取标准硫酸钾溶液 1.0mL,置 50mL 纳氏比色管中,加水使成约 40mL,加稀盐酸 2mL,摇匀,即得对照溶液。于供试溶液与对照溶液中,分别加入 25% 氯化钡溶液 5mL,用水稀释至 50mL,充分摇匀,放置 10min,同置黑色背景上,从比色管上方向下观察、比较(附录 C)。供试溶液所显浑浊度不得较对照液更浓(0.002%)。

钡盐　取本品 4.0g,加水 20mL 溶解后,滤过,滤液分为两等份,一份中加稀硫酸 2mL,另一份中加水 2mL,静置 15min,两液应同样澄清。

钙盐　取本品 2.0g,加水 10mL 使溶解,加氨试液 1mL,摇匀,加草酸铵试液 1mL,5min 内不得发生浑浊。

镁盐　取本品 1.0g,加水 20mL 使溶解,加氢氧化钠试液 2.5mL 与 0.05% 太坦黄溶液 0.5mL,摇匀;生成的颜色与标准镁溶液(精密称取在 800℃炽灼至恒重的氧化镁 16.58mg,加盐酸 2.5mL 与水适量使溶解成 1000mL,摇匀)1.0mL 用同一方法制成的对照液比较,不得更深(0.001%)。

钾盐　取本品 5.0g,加水 20mL 溶解后,加稀醋酸 2 滴,加四苯硼钠溶液(取四苯硼钠 1.5g,置乳钵中,加水 10mL 研磨后,再加水 40mL,研匀,用质密的滤纸滤过,即得)2mL,加水使成 50mL,如显浑浊,与标准硫酸钾溶液 12.3mL 用同一方法制成的对照液比较,不得更浓 (0.02%)。

干燥失重　取本品,在 130℃干燥至恒重,减失重量不得过 0.5%(附录 D)。

铁盐　取本品 5.0g,加水溶解使成 25mL,移置 50mL 纳氏比色管中,加稀盐酸 4mL 与过硫酸铵 50mg,用水稀释使成 35mL 后,加 30% 硫氰酸铵溶液 3mL,再加水适量稀释成 50mL,摇匀。另取标准铁溶液 1.5mL,置 50mL 纳氏比色管中,加水使成 25mL,加稀盐酸 4mL 与过硫酸铵 50mg,用水稀释使成 35mL,加 30% 硫氰酸铵溶液 3mL,再加水适量稀释成 50mL,摇匀,比较(附录 H)。供试液所显颜色不得较对照液更深(0.0003%)。

重金属　取本品 5.0g,加水 20mL 溶解后,加醋酸盐缓冲液(pH3.5)2mL 与水适量使成 25mL,置 25mL 纳氏比色管中。另取标准铅溶液一定量与醋酸盐缓冲液(pH3.5)2mL 后,加水稀释成 25mL,置另一 25mL 纳氏比色管中。若供试液带颜色,可在标准管中滴加少量的稀焦糖溶液或其他无干扰的有色溶液,使之与样品管颜色一致;再在两管中分别加硫代乙酰胺试液各 2mL,摇匀,放置 2min,同置白纸上,自上向下透视,样品管所显颜色与标准管比较,不得更深(附录 F)。含重金属不得过百万分之二。

砷盐　取本品 5.0g,加水 23mL 溶解后,加盐酸 5mL,置测砷瓶中,照标准砷斑的制备,自"再加碘化钾试液 5mL"起,依法操作。将生成的砷斑与标准砷斑比较,不得更深(附录 G),应符合规定(0.00004%)。

标准砷斑的制备　精密量取标准砷溶液 2mL,置测砷瓶中,加盐酸 5mL 与水 21mL,再加碘化钾试液 5mL 与酸性氯化亚锡试液 5 滴,在室温放置 10min 后,加锌粒 2g,立即将装妥的导气管密塞于测砷瓶上,并将测砷瓶置 25～40℃水浴中,反应 45min,取出溴化汞试纸,即得。

四、注意事项

1. 比色管的正确使用　选择配对的两支纳氏比色管,用清洁液荡洗除去污物,再用水冲洗干净。采用旋摇的方法使管内液体混合均匀。

2. 正确选用量具　根据检查试验一般允许误差为 ±10% 的要求和药品、试剂的取用量,选择合适的容量仪器。

3. 平行操作　标准与样品必须同时进行实验,加入试剂量等均应一致。观察时,两管受光照的程度应一致,使光线从正面照入,比色时置白色背景上,比浊时置黑色背景上,自上而下地观察。

4. 注意刻度吸管的正确使用和观察。

5. 限量计算

$$杂质限量/\% = \frac{V_{标准} \times C_{标准}}{W_{样}} \times 100\%$$

式中 $V_{标准}$ 为标准液体积，$C_{标准}$ 为标准液浓度，$W_{样}$ 为样品取样量。

五、附　录

A. 澄清度检查法

方法：在室温条件下，将一定浓度的供试品水溶液与等量的浊度标准液分别置于配对的比浊用玻璃管中，在浊度标准液制备 5min 后，在暗室内垂直同置于伞棚灯下，照度为 1000lx，从水平方向观察、比较溶液的澄清度或浑浊程度，判断被检样品的澄清度是否符合规定。

注意事项：①比浊用玻璃管由无色、透明、中性硬质玻璃制成，内径 15~16mm，平底，具塞。②供试品溶解后应立即检视。③"澄清"系指供试品溶液的澄清度相同于所用溶剂，或未超过 0.5 号浊度标准液。

浊度标准液的制备：称取于 105℃ 干燥至恒重的硫酸肼 1.00g，置 100mL 量瓶中，加水适量使溶解，必要时可在 40℃ 的水浴中温热溶解，并用水稀释至刻度，摇匀，放置 4~6h；取此溶液与等容量的 10% 乌洛托品溶液混合，摇匀，于 25℃ 避光静置 24h，即得浊度标准贮备液（置冷处避光保存，在两个月内使用，用前摇匀）。取贮备液 15.0mL，置 1000mL 量瓶中，加水稀释至刻度，摇匀，取适量，置 1cm 吸收池中，照分光光度法，在 550nm 波长处测定，其吸收度应在 0.12~0.15 范围内，即为浊度标准原液（48h 内使用，用前摇匀）。取浊度标准原液与水，按下表配制即得浊度标准液（临用时制备，使用前充分摇匀）：

级号	0.5	1	2	3	4
浊度标准原液/毫升	2.50	5.0	10.0	30.0	50.0
水/毫升	97.50	95.0	90.0	70.0	50.0

B. 氯化物检查法

标准氯化钠溶液的制备：精密称取干燥至恒重的氯化钠 0.165g，置 1000mL 量瓶中，加水适量使溶解并稀释至刻度，摇匀，作为贮备液。临用前，精密量取贮备液 10mL，置 100mL 量瓶中，加水稀释至刻度，摇匀，即得每 1mL 相当于 10μg Cl 的标准溶液。

干扰的排除：供试溶液如带颜色，可取供试溶液两份，分置 50mL 纳氏比色管中，一份中加硝酸银试液 1.0mL，摇匀，放置 10min，如显浑浊，可反复滤过，至滤液完全澄清，再加规定量的标准氯化钠溶液与水适量使成 50mL，摇匀，在暗处放置 5min，作为对照溶液；另一份中加硝酸银试液 1.0mL 与水适量使成 50mL，摇匀，在暗处放置 5min，按上述方法与对照溶液比较，即得。

用滤纸滤过时，应预先用含有硝酸的水洗净滤纸中的氯化物后再过滤。

C. 硫酸盐检查法

标准硫酸钾溶液的制备：精密称取干燥至恒重的硫酸钾 0.181g，置 1000mL 量瓶中，加水适量使溶解并稀释至刻度，摇匀，即得每 1mL 相当于 100μg SO$_4$ 的标准溶液。

干扰的排除：供试溶液如带颜色，可取供试溶液两份，分置 50mL 纳氏比色管中，一份中加25% 氯化钡溶液 5mL，摇匀，放置 10min，如显浑浊，可反复滤过，至滤液完全澄清，再加规定量的标准硫酸钾溶液与水适量使成 50mL，摇匀，放置 10min，作为对照溶液；另一份中加 25% 氯化钡溶液 5mL 与水适量使成 50mL,摇匀,放置 10min,按上述方法与对照溶液比较,即得。

D. 干燥失重测定法

方法:取供试品混合均匀(如为较大的结晶,应先迅速捣碎使成 2mm 以下的小粒),取约 1g 或各药品项下规定的重量,置与供试品同样条件下干燥至恒重的扁形称量瓶中,精密称定,照药品项下规定的条件干燥至恒重。从减失的重量和取样量计算供试品的干燥失重。

注意事项:供试品干燥时,应平铺在扁形称量瓶中,厚度不可超过 5mm,如为疏松物质,厚度不可超过 10mm。放入烘箱或干燥器进行干燥时,应将瓶盖取下,置称量瓶旁,或将瓶盖半开进行干燥;取出时,须将称量瓶盖好。置烘箱内干燥的供试品,应在干燥后取出置干燥器中放冷至室温,然后称定重量。

E. 炽灼残渣检查法

方法:取供试品 1.0～2.0g 或药品项下规定的重量,置已炽灼至恒重的坩埚中,精密称定,缓缓炽灼至完全炭化,放冷至室温,加硫酸 0.5～1mL 使湿润,低温加热至硫酸蒸气除尽后,在 700～800℃炽灼使完全灰化,移置干燥器内,放冷至室温,精密称定后,再在 700～800℃炽灼至恒重,即得。

注意事项:如需将残渣留作重金属检查,则炽灼温度必须控制在 500～600℃。

F. 重金属检查法

标准铅溶液的制备:精密称取干燥至恒重的硝酸铅 0.160g,置 1000mL 量瓶中,加硝酸 5mL 与水 50mL 溶解后,用水稀释至刻度,摇匀,作为贮备液。临用前,精密量取贮备液 10mL,置 100mL 量瓶中,加水稀释至刻度,摇匀,即得每 1mL 相当于 10μg Pb 的标准溶液。

干扰的排除:若供试液带颜色,可在标准管中滴加少量的稀焦糖溶液或其他无干扰的有色溶液,使之与样品管颜色一致。如在标准管中滴加稀焦糖溶液仍不能使颜色一致时,可取该药品项下规定的二倍量的供试品和试液,加水或该药品项下规定的溶剂使成 30mL,将溶液分成甲乙二等份,乙管中加水或该药品项下规定的溶剂稀释成 25mL;甲管中加入硫代乙酰胺试液 2mL,摇匀,放置 2min,经滤膜(孔径 3μm)滤过,然后甲管中加入标准铅溶液一定量,加水或该药品项下规定的溶剂使成 25mL;再分别在乙管中加硫代乙酰胺试液 2mL,甲管中加水 2mL,依法比较,即得。

配制与贮存用的玻璃容器均不得含铅。

G. 砷盐检查法

仪器装置:如图 2-1 所示。

测试时,于导气管 C 中装入醋酸铅棉花 60mg(装管高度 60～80mm),再于旋塞 D 的顶端平面上放一片溴化汞试纸(试纸大小以能覆盖孔径而不露出平面外为宜),盖上旋塞盖 E 并旋紧,即得。

标准砷溶液的制备:精密称取干燥至恒重的三氧化二砷 0.132g,置 1000mL 量瓶中,加 20%氢氧化钠溶液 5mL 溶解后,用适量的稀硫酸中和,再加稀硫

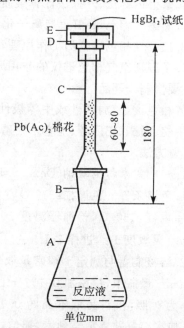

A 为 100mL 标准磨口锥形瓶(测砷瓶);
B 为中空的标准磨口塞,上连导气管 C;
D 为具孔的有机玻璃旋塞;E 为中央具有圆孔的有机玻璃旋塞盖

图 2-1 测砷装置图

酸 10mL,用水稀释至刻度,摇匀,作为贮备液。

临用前,精密量取贮备液 10mL,置 1000mL 量瓶中,加稀硫酸 10mL,用水稀释至刻度,摇匀,即得每 1mL 相当于 1μg As 的标准溶液。

注意事项:①所用仪器和试液等照本法检查,均不应生成砷斑,或至多生成仅可辨认的斑痕。②本法所用锌粒应无砷,以能通过一号筛的细粒为宜,如使用的锌粒较大时,用量应酌情增加,反应时间亦应延长为 1h。③醋酸铅棉花系取脱脂棉 1.0g,浸入醋酸铅试液与水的等容混合液 12mL 中,湿透后,挤压除去过多的溶液,并使之疏松,在 100℃ 以下干燥后,贮于玻璃塞瓶中备用。④若供试品需经有机破坏后再行检砷,则应取标准砷溶液代替供试品,照各药品项下规定的方法同法处理后,依法制备标准砷斑。

H. 铁盐检查法

标准铁溶液的制备:精密称取硫酸铁铵[FeNH₄(SO₄)₂·12H₂O] 0.863g,置 1000mL 量瓶中,加水溶解后,加硫酸 2.5mL,用水稀释至刻度,摇匀,作为贮备液。临用前,精密量取贮备液 10mL,置 100mL 量瓶中,加水稀释至刻度,摇匀,即得每 1mL 相当于 10μg Fe 的标准溶液。

干扰排除:如供试液与对照液色调不一致时,可分别移至分液漏斗中,各加正丁醇 20mL 提取,俟分层后,将正丁醇层移置 50mL 纳氏比色管中,再用正丁醇稀释至 25mL,比较,即得。

实验二　气相色谱法测定药物中有机溶剂残留量

一、目的要求

1. 掌握内标法、外标法计算杂质含量。
2. 熟悉气相色谱-氢火焰离子化检测器法(GC-FID)测定原料药中残留有机溶剂的方法。
3. 熟悉气相色谱仪的工作原理和操作方法。
4. 了解顶空气相色谱仪的作用原理

二、主要仪器与药品

气相色谱仪,弱极性或中等极性气相色谱柱,1~5μL 微量注射器;甲醇、乙腈、二氯甲烷、三氯甲烷、丙酮、正丙醇、地塞米松磷酸钠原料药。

三、实验方法

(一)地塞米松磷酸钠(Dexamethasone Sodium Phosphate)中甲醇和丙酮的检查

1. 色谱条件　色谱柱:3% OV-17 玻璃柱,柱长 2m,内径 3mm。检测器:FID。柱温 50℃,气化室温度:150 ℃,检测器温度 200 ℃,载气 N₂,流速 30mL/min,空气 0.5 kg/cm²,H₂ 0.7 kg/cm²,灵敏度 10²,进样 2μL。

2. 溶液制备与测定　精密量取甲醇 10μL(相当于 7.9mg)与丙酮 100μL(相当于 79mg),置 100mL 量瓶中,精密加 0.1%(mL/mL)正丙醇(内标物质)溶液 20mL,加水稀释至刻度,摇匀,作为对照溶液;另取本品约 0.16g,精密称定,置 10mL 量瓶中,精密加入上述内标溶液 2mL,加水溶解并稀释至刻度,摇匀,作为供试品溶液。取上述溶液,照气相色谱法(附录 A),按正丙醇计算的理论板数应大于 700。含丙酮不得过 5.0%(g/g),并不得出现甲醇峰。

3. 计算　按下式计算定量校正因子(f)和检品中丙酮的含量(g/g):

$$定量校正因子(f) = \frac{A_{丙醇}}{A_{丙酮}} \times \frac{G_{丙酮}}{G_{丙醇}}$$

$$样品中丙酮的百分含量(g/g)=\frac{\dfrac{供试品中丙酮峰面积}{供试品中正丙醇峰面积}\times f\times G_{丙醇}}{样品取样量/10}\times100\%$$

式中:A 为峰面积,G 为含量(g/mL)。

(二)顶空气相色谱法测定有机溶剂甲醇、乙腈、二氯甲烷、三氯甲烷

1.色谱条件　色谱柱:HP-5 毛细管柱(5% phenyl methyl siloxane,30m×0.25mm)。柱温 45℃,气化室温 180℃,检测室温 200℃(FID)。氢气 40mL·min⁻¹,空气 450mL·min⁻¹,氮气 1mL·min⁻¹,分流比 3:1。样品液 90℃加热 10min,(自动)顶空进样。

2.溶液制备

(1)取甲醇 100μL,乙腈 30μL,二氯甲烷 10μL,三氯甲烷 10μL,分别加无有机物的水至 100mL,作为定位溶液。

(2)另取上述同样量有机溶剂,混合,加无有机物的水至 100.0mL,作为有机残留溶剂的限度试验对照溶液。取 1mL 对照溶液,加水至 100.0mL,测定有机溶剂的检测限。

(3)取某药物约 0.3g,精密称定,加 3.0mL 无有机物的水使溶解[如果样品在水中不溶,可用适当浓度的二甲基甲酰胺(DMF)水溶液溶解样品],作为供试品溶液。

3.分离度与系统适用性试验　取定位溶液在上述色谱条件下测定,记录色谱图和保留时间。取对照溶液重复进样,计算各成分峰的分离度、柱效及色谱峰面积的相对标准差。另取对照溶液的稀释液进样,计算药物中各有机溶剂的检测限。参照下表格式记录色谱参数:

有机溶剂	保留时间(min)	峰面积(重复进样)			RSD(%)	柱效(n)	分离度(R)	检测限溶液峰面积
		1	2	3				
甲　醇								
乙　腈								
二氯甲烷								
三氯甲烷								

4.样品测定　取供试品溶液,在上述色谱条件下进样,记录色谱图,外标法计算含量。

四、注意事项

1.色谱柱的使用温度　各种固定相均有最高使用温度的限制,为延长色谱柱的使用寿命,在分离度达到要求的情况下尽可能选择低的柱温。开机时,要先通载气,再升高气化室、检测室温度和分析柱温度,为使检测室温度始终高于分析柱温度,可先加热检测室,待检测室温度升至近设定温度时再升高分析柱温度;关机前须先降温,待柱温降至 50℃以下时,才可停止通载气、关机。

2.进样操作　为获得较好的精密度和色谱峰形状,进样时速度要快而果断,并且每次进样速度、留针时间应保持一致。

3.检测器的使用　为避免被测物冷凝在检测器上而污染检测器,检测器的温度必须高于柱温 30℃,并不得低于 100℃。FID 点火时应关小空气流量和开大 H₂ 流量,待点燃后,慢慢调整到工作比例,一般空气与 H₂ 的流量比为 10:1,载气(N₂)与 H₂ 的流量比为 1:1~1:1.5。用峰高定量时,需保持载气流速恒定。

五、附　录

A. 气相色谱法

1. **对仪器的一般要求**　通常所用载气为氮气;色谱柱为填充柱或毛细管柱,填充柱的材质为不锈钢或玻璃,载体用直径 0.25～0.18mm、0.18～0.15mm 或 0.15～0.125mm 经酸洗并硅烷化处理的硅藻土或高分子多孔小球;常用玻璃或弹性石英毛细管柱的内径为 0.20mm 或 0.32mm。进样口温度应高于柱温 30～50℃;进样量一般不超过数微升;柱径越细进样量应越少。检测器为氢火焰离子化检测器,检测温度一般高于柱温,并不得低于 100℃,以避免水汽凝结,通常为 250～350℃。

药典各品种项下规定的条件,除检测器种类、固定液品种及特殊指定的色谱柱材料不得任意改变外,其余如色谱柱内径、长度、载体牌号、粒度、固定液涂布浓度、载气流速、柱温、进样量、检测器的灵敏度等,均可适当改变,以适应具体品种并符合系统适用性试验的要求。一般色谱图约于 30min 内记录完毕。

2. **系统适用性试验**　用规定的对照品对仪器进行试验和调整,分析测试色谱柱的理论板数、分离度、重复性和拖尾因子,以达到规定的要求,保证分析的精确性。

(1)色谱柱的理论板数(n)　在选定的条件下,注入各品种项下规定的供试品溶液或内标物质溶液,记录色谱图,量出供试品主成分或内标物质峰的保留时间(t_R)和半峰高宽($W_{h/2}$)(图 2-2),按 $n=5.54(t_R/W_{h/2})^2$ 计算色谱柱的理论板数。如果测得理论板数低于规定的理论板数,应改变色谱柱的某些条件(如柱长、载体性能、色谱柱充填的优劣等),使理论板数达到要求。

注意:测得的各项参数可以采用时间或长度计,但必须取相同单位。

(2)分离度　要求被测物色谱峰与其他峰或内标峰之间的分离度应大于 1.5 或各品种项下规定的值。分离度(R)的计算公式如下:

$$R=\frac{2(t_{R_2}-t_{R_1})}{W_1+W_2}$$

式中:t_{R_1} 和 t_{R_2} 为相邻两峰的保留时间,W_1 及 W_2 为此相邻两峰的峰宽。保留时间和峰宽可以采用时间或长度计,但两者必须取相同单位(图 2-2)。

(3)进样重复性　取对照溶液,连续进样 5 次,其峰面积测量值的相对标准偏差应小于 2.0%。也可按校正因子测定项下,配制相当于 80%、100% 和 120% 的对照品溶液,加入规定量的内标溶液,配成 3 种不同浓度的溶液,分别进样 3 次,计算平均校正因子,其相对标准偏差也应小于 2.0%

(4)拖尾因子　取对照溶液或样品溶液进样,记录色谱图,计算拖尾因子(T),要求 T 在 0.95～1.05 之间。

$$T=\frac{W_{0.05h}}{2d_1}$$

式中:$W_{0.05h}$ 为 0.05 峰高处的峰宽;d_1 为峰极大至峰前沿之间的距离(图 2-2)。

3. **测定法**　定量测定时,可根据供试品的具体情况采用峰面积法或峰高法。测定杂质含量时,须采用峰面积法。

(1)内标法加校正因子测定供试品中某个杂质或主成分含量　校正因子测定:精密称(量)取对照品和内标物质,分别配成溶液,精密量取各溶液适量,混合,配成校正因子测定液。取一定量注入仪器,记录色谱图。测量对照品和内标物质的峰面积或峰高,按下式计算校正因子:

$$校正因子(f)=\frac{A_s/C_s}{A_r/C_r}$$

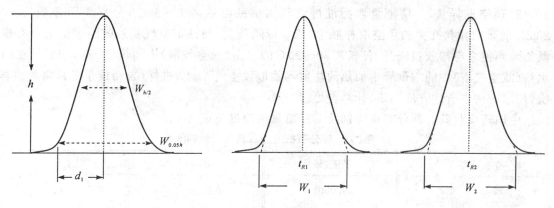

图 2-2 色谱图

式中：A_s 和 A_r 分别为内标物质和对照品的峰面积或峰高；C_s 和 C_r 分别为内标物质和对照品的浓度。

样品测定：精密称(量)取样品适量，配成溶液。精密量取样品溶液与内标溶液适量，混合，配成样品测定液。取一定量注入色谱仪，记录色谱图。测量供试品溶液中待测成分(或其杂质)和内标物质的峰面积或峰高，按下式计算含量：

$$含量(C_x) = f \cdot \frac{A_x}{A_s / C_s}$$

式中：A_x 为供试品(或其杂质)峰面积或峰高；C_x 为供试品(或其杂质)的浓度。f,A_s 和 C_s 的意义同前。

当配制校正因子测定用的对照溶液和含有内标物质的供试品溶液使用同一份内标物质溶液时，则配制内标物质溶液不必精密称(量)取。

(2)外标法测定供试品中某个杂质或主成分含量　精密称(量)取对照品和供试品，配制成溶液，分别精密取一定量，注入仪器，记录色谱图，测量对照品和供试品溶液中待测成分的峰面积(或峰高)，按下式计算含量：

$$含量(C_x) = C_r \frac{A_x}{A_r}$$

注意事项：气相色谱法为手工进样，进样量不易精确控制，应特别注意留针时间和室温的影响。

B. 有机溶剂残留量测定法

本法目的是检查药物在生产过程中引入的有害有机溶剂残留量是否符合规定要求。系统适用性试验应符合下列要求：

(1)用待测物的色谱峰计算的理论板数应大于 1000；

(2)以内标法测定时，内标物与待测物的两个色谱峰的分离度应大于 1.5；

(3)以内标法测定时，每个标准溶液进样 5 次，所得待测物与内标物峰面积之比的相对标准偏差不大于 5%，若以外标法测定，所得待测物峰面积的相对标准偏差不大于 10%。

测定方法：

1. 直接进样法　取标准溶液和供试品溶液，分别连续进样 3 次，每次 $2\mu L$，测得相应的峰面积，以内标法测定时，计算待测物峰面积与内标物峰面积之比，供试品溶液所得的峰面积比的平均值不得大于由标准溶液所得的峰面积比的平均值。以外标法测定时，供试品溶液所得的待测物峰的平均面积不得大于由标准溶液所得的待测物峰的平均面积。

2.顶空进样法　精密量取标准溶液和供试品溶液各 3～5mL,分别置于容积为 10～20mL 的带螺扣具孔盖的顶空取样瓶中,瓶口带隔膜垫,与顶部空气接触的隔膜垫上应有聚四氟乙烯膜使之与橡胶垫隔开,各瓶在 60～90℃的水浴(或空气浴)中加热 10～80min,用在同一水浴(或空气浴)中的空试管中加热的注射器抽取顶空气 1mL,进样(自动或手工),重复进样 3 次,按第一法中所述方法测定、计算与处理。

中国药典收载的部分有机溶剂及其残留量的限度见表 2-1。

表 2-1　部分有机溶剂及其残留量的限度

有机溶剂	限度(%)	有机溶剂	限度(%)
苯	0.0002	吡啶	0.02
氯仿	0.006	甲苯	0.089
二氧六环	0.038	环氧乙烷	0.001
二氯甲烷	0.06		

注意事项:从方法的精密度考虑,二氧六环、吡啶宜用第一法;苯、甲苯、氯仿、二氯甲烷可以用第一法或第二法;环氧乙烷直接用第二法。如果在用第一法时,样品本身会给色谱系统带来干扰或严重污染,则宜采用第二法。

供试品取用量决定于其溶解度,如供试品在水中难溶,可以改用酸、碱溶液溶解,或用适当浓度的二甲基甲酰胺水溶液溶解样品。有机溶剂标准液的量取决于供试品取用量及残留有机溶剂的限度。

《人用药品国际注册的药学研究技术要求》(ICH)根据危害程度将有机溶剂分为三类,第一类为人体致癌物、疑为人体致癌物或环境污染物,是药品生产中应避免的溶剂。第二类为非遗传毒性动物致癌或可能导致其他不可逆毒性(如神经毒性、致畸性);疑具有其他严重的但可逆的毒性,属应限制的溶剂。第三类为对人体低毒、无接触限度,属低毒性溶剂。表 2-2 和表 2-3 列出了一、二类溶剂及其限量。

表 2-2　药品中含第一类溶剂的限度

溶剂	浓度限度(ppm)	备注
苯	2	致癌物
四氯化碳	4	毒性及环境公害
1,2-二氯乙烷	5	毒性
1,1-二氯乙烷	8	毒性
1,1,1-三氯乙烷	1500	环境公害

表 2-3 药品中含第二类溶剂的限度

溶剂	PDE* (mg/d)	浓度限度 (ppm)
乙腈	4.1	410
氯苯	3.6	360
氯仿	0.6	60
环氧乙烷	38.8	3880
1,2-二氯乙烯	18.7	1870
二氯甲烷	6.0	600
1,2-二甲亚砜	1.0	100
N,N-二甲乙酰胺	10.9	1090
N,N-二甲基甲酰胺	8.8	880
1,4-二噁烷	3.8	380
2-乙氧基乙醇	1.6	160
乙二醇	3.1	310
甲酰胺	2.2	220
正己烷	2.9	290
甲醇	30.0	3000
2-甲氧基乙醇	0.5	50
甲基丁酮	0.5	50
甲基环己烷	11.8	1180
N-甲基吡咯烷酮	48.4	4840
硝基甲烷	0.5	50
吡啶	2.0	200
四氢噻吩砜	1.6	160
四氯化萘	1.0	100
1,1,2-三氯乙烯	0.8	80
二甲苯	21.7	2170

*PDE：允许的日接触量

实验三 氧瓶燃烧法测定含碘药物的含量

一、目的要求

1. 掌握氧瓶燃烧法破坏药物的原理与操作。
2. 掌握碘量法测定药物的原理与操作。
3. 掌握氧瓶燃烧-碘量法测定有机含碘药物的化学计量关系与含量计算方法。

二、主要仪器与试药

500mL 燃烧瓶，氧气钢瓶，皮老虎，剪刀，酒精灯，分析天平；盐酸胺碘酮和泛影酸原料药。

三、实验方法

[原理]

本法测定是基于药物在充满氧气的燃烧瓶中燃烧，使有机分子破坏，有机结合状态的碘转变为无机的游离碘而为氢氧化钠溶液吸收：

$$药物 \xrightarrow[燃烧]{O_2} I_2 \uparrow$$

$$I_2 + 2NaOH \rightarrow NaIO + NaI + H_2O$$

$$3NaIO \rightarrow NaIO_3 + 2NaI$$

$$NaI + 3Br_2 + 3H_2O \xrightarrow{HAc} NaIO_3 + 6HBr$$

$$Br_2(过量) + HCOOH \rightarrow CO_2\uparrow + 2HBr$$

$$IO_3^- + 5KI + 6H^+ \rightarrow 3I_2 + 3H_2O + 5K^+$$

$$I_2 + 2Na_2S_2O_3 \rightarrow 2NaI + Na_2S_4O_6$$

(一)泛影酸(Diatrizoic Acid)的含量测定

$$(C_{11}H_9I_3N_2O_4 \cdot 2H_2O \qquad 649.95)$$

本品为3,5-双(乙酰氨基)-2,4,6-三碘苯甲酸二水合物。以干燥品计,含 $C_{11}H_9I_3N_2O_4$ 不得少于98.5%。

取130℃干燥至恒重的泛影酸15mg,精密称定,照氧瓶燃烧法(附录)进行有机破坏,用氢氧化钠试液2mL与水10mL为吸收液。俟吸收完全后,加溴醋酸溶液(取醋酸钾10g,加冰醋酸适量使溶解,加溴0.4mL,再加冰醋酸使成100mL)10mL,密塞,振摇,放置数分钟,加甲酸约1mL,用水洗涤瓶口,并通入空气流约3～5min以除去剩余的溴蒸气,加碘化钾2g,密塞,摇匀,用硫代硫酸钠滴定液(0.02mol/L)滴定,至近终点时,加淀粉指示液1mL,继续滴定至蓝色消失,并将滴定结果用空白试验校正。每1mL硫代硫酸钠滴定液(0.02mol/L)相当于0.6822mg的 $C_{11}H_9I_3N_2O_4$。

(二)盐酸胺碘酮(Amiodarone Hydrochloride)中碘含量测定

$$(C_{25}H_{29}I_2NO_3 \cdot HCl \qquad 681.78)$$

本品为(2-丁基-3-苯并呋喃基)[4-[2-(二乙氨基)乙氧基]-3,5-二碘苯基]甲酮盐酸盐。按干燥品计算,含 $C_{25}H_{29}I_2NO_3 \cdot HCl$ 不得少于98.5%;含碘(I)应为36.0%～38.0%。

碘 取本品约20mg,精密称定,照氧瓶燃烧法(附录)进行有机破坏,用氢氧化钠试液2mL与水10mL为吸收液,俟吸收完全后,加溴醋酸溶液(取醋酸钾10g,加冰醋酸适量使溶解,加溴0.4mL,再加冰醋酸使成100mL)10mL,密塞,振摇,放置数分钟,加甲酸约1mL,用水洗涤瓶口,并通入空气流约3~5min以除去剩余的溴蒸气,加碘化钾2g,密塞,摇匀,用硫代硫酸钠滴定液(0.02mol/L)滴定,至近终点时,加淀粉指示液1mL,继续滴定至蓝色消失,并将滴定的结果用空白试验校正。每1mL硫代硫酸钠滴定液(0.02mol/L)相当于0.423mg的碘(I)。

四、注意事项

1. 使用氧气钢瓶及燃烧时,要特别注意安全。

2. 使用的燃烧瓶必须绝对干净,不得残留有机溶剂。

3. 必须使样品燃烧完全(溶液中无黑色碎片)。

4. 燃烧完毕后应充分振摇并放置一段时间,待烟雾消失,吸收完全后再进行下一步操作。

5. 加碘化钾后应盖紧瓶塞,暗处放置,以防止碘的挥发、氧化。

五、附　录

氧瓶燃烧法

仪器装置:燃烧瓶为500mL磨口、硬质玻璃锥形瓶,瓶塞应严密、空心、底部熔封铂丝一根(直径为1mm),铂丝下端做成网状或螺旋状,长度约为瓶身长度的2/3,如图2-3-A。

操作方法:精密称取规定量供试品(研细),置于无灰滤纸(如图2-3-B)中心,按虚线折叠(如图2-3-C)后,固定于铂丝下端的网内或螺旋处,使尾部露出。另在燃烧瓶内按规定加入吸收液,并将瓶口用水湿润,小心急速通入氧气约1min(通气管应接近液面,使瓶内空气排尽),立即用表面皿覆盖瓶口,移置他处;点燃包有供试品的滤纸尾部,迅速放入燃烧瓶中,按紧瓶塞,用少量水封闭瓶口,俟燃烧完毕(应无黑色碎片),充分振摇,使生成的烟雾完全吸入吸收液中,放置15min,用少量水冲洗瓶塞及铂丝,合并洗液及吸收液。同法作空白试验。然后按规定的方法进行检查或测定。

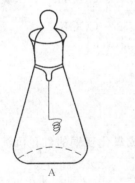
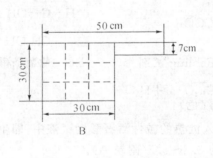
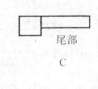

图2-3　氧瓶燃烧装置图

实验四、葡萄糖注射液分析

一、目的要求

1. 掌握pH值测定原理和pH计的正确操作。

2. 掌握比旋度的概念、求算方法和旋光法测定旋光性物质含量的原理与计算方法。

3. 熟悉紫外法检查杂质的原理与方法。

4. 熟悉折光法测定葡萄糖注射液含量的原理与计算方法。

5. 了解注射液杂质检查的一般项目。

二、主要仪器与药品

WZZ-1 自动指示旋光仪,阿培氏折光仪,pH 酸度计,纳氏比色管,紫外分光光度仪。10% 葡萄糖注射液。

三、实验方法

葡萄糖(Glucose)

$$(C_6H_{12}O_6 \cdot H_2O \qquad 198.17)$$

本品为葡萄糖或无水葡萄糖的灭菌水溶液。含葡萄糖($C_6H_{12}O_6 \cdot H_2O$)应为标示量的 95.0%～105.0%。

[鉴别]

原理:

葡萄糖　　　　Fehling 试剂　　　　葡萄糖酸

$$Cu_2(OH)_2 \xrightarrow{\triangle} Cu_2O \downarrow + H_2O$$
（红色）

方法:取本品,缓缓滴入温热的碱性酒石酸铜试液中,即生成氧化亚铜的红色沉淀。

[检查] pH 值 应为 3.2～5.5(附录 A)。

5-羟甲基糠醛

原理:葡萄糖注射液在高温加热灭菌时,易分解产生 5-羟甲基糠醛:

葡萄糖　　　　　　　　　　　　　　　　　　　　5-羟甲基糠醛

利用 5-羟甲基糠醛在 284nm 的波长处有吸收,而葡萄糖无吸收,将样品配制成一定浓度的溶液,在 284nm 的波长处测定,规定吸收度不得大于 0.32 来控制 5-羟甲基糠醛的量。

方法:精密量取本品适量(约相当于葡萄糖1.0g),置100mL量瓶中,加水稀释至刻度,摇匀,在284nm的波长处测定,吸收度不得大于0.32。

重金属 取本品适量(约相当于葡萄糖3g),必要时,蒸发至约20mL,放冷,加醋酸盐缓冲液(pH3.5)2mL与水适量使成25mL,置25mL纳氏比色管中。另取标准铅溶液一定量与醋酸盐缓冲液(pH3.5)2mL,加水稀释成25mL,置另一25mL纳氏比色管中。若供试液带颜色,可在标准管中滴加少量的稀焦糖溶液或其他无干扰的有色溶液,使之与样品管颜色一致;再在两管中分别加硫代乙酰胺试液各2mL,摇匀,放置2min,同置白纸上,自上向下透视,样品管所显颜色与标准管比较,不得更深(见实验一附录F)。按葡萄糖含量计算,含重金属不得过百万分之五。

[含量测定]

1. 旋光法(附录B)

原理:葡萄糖分子中含不对称碳原子,具有旋光性,在一定条件下,其水溶液的比旋度$[\alpha]_D^t$为$+52.5°\sim+53.0°$,根据旋光度α与浓度C的比例关系可进行含量测定:

$$\alpha=[\alpha]_D^t \cdot L \cdot C$$

式中L为液层厚度(dm),C为溶液的百分浓度(g/mL,按干燥品或无水物计算)。因此:

$$C=\alpha \cdot 100/([\alpha]_D^t \cdot L)$$

方法:精密量取本品适量(约相当于葡萄糖10g),置100mL量瓶中,加氨试液0.2mL(10%或10%以下规格的本品可直接取样测定),用水稀释至刻度,摇匀,静置10min,测定旋光度。用读数至0.01°并经过检定的旋光计,将测定管(长度为1dm)用供试液体冲洗数次,缓缓注入供试液体适量(注意勿使发生气泡),置于旋光计内检测读数,记录旋光度,同法读取旋光度3次,取3次的平均值作为样品的旋光度。与2.0852相乘,即得100mL供试液中含有$C_6H_{12}O_6 \cdot H_2O$的质量(g)。

测定前用水校正零点,测定后再用水核对零点,若零点变动,应重测。

2. 折光法(附录C)

原理:采用折光率因素法测定葡萄糖注射液含量。在一定条件下,溶液的折光率(n)与同温度下溶剂的折光率($n°$)的差值即为溶质的折光率,其与被测物的浓度成正比。根据折光率因素(F)值,可求得葡萄糖注射液的浓度:

$$C_{样}(\%)=(n-n°)/F$$

式中:F是由药物对照品经实验测得的,在一定浓度范围内是一常数,其物理意义为溶液浓度每增加1%时的折光率增加值。

$$F=(n-n°)/C_{对}(\%)$$

折光仪校正:将阿培氏折光计置于光线充足的台面上,打开棱镜的锁扣,分开两面棱镜,用擦镜纸将镜面轻轻拂拭清洁后(或用少量乙醚清洁镜面,挥干乙醚),在下面的棱镜中央滴加蒸馏水2~3滴,合闭棱镜,锁紧锁扣。将反射镜对准光线,调节反射镜和目镜的焦距,使目镜中十字线清晰。同时打开刻度标尺一侧圆盘上的小反光镜,使刻度标尺上读数清晰。转动补偿棱镜的旋钮,消除彩虹,使明暗分界线清晰。调节读数旋扭,使标尺读数等于测定温度时水的折光率,然后用折光仪上带有的小钥匙,插入镜筒上小孔,轻轻旋转一定角度,使明暗交界线对准十字线交点上,小心取出小钥匙,校正完毕(见图2-4)。

样品测定:打开棱镜,轻轻擦干镜面上的水,滴加样品溶液2~3滴,合闭棱镜,消除彩虹,将明暗交界线对准十字线交点,从刻度标尺上读取折光率,读数应精确至小数点后第四位(最后一位为估计值)。轮流从一边再从另一边将分界线对准十字线交点,重复观察读数三次,读数间差应不大于 0.0003,取平均值计算注射液的百分含量。

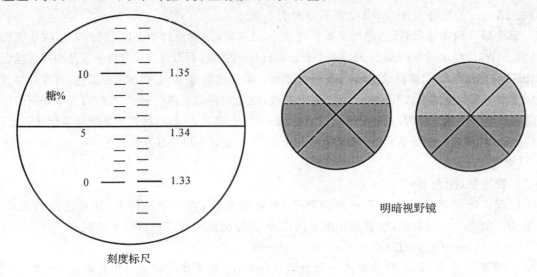

刻度标尺　　　　　　　　　　　　明暗视野镜

图 2-4　折光计视野镜与读数表尺示意图

四、注意事项

1.pH 值测定时,每次在更换标准缓冲液或供试液前,应用纯化水充分洗涤电极,然后将水吸尽,也可用所换的标准缓冲液或供试液洗涤。配制标准缓冲液与溶解供试品的水,应是新沸过的冷蒸馏水,其 pH 值应为 5.5~7.0。

2.旋光仪接通电源后需预热 5~20min。每次测定前后应用溶剂作空白校正。配制溶液及测定时,均应调节温度至(20±0.5)℃(除另有规定外)。供试溶液应澄清,如显浑浊或含有混悬的小粒,应预先滤过,并弃去初滤液。旋光管装样时应注意光路中不应有气泡,使用后应立即用水洗净晾干,切勿用刷子刷,也不能用高温烘烤。

3.测定折光率时,先用水校正折光计读数,注意刻度标尺读数方向。水的折光率 20℃时为1.3330,25℃时为 1.3325,40℃时为 1.3305。折光计棱镜不得接触强酸、强碱等腐蚀性液体,也不能用硬物碰擦镜面。使用完毕后,用少量水冲洗棱镜,并擦干水迹。若液体折光率读数不在 1.3~1.7 之间,则不能用阿培氏折光计测定。

4.标示量,即规格量、处方量——表示单位制剂内(例如每片、每丸、每毫升、每瓶等)所含主药的量。

五、附　录

A.pH 值测定法

水溶液的 pH 值应以玻璃电极为指示电极,氯化钾饱和甘汞电极为参比电极,用酸度计进行测定。酸度计需用标准缓冲液进行校正,药典规定仪器校正用的缓冲液 pH 值见表 2-4。

标准缓冲液一般可保存 2~3 个月,但若有浑浊、发霉或沉淀等现象时则不能继续使用。

测定前,选择两种 pH 值约相差 3 个单位的标准缓冲液,使供试液的 pH 值处于两者之间。测定时,取与供试液 pH 值较近的第一种标准缓冲液对仪器进行校正(定位),使仪器示值与表列数值一致。再用第二种标准缓冲液核对仪器示值,误差应不大于±0.02 pH 单位。若大于此偏差,则应小心调节斜率,使示值与第二种标准缓冲液的表列数值相符。重复上述定位与斜率调节操作,至仪器示值与标准缓冲液的规定数值相差不大于 0.02 pH 单位。否则,需检查仪器或更换电极后,再行校正至符合要求。

表 2-4　不同温度时标准缓冲液的 pH 值

温度 (℃)	草酸三氢钾 标准缓冲液	邻苯二甲酸氢钾 标准缓冲液	磷酸盐标准 缓冲液(pH6.8)	磷酸盐标准 缓冲液(pH7.4)	硼砂标准 缓冲液
0	1.67	4.01	6.98	7.52	9.46
5	1.67	4.00	6.95	7.49	9.39
10	1.67	4.00	6.92	7.47	9.33
15	1.67	4.00	6.90	7.44	9.28
20	1.68	4.00	6.88	7.43	9.23
25	1.68	4.00	6.86	7.41	9.18
30	1.68	4.01	6.85	7.40	9.14
35	1.69	4.02	6.84	7.39	9.10
40	1.69	4.03	6.84	7.38	9.07
45	1.70	4.04	6.83	7.38	9.04
50	1.71	4.06	6.83	7.38	9.02

B. 旋光度测定法

比旋度定义：平面偏振光通过含有某些光学活性的化合物液体或溶液时，能引起旋光现象，使偏振光的平面向左或向右旋转。旋转的度数，称为旋光度。偏振光透过长 1dm 并每 1mL 中含有旋光性物质 1g 的溶液，在一定波长与温度下测得的旋光度称为比旋度，用[t]$_D$表示。t 为测定时的温度(20℃)，D 为钠光谱的 D 线(589.3nm)。

测定与计算：使偏振光向右旋转者(顺时针方向)为右旋，以"+"符号表示；使偏振光向左旋转者(反时针方向)为左旋，以"—"符号表示。同法读取旋光度 3 次，取 3 次的平均数，照下列公式计算，即得供试品的比旋度：

液体供试品　　　　$[\alpha]_D^t = \dfrac{\alpha}{ld}$

固体供试品　　　　$[\alpha]_D^t = \dfrac{100\alpha}{lc}$

式中：l 为测定管长度(dm)；α 为测得的旋光度；d 为液体的相对密度；c 为每 100mL 溶液中含有被测物质的重量(g，按干燥品或无水物计算)。

C. 折光率测定法

折光率定义：光线自一种透明介质进入另一透明介质的时候，由于两种介质的密度不同，光的进行速度发生变化，即发生折射现象。一般折光率系指光线在空气中进行的速度与在供试品中进行速度的比值。根据折射定律，折光率是光线入射角的正弦与折射角的正弦的比值，即

$$n = \dfrac{\sin i}{\sin r}$$

式中：n 为折光率；$\sin i$ 为光线的入射角的正弦；$\sin r$ 为折射角的正弦。

影响因素：物质的折光率因温度或光线波长的不同而改变，透光物质的温度升高，折光率变小；光线的波长越短，折光率越大。折光率以 n_D^t 表示，D 为钠光谱的 D 线(589.3nm，如用阿培氏折光计，可用白光光源)，t 为测定时的温度(20℃)。

实验五　双波长分光光度法测定复方制剂含量

一、目的要求

1. 掌握双波长分光光度法消除干扰的原理和波长选择原则。

2.掌握紫外-标准对照法测定药物含量及计算方法。

3.熟悉紫外分光光度仪的构造和使用操作。

二、主要仪器与试药

751 紫外分光光度仪,石英比色皿,100mL 量瓶,移液管。磺胺嘧啶对照品,甲氧苄啶对照品,复方磺胺嘧啶片,安替比林对照品,安痛定注射液。

三、实验方法

(一)复方磺胺嘧啶片(Compound Sulfadiazine Tablets)

本品每片中含磺胺嘧啶($C_{10}H_{10}N_4O_2S$)应为 0.360~0.440g,含甲氧苄啶($C_{14}H_{18}N_4O_3$)应为 45.0~55.0mg。

[处方]

磺胺嘧啶	400g
甲氧苄啶	50g
制　成	1000 片

[原理]

复方磺胺嘧啶片系由磺胺嘧啶和甲氧苄啶组成的复方制剂。两者在紫外区有较强的吸收(见图 2-5)。在盐酸溶液(9→1000)中,磺胺嘧啶在 308nm 处有吸收,而甲氧苄啶在此波长处无吸收,故可在此波长处直接测定磺胺嘧啶的吸收度而求得含量。甲氧苄啶在277.4nm 波长处有较大吸收,而磺胺嘧啶在 277.4nm 处与 308nm 处有等吸收点,故可采用双波长法以 277.4nm 为测定波长,308nm 为参比波长,测定甲氧苄啶在该两波长处的 ΔA($\Delta A = A_{277nm} - A_{308nm}$)值来计算含量。

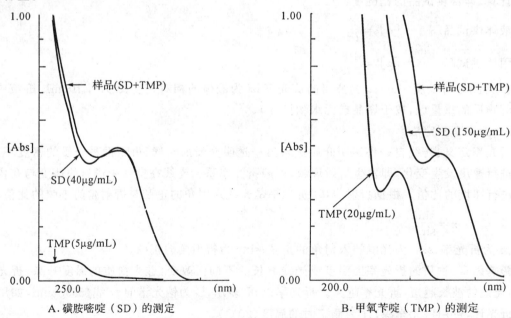

A.磺胺嘧啶(SD)的测定　　　　　B.甲氧苄啶(TMP)的测定

图 2-5　复方磺胺嘧啶片的紫外光谱图

[含量测定]

磺胺嘧啶　取本品 10 片,精密称定,研细,精密称取适量(约相当于磺胺嘧啶 0.2g),置100mL 量瓶中,加 0.4%氢氧化钠溶液适量,振摇使磺胺嘧啶溶解,并稀释至刻度,摇匀,滤过,精密量取续滤液 2mL,置另一 100mL 量瓶中,加盐酸溶液(9→1000)稀释至刻度,摇匀,照分光光度法(附录),在 308nm 波长处测定吸收度;另取 105℃干燥至恒重的磺胺嘧啶对照品适量,精密称定,加盐酸溶液(9→1000)溶解并定量稀释制成每 1mL 中约含 40μg 的溶液,同法测定,计算即得。

甲氧苄啶 精密称取上述研细的细粉适量(约相当于甲氧苄啶 40mg),置 100mL 量瓶中,加冰醋酸 30mL 振摇使甲氧苄啶溶解,加水稀释至刻度,摇匀,滤过,取续滤液作为供试品溶液;另精密称取甲氧苄啶对照品 40mg 与磺胺嘧啶对照品约 0.3g,分置 100mL 量瓶中,各加冰醋酸 30mL 溶解,加水稀释至刻度,摇匀,前者作为对照品溶液(1),后者滤过,取续滤液作为对照品溶液(2)。精密量取供试品溶液与对照品溶液(1)、(2)各 5mL,分置 100mL 量瓶中,各加盐酸溶液(9→1000)稀释至刻度,摇匀,照分光光度法测定。取对照品溶液(2)的稀释液,以 308.0nm 为参比波长 λ_1,在 277.4nm 波长附近(每间隔 0.2nm)选择等吸收点波长为测定波长(λ_2),要求 $\Delta A = A_{\lambda_2} - A_{\lambda_1} = 0$。再在 λ_2 和 λ_1 波长处分别测定供试品溶液的稀释液与对照品溶液(1)的稀释液的吸收度,求出各自的吸收度差值(ΔA),计算,即得。

(二)复方氨基比林注射液(Compound Aminopyrine Injection)

本品每 1mL 注射液中含氨基比林($C_{13}H_{17}N_3O$)应为 47.5～52.5mg,含安替比林($C_{11}H_{12}N_2O$)应为 18.0～22.0mg,含巴比妥($C_8H_{12}N_2O_3$)应为 8.55～9.45mg。

[处方]

氨基比林	50g
安替比林	20g
巴比妥	9g
注射用水	适量
制 成	1000mL

[原理]

复方氨基比林注射液又称安痛定注射液,系氨基比林、安替比林和巴比妥组成的复方制剂,采用双波长分光光度法测定安替比林的含量。根据巴比妥在酸性溶液中不呈解离状态,而无明显紫外吸收;安替比林在 233nm 处有较强的吸收;氨基比林在 233nm 和 268nm 处有等吸收(见图 2-6),选择安替比林的吸收峰波长 233nm 为测定波长 λ_1,氨基比林的等吸收波长 268nm 为参比波长 λ_2,则 $\triangle A = A_{233nm} - A_{268nm}$ 只与安替比林的浓度有关,而巴比妥、氨基比林及其他辅料不干扰测定(图 2-6)。

[安替比林的含量测定]

精密量取本品注射液 1mL,用 0.1mol/L 盐酸稀释至 100mL,摇匀,精密量取此液 2mL,用 0.1mol/L 盐酸稀释至 100mL,摇匀,即得供试液。另精密称取安替比林对照品约 0.08g,用 0.1mol/L 盐酸溶解并稀释至 100mL,摇匀,精密量取此液 1mL,用 0.1mol/L 盐酸稀释至 100mL,摇匀,即得对照液(约为 8μg/mL)。

取对照液和供试液分别置 1cm 石英吸收池中,以溶剂为空白,测定各自在 233nm 和 268nm 处的吸收度,并计算两波长处的吸收度之差($\triangle A = A_{233nm} - A_{268nm}$)。按标准对照法计算供试液中安替比林的浓度,并计算注射液中安替比林的含量。

四、注意事项

1. 石英比色皿的正确使用和吸收度校正。

2. 吸收度读数 3 次,取平均值计算含量。

3. 读数后及时关闭光闸以保护光电管。

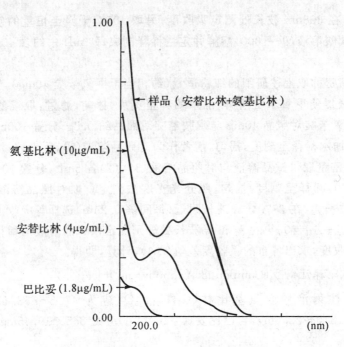

图 2-6　复方氨基比林注射液的紫外光谱图

五、附　录

紫外分光光度法

1.仪器校正与检定

（1）波长校正：常用汞灯中的较强谱线 237.83nm，253.65nm，275.28nm，296.73nm，313.16nm，334.15nm，365.02nm，404.66nm，435.83nm，546.07nm 与 576.96nm，或用仪器中氘灯的 486.02nm 与 656.10nm 谱线进行校正，钬玻璃在 279.4nm，287.5nm，333.7nm，360.9nm，418.5nm，460.0nm，484.5nm，536.2nm 与 637.5nm 波长处有尖锐吸收峰，也可作波长校正用，但来源不同会有微小的差别，使用时应注意。由于温度变化对机械部分的影响，仪器的波长经常会略有变动，因此除应定期对所用的仪器进行全面校正检定外，还应于测定前校正测定波长。

（2）吸收度的准确度检定：用重铬酸钾的硫酸溶液检定。取在 120℃ 干燥至恒重的基准重铬酸钾约 60mg，精密称定，用 0.005mol/L 硫酸溶液溶解并稀释至 1000mL，在规定的波长处测定并计算其吸收系数，与下表规定的吸收系数比较，相对偏差应在 ±1% 以内：

波长(nm)	235(最小)	257(最大)	313(最小)	350(最大)
吸收系数 $E_{1cm}^{1\%}$	124.5	144.0	48.62	106.6

（3）杂散光的检查：按下表的试剂和浓度，配制成水溶液，置 1cm 石英吸收池中，在规定的波长处测定透光率，应符合表中的规定：

试剂	浓度(%，g/mL)	测定用波长(nm)	透光率(%)
碘化钠	1.00	220	<0.8
亚硝酸钠	5.00	340	<0.8

2.对溶剂的要求　测定供试品前,应先检查所用的溶剂在供试品所用的波长附近是否符合要求,即用1cm石英吸收池盛溶剂,以空气为空白(即空白光路中不置任何物质)测定其吸收度。溶剂和吸收池的吸收度,在220~240nm范围内不得超过0.40,在241~250nm范围内不得超过0.20,在251~300nm范围内不得超过0.10,在300nm以上时不得超过0.05。

3.测定要求

(1)测定波长核对:以配制供试品溶液的同批溶剂为空白对照,采用1cm的石英吸收池,在规定的吸收峰波长±2nm以内测试几个点的吸收度,以核对供试品的吸收峰波长位置是否正确。吸收峰波长应在该品种项下规定的波长±2nm以内,否则应考虑该试样的真伪、纯度以及仪器波长的准确度,并以吸收度最大的波长作为测定波长。

(2)吸收度读数范围:一般供试品溶液的吸收度读数,应控制在0.3~0.7之间,此时测定误差最小。

(3)仪器的狭缝宽度:狭缝波带宽度应小于供试品吸收带的半宽度,否则测得的吸收度会偏低。狭缝宽度的选择,应以减小狭缝宽度时供试品的吸收度不再增加为准。

(4)空白试验:由于吸收池和溶剂本身可能有吸收,因此测定供试品前,应用溶解样品的同批溶剂进行空白试验,记录空白吸收读数。并将样品测得的吸收度减去空白读数,再计算含量。

4.测定法

(1)对照品比较法:分别配制供试品溶液和对照品溶液,对照品溶液中所含被测成分的量应为供试品溶液中被测成分标示量的100%±10%,所用溶剂也应完全一致,在规定的波长下测定供试品溶液和对照品溶液的吸收度后,按下式计算供试品溶液中被测物的浓度:

$$C_{供试}=\frac{A_{供试}}{A_{对照}}\times C_{对照}$$

(2)吸收系数法:按规定配制供试品溶液,并在规定的波长处测定其吸收度,以该品种在规定条件下的吸收系数计算含量。被测溶液的百分浓度C按下式计算:

$$C(\%)=\frac{A}{E_{cm}^{1\%}\cdot L}$$

式中A为样品液的吸收度,L为液层厚度(cm)。

(3)计算分光光度法:本法有多种,使用时应注意当吸收度处在吸收曲线的陡然上升或下降的部位测定时,波长的微小变化可对测定结果造成显著影响,故对照品和供试品测试条件应尽可能一致。

5.吸收系数($E_{cm}^{1\%}$)的测定方法　精密称取被测物对照品适量(双份),加溶剂溶解并定量稀释成一定浓度的溶液,使溶液的浓度能满足测得的吸收度介于0.6~0.8之间,然后精密吸取适量,用同批溶剂将溶液稀释一倍,在规定波长分别将高低浓度的溶液于五种不同型号的紫外分光光度仪上以溶剂为空白测定各自的吸收度,并注明测定时的温度。计算吸收系数($E_{cm}^{1\%}$)值,同一台仪器测定二份间结果的偏差应不超过1%。对各台仪器测得的$E_{cm}^{1\%}$值进行统计,相对标准差应不超过1.5%,取平均值作为该药物的吸收系数。

实验六　片剂的含量均匀度测定和溶出度测定

一、目的要求

1.掌握紫外分光光度法测定药物制剂含量的原理与计算方法。

2.掌握含量均匀度检查意义、原理与计算方法。

3.熟悉溶出度测定的方法与原理。

二、主要仪器与药品

紫外分光光度仪,药物溶出仪,10~25mL 注射器,0.8μm 微孔滤膜,100mL,200mL 容量瓶。苯巴比妥对照品,苯巴比妥片(规格 15mg 或 30mg),马来酸氯苯那敏片(规格 4mg)

三、实验方法

(一)苯巴比妥片(Phenobarbital Tablets)

$$(C_{12}H_{12}N_2O_3 \quad 232.24)$$

本品为白色片,含苯巴比妥($C_{12}H_{12}N_2O_3$)应为标示量的 93.0%~107.0%。

含量均匀度 取本品 1 片(15mg 规格或 30mg 规格),置 100mL 量瓶中,加乙醇-硼酸氯化钾缓冲液*(1:20)适量,振摇,使苯巴比妥溶解,加上述缓冲液稀释至刻度,摇匀,滤过,精密量取续滤液适量,加上述缓冲液稀释制成每 1mL 中约含 10μg 的溶液,作为供试品溶液;另取苯巴比妥对照品,精密称取适量,加上述缓冲液溶解并定量稀释制成每 1mL 中约含 10μg 的溶液,作为对照品溶液。取上述两种溶液,照分光光度法(见实验五附录),在 240nm 的波长处分别测定吸收度,计算含量,应符合规定(附录 A)。

溶出度 取本品,照溶出度测定法(附录 B 第二法),以水 900mL 为溶剂,转速为 50r/min,依法操作,经 45min 时,取溶液滤过,精密量取续滤液 10mL(30mg 规格)或 20mL(15mg 规格),加硼酸氯化钾缓冲液(pH9.6)定量稀释成 50mL,摇匀;另取苯巴比妥对照品适量,精密称定,加上述缓冲液溶解并定量稀释制成每 1mL 中含 5μg 的溶液。取上述两种溶液,照分光光度法在 240nm 的波长处分别测定吸收度,计算出每片的溶出量。限度为标示量的 75%,应符合规定。

(二)马来酸氯苯那敏片(Chlorphenamine Maleate Tablets)

$$(C_{16}H_{19}ClN_2 \cdot C_4H_4O_4 \quad 390.87)$$

---

* 硼酸氯化钾缓冲液的制备:取硼酸 12.37g 与氯化钾 14.91g,加水至 1000mL,振摇使溶解,量取 50mL,加氢氧化钾试液 36.9mL,加水稀释成 200mL,必要时用 1mol/L 盐酸或氢氧化钾试液调节 pH 值至 9.6。

本品为白色片,含马来酸氯苯那敏($C_{16}H_{19}ClN_2 \cdot C_4H_4O_4$)应为标示量的 93.0%~107.0%。

含量均匀度 取本品 1 片,置 200mL 量瓶中,加水约 50mL,振摇使崩解后,加稀盐酸 2mL,用水稀释至刻度,摇匀,静置,滤过,取续滤液在 264nm 波长处测定吸收度,按 $C_{16}H_{19}ClN_2 \cdot C_4H_4O_4$ 的吸收系数($E_{cm}^{1\%}$)为 217,计算含量,应符合规定(附录 A)。

溶出度 取本品,照溶出度测定法(附录 B 第三法),以稀盐酸 2.5mL 加水至 250mL 为溶剂,转速为 50r/min,依法操作,经 45min,取溶液 10mL 滤过,取续滤液,照分光光度法,在 264nm 的波长处测定吸收度,按 $C_{16}H_{19}ClN_2 \cdot C_4H_4O_4$ 的吸收系数($E_{1cm}^{1\%}$)为 217 计算出每片的溶出量。限度为标示量的 75%,应符合规定。

四、注意事项

1. 含量均匀度测定中必须使被测组分完全溶解后再进行过滤、测定。

2. 过滤用漏斗、烧杯必须干燥,弃去初滤液,量取规定量续滤液。

3. 溶出度测定中所用溶剂应经过脱气处理。

4. 溶出液必须经过过滤,取续滤液进行测定。

五、附 录

A. 含量均匀度检查法

1. 定义 含量均匀度系指小剂量口服固体制剂、粉雾剂或注射用无菌粉末中的每片(个)含量偏离标示量的程度。

2. 规定 片剂、胶囊剂或注射用无菌粉末,每片(个)标示量小于 10mg 或主药含量小于每片(个)重量 5%者;其他制剂,每个标示量小于 2mg 或主药含量小于每个重量 2%者,均应检查含量均匀度。复方制剂仅检查符合上述条件的组分。凡检查含量均匀度的制剂,不再检查重(装)量差异。

3. 方法 取供试品 10 片(个),照各药品项下规定的方法,分别测定每片以标示量为 100 的相对含量 X,求其均值($\overline{X}$)和标准差(S)($S = \sqrt{\dfrac{\sum (X-\overline{X})^2}{n-1}}$)以及标示量与均值之差的绝对值 A($A = |100 - \overline{X}|$);如 $A + 1.80S \leqslant 15.0$,即供试品的含量均匀度符合规定;若 $A + S > 15.0$,则不符合规定;若 $A + 1.80S > 15.0$,且 $A + S \leqslant 15.0$,则应另取 20 片(个)复试。根据初、复试结果,计算 30 片(个)的均值、标准差 S 和标示量与均值之差的绝对值 A;如 $A + 1.45S \leqslant 15.0$,即供试品的含量均匀度符合规定;若 $A + 1.45S > 15.0$,则不符合规定。

判断式中的 15.0 为含量均匀度的限度,若药品项下规定的含量均匀度的限度为其他数值时,应改为相应的规定数值。如药品项下规定含量均匀度的限度为±20%,则应将 15.0 改为 20.0。

B. 溶出度测定法

1. 定义 溶出度系指药物从片剂或胶囊剂等固体制剂在规定溶剂中溶出的速度和程度。凡检查溶出度的制剂,不再进行崩解时限的检查。

2. 测定方法

(1)第一法(转篮法) 仪器装有 6 套操作装置,可一次测定 6 份供试品。操作容器为 1000mL 的圆底烧杯。量取经脱气处理的溶剂 900mL,注入每个操作容器内,加温使溶剂温度保持在(37±0.5)℃,调整转速使其稳定。取供试品 6 片(个),分别投入 6 个转篮内,将转篮降入容器中(转篮底部离烧杯底部的距离为(25±2)mm。),立即开始计时,除另有规定外,至

45min 时，在规定取样点吸取溶液适量（取样点位置应在转篮上端距液面中间，离烧杯壁 10mm 处。），立即经不大于 0.8μm 微孔滤膜滤过，自取样至滤过应在 30s 内完成。取滤液，照各药品项下规定的方法测定，算出每片（个）的溶出量。

（2）第二法（桨法）　除将转篮换成搅拌桨外，其他装置和要求与第一法同。

（3）第三法（小杯桨法）　操作容器为 250mL 的圆底烧杯，桨叶底部离烧杯底部的距离为（15±1）mm。量取经脱气处理的溶剂 100～250mL 注入每个操作容器内。取样点应在桨叶上端距液面中间，离烧杯壁 6mm 处。其他要求同上。

3. 结果判断：6 片（个）中每片（个）的溶出量，按标示含量计算，均应不低于规定限度（Q）；除另有规定外，限度（Q）为标示含量的 70%。如 6 片（个）中仅有 1 片（个）低于规定限度，但不低于 Q−10%，且其平均溶出量不低于规定限度时，仍可判断为符合规定。如 6 片（个）中有 1 片（个）低于 Q−10%，应另取 6 片（个）复试；初、复试的 12 片（个）中仅有 2 片（个）低于 Q−10%，且其平均溶出量不低于规定限度时，亦可判为符合规定。供试品的取用量如为 2 片（个）或 2 片（个）以上时，算出每片（个）的平均溶出量，均不得低于规定限度（Q）；不再复试。

实验七　异烟肼片含量测定

一、目的要求

1. 掌握溴酸钾法测定异烟肼的原理与操作。
2. 掌握容量法测定药物片剂的含量计算方法。
3. 掌握滴定度、片剂取样量、标示量的概念与计算。
4. 掌握容量仪器的正确操作。

二、主要仪器与试药

25mL 滴定管，100mL 量瓶，25mL 移液管，研钵。异烟肼片（规格 100mg）。

三、实验方法

异烟肼片（Isoniazid Tablets）

（$C_6H_7N_3O$　137.14）

本品为白色片，含异烟肼（$C_6H_7N_3O$）应为标示量的 95.0%～105.0%。

［原理］

取本品 20 片,精密称定,研细,精密称取适量(约相当于异烟肼 0.2g),置 100mL 量瓶中,加水适量,振摇使异烟肼溶解并稀释至刻度,摇匀,用干燥滤纸滤过,精密量取续滤液 25mL,加水 50mL、盐酸 20mL 与甲基橙指示液 1 滴,用溴酸钾滴定液(0.01667mol/L)缓缓滴定(温度保持在 18～25℃)至粉红色消失。每 1mL 溴酸钾滴定液(0.01667mol/L)相当于 3.429mg 的 $C_6H_7N_3O$。

四、注意事项

1. 指示剂褪色是不可逆的,滴定过程中必须充分振摇,以避免滴定剂局部过浓而引起指示剂提前褪色,可补加 1 滴指示剂以验证终点是否真正到达。

2. 过滤前必须充分振摇,使异烟肼完全溶解。

3. 过滤用漏斗、烧杯必须干燥,弃去初滤液。

实验八　有关物质的色谱检查

一、目的要求

1. 掌握 HPLC 法测定原料药中有关物质的原理与限量计算方法。

2. 掌握 TLC 法测定原料药中有关物质的原理与测定方法。

3. 熟悉高效液相色谱仪的工作原理和操作方法。

4. 熟悉黏合薄层板的制备与活化。

5. 了解高效液相色谱仪的主要部件和日常维护。

二、主要仪器与药品

高效液相色谱仪,ODS 柱,层析缸,玻板,喷雾器,点样用微量注射器或微量吸管。硅胶 H,硅胶 GF_{254},对二甲氨基苯甲醛,盐酸普鲁卡因注射液,马来酸氯苯那敏及氧氟沙星原料药。

三、实验方法

(一)盐酸普鲁卡因(Procaine Hydrochloride)注射液中对氨基苯甲酸检查

精密量取本品,加乙醇制成每 1mL 中含盐酸普鲁卡因 2.5mg 的溶液,作为供试品溶液。另取对氨基苯甲酸对照品,加乙醇制成每 1mL 中含 30μg 的溶液,作为对照品溶液。照薄层色谱法(附录 A)试验,吸取上述两种溶液各 10μL,分别点于含有羧甲基纤维素钠为黏合剂的硅胶 H 薄层板上,用苯-冰醋酸-丙酮-甲醇(14:1:1:4)为展开剂,展开后,取出晾干,用对二甲氨基苯甲醛溶液(2% 对二甲氨基苯甲醛乙醇溶液 100mL,加冰醋酸 5mL 制成)喷雾显色。供试品溶液如显与对照品溶液相应的杂质斑点,其颜色与对照品溶液的主斑点比较,不得更深。

(二)马来酸氯苯那敏(Chlorphenamine Maleate)的有关物质检查

取本品,加氯仿制成每 1mL 中含 50mg 的溶液,作为供试品溶液;精密量取适量,加氯仿稀释成每 1mL 中含 0.10mg 的溶液,作为对照溶液。照薄层色谱法(附录 A)试验,吸取上述两种溶液各 10μL,分别点于同一硅胶 GF_{254} 薄层板上,以醋酸乙酯-甲醇-稀醋酸(5:3:2)为展开剂,展开后,晾干,在紫外光灯(254nm)下检视。供试品溶液除显氯苯那敏与马来酸两个斑点外,如显其他杂质斑点,与对照溶液的主斑点比较,不得更深。

(三)氧氟沙星(Ofloxacin)的有关物质检查

按高效液相色谱法测定(附录 B)。

色谱条件与系统适用性试验　用十八烷基硅烷键合硅胶为填充剂;以 0.05mol/L 枸橼酸

溶液-乙腈(79：21)用三乙胺调节 pH 值至 4.0 为流动相；流速约为 1.2mL/min；检测波长为293nm。理论板数按氧氟沙星峰计算应不低于 2500。

测定法　取本品,加流动相制成每 1mL 中含 1mg 的溶液,作为供试品溶液；量取适量,加流动相稀释成每 1mL 中含 0.05mg 的溶液,作为对照溶液。取对照溶液 10μL 注入液相色谱仪,调节检测灵敏度,使主成分色谱峰的峰高为满量程的 20%；再取供试品溶液 10μL 注入液相色谱仪,记录色谱图至主成分峰保留时间的 2 倍,供试品溶液色谱图上各杂质峰面积的和不得大于对照溶液色谱图主峰面积的 1/5。

四、注意事项

1. 薄层色谱分析中为使斑点集中,点样应分次点加,每次点加后,俟其自然干燥、低温烘干或经温热气流吹干。

2. 薄层板放入层析缸时,薄板底边应水平浸入展开剂中,待展开至溶剂前沿距玻板顶端 2～3cm 时,取出薄层板。

3. 展开缸必须密封,为使缸内展开剂饱和,薄层板放入前可在层析缸内壁贴滤纸条,让滤纸条一端浸入展开剂中,密封层析缸,待系统平衡后再将薄层板放入,展开。

4. HPLC 测定中流动相使用前必须经过滤膜过滤和超声脱气。

5. HPLC 测定完毕后,必须用水冲洗系统 30min 以上,然后再用甲醇冲洗。更换流动相时必须先停泵,待压力降至零时,将滤头提出液面,置另一流动相溶液中。

五、附　录

A. 薄层色谱法

1. 仪器与材料

(1) 玻板　用 5cm×20cm 或 10cm×20cm 的规格,要求光滑、平整,洗净后不附水珠,晾干。

(2) 固定相　常用固定相有硅胶 G、硅胶 GF_{254}、硅胶 H、硅胶 HF_{254} 等。其颗粒大小,一般要求直径为 10～40μm。取各品种项下规定的固定相一定量,按"薄层板制备"方法制备薄层板。

(3) 薄层涂布　一般可分无黏合剂和含黏合剂两种；前者系将固定相直接涂布于玻板上,后者系在固定相中加入一定量的黏合剂,一般常用 10%～15% 煅石膏($CaSO_4$ · $2H_2O$ 在140℃加热 4h),混匀后加水适量使用,或用羧甲基纤维素钠水溶液(0.5%～0.7%)适量调成糊状,均匀涂布于玻板上。

(4) 展开室　应使用适合薄层板大小的玻璃制薄层色谱展开缸,并有严密的盖子,底部应平整光滑,便于观察。

2. 操作方法

(1) 薄层板制备　根据各品种项下规定,取 1 份固定相和 3 份水(或黏合剂)在研钵中向一方向研磨混合,去除表面的气泡后,用倾注法或平铺法或涂布器法,在玻板上涂布成厚度为0.2～0.3mm 的薄层板,将涂好薄层的玻板置水平台上,于室温下晾干后在 110℃烘 30min,即置有干燥剂的干燥箱中备用。使用前检查其均匀度(可通过透射光和反射光检视)。

(2) 点样　用微量注射器或微量吸管吸取规定量样品溶液,点样于薄层板上,一般为圆点,点样基线距底边 2.0cm,样点直径为 2～4mm,点间距离约为 1.5～2.0cm,点样时必须注意勿损伤薄层表面。

(3) 展开　展开缸如需预先用展开剂饱和,可在缸中加入足够量的展开剂,并在壁上贴两条与缸一样高、宽的滤纸条,一端浸入展开剂中,密封缸顶的盖,使系统平衡。

将点好样品的薄层板放入展开缸的展开剂中,浸入展开剂的深度为距薄层板底边 0.5～1.0cm(切勿将样点浸入展开剂中),密封缸盖,待展开至规定距离(一般为 10～15cm),取出薄层板,晾干,按各品种项下的规定检测。

B.高效液相色谱法

1.色谱条件的一般要求　色谱柱的填充剂和流动相的组分应按药品标准中的规定。柱温一般为室温,检测器为紫外吸收检测器,所用流动相应符合紫外分光光度法项下对溶剂的要求。各药品标准中规定的条件除固定相种类、流动相组分、检测器类型不得任意改变外,其余如色谱柱内径、长度、固定相牌号、载体粒度、流动相流速、混合流动相各组分的比例、柱温、进样量、检测器的灵敏度等,均可适当改变,以适应具体药品并达到系统适用性试验的要求。一般色谱图约于 20min 内记录完毕。

2.系统适用性试验(见实验二附录)。

3.测定法　定量测定时,可根据供试品的具体情况采用峰面积法或峰高法。测定杂质含量时,须采用峰面积法。

(1)内标法加校正因子测定供试品中某个杂质或主成分含量(见实验二附录)。

(2)外标法测定供试品中某个杂质或主成分含量(见实验二附录)。

由于微量注射器不易精确控制进样量,当采用外标法测定供试品中某杂质或主成分含量时,以定量环进样为好。

(3)加校正因子的主成分自身对照法

杂质校正因子的测定:精密称(量)取杂质对照品和待测成分对照品各适量,按规定配制测定杂质校正因子的溶液,进样,记录色谱图,按上述(1)法计算杂质的校正因子。此校正因子可直接载入各药品标准正文中,用于校正杂质的实测峰面积。

杂质含量测定:根据各药品标准中规定的杂质限度,将供试品溶液稀释成与杂质限度相当的溶液作为对照溶液,进样,调节仪器灵敏度,以噪音水平可接受为限,或调节进样量,以柱子不过载为限,使对照溶液的主成分色谱峰高约为满量程的 10%～25% 或其峰面积能准确积分(面积约为通常条件下满量程峰积分值的 10%)。然后,取供试品溶液和对照品溶液适量,分别进样,供试品溶液的记录时间应为主成分保留时间的若干倍,测量供试品溶液色谱图上各杂质的峰面积,分别乘以相应的校正因子后与对照溶液主成分的峰面积比较,计算各杂质含量。

(4)不加校正因子的主成分自身对照法　当没有杂质对照品时,可采用不加校正因子的主成分自身对照法。同上述(3)法配制对照溶液并调节仪器灵敏度后,取供试品溶液和对照溶液适量,分别进样,供试品溶液的记录时间为主成分保留时间的若干倍,测量供试品溶液色谱图上各杂质的峰面积并与对照溶液主成分峰面积比较,计算杂质含量。

(5)面积归一化法　测量各杂质峰的面积和色谱图上除溶剂以外的总色谱峰面积,计算各峰面积占总峰面积的百分率,即得。由于峰面积归一化法测定误差大,因此,本法通常只能用于粗略考察供试品中的杂质含量。除另有规定外,一般不宜用于微量杂质的检查。

实验九　非水溶液滴定法测定含氮碱性药物的含量

一、目的要求

1.掌握非水溶液滴定法的原理和测定方法。

2.掌握电位滴定的数据处理与终点确定。

3.熟悉常用非水指示剂的变色原理和终点颜色的确定。

二、主要仪器与试药

pH 酸度计,电磁搅拌器,10mL 滴定管。氧氟沙星,马来酸氯苯那敏。

三、实验方法

(一)氧氟沙星(Ofloxacin)

$(C_{18}H_{20}FN_3O_4 \quad 361.38)$

本品为(±)-9-氟-2,3-二氢-3-甲基-10-(4-甲基-1-哌嗪基)-7-氧代-7H-吡啶并[1,2,3-de]-[1,4]苯并噁嗪-6-羧酸。按干燥品计算,含 $C_{18}H_{20}FN_3O_4$ 不得少于 98.5%。

[原理]

$$C_{18}H_{20}FN_3O_4 + HClO_4 \rightarrow C_{18}H_{20}FN_3O_4 \cdot HClO_4$$

[方法]

取本品 0.2g,精密称定,加冰醋酸 50mL,使溶解,照电位滴定法(附录 A),用高氯酸滴定液(0.1mol/L)滴定,并将滴定的结果用空白试验校正。每 1mL 高氯酸滴定液(0.1mol/L)相当于 36.14mg 的 $C_{18}H_{20}FN_3O_4$(附录 B)。

(二)马来酸氯苯那敏(Chlorphenamine Maleate)

$(C_{16}H_{19}ClN_2 \cdot C_4H_4O_4 \quad 390.87)$

本品为 N,N-二甲基-γ-(4-氯苯基)-2-吡啶丙胺顺丁烯二酸盐。按干燥品计算,含 $C_{16}H_{19}ClN_2 \cdot C_4H_4O_4$ 不得少于 98.5%。

[原理]

$$C_{16}H_{19}ClN_2 \cdot C_4H_4O_4 + 2HClO_4 \rightarrow C_{16}H_{19}ClN_2 \cdot 2HClO_4 + C_4H_4O_4$$

[方法]

取本品约 0.15g,精密称定,加冰醋酸 10mL 溶解后,加结晶紫指示液 1 滴,用高氯酸滴定液(0.1mol/L)滴定,至溶液显蓝色,并将滴定的结果用空白试验校正。每 1mL 高氯酸滴定液

(0.1mol/L)相当于 19.54mg 的 $C_{16}H_{19}ClN_2 \cdot C_4H_4O_4$(附录 B)。

四、注意事项

1. 所用仪器必须干燥。

2. 标准液标定时的温度与样品测定时温度若有差异,必要时需进行校正。

3. 电位滴定时每次读取电位值时应待读数稳定后再读取。

4. 饱和甘汞电极套管内装的溶液应是氯化钾的饱和无水甲醇溶液。

5. 玻璃电极使用前应在水中浸泡 24h 以上,用过后应立即清洗并浸在水中保存。

五、附　录

A. 电位滴定法

原理:电位滴定法是容量分析中用以确定终点或选择核对指示剂变色域的方法。在非水溶液中和法中,选用 2 支不同的电极,以玻璃电极为指示电极,其电极电势随溶液中氢离子浓度的变化而变化;饱和甘汞电极为参比电极,其电极电势固定不变。在到达滴定终点时,因氢离子浓度急剧变化而引起指示电极的电势突减或突增,此转折点称为突跃点。

滴定方法:将盛有供试品溶液的烧杯置电磁搅拌器上,浸入电极,搅拌,并自滴定管中分次滴加滴定液;开始时可每次加入较多的量,搅拌,记录电位;至将近终点前,则应每次加入少量,

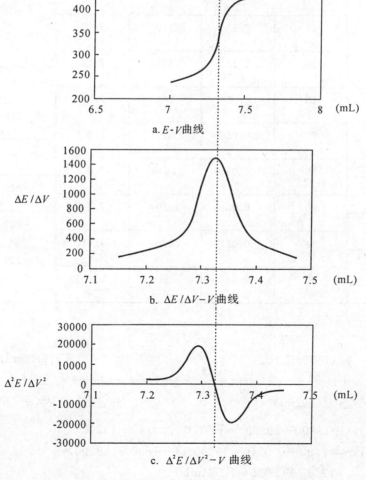

图 2-7　电位滴定数据处理图

搅拌,记录电位,至突跃点已过,仍应继续滴加几次滴定液,并记录电位。

滴定终点的确定:

(1)作图法 用坐标纸以电位(E)为纵坐标,以滴定液体积(V)为横坐标,绘制 E-V 曲线,以此曲线的陡然上升或下降部分的中心为滴定终点。或以 $\triangle E/\triangle V$(即相邻两次的电位差和加入滴定液的体积差之比)为纵坐标,以滴定液体积(V)为横坐标,绘制($\triangle E/\triangle V$)-V 曲线,与 $\triangle E/\triangle V$ 的极大值对应的体积即为滴定终点。也可采用二阶导数确定终点。根据求得的 $\triangle E/\triangle V$ 值,计算相邻数值间的差值,即 $\triangle^2 E/\triangle V^2$,绘制($\triangle^2 E/\triangle V^2$)-$V$ 曲线,曲线过零时的体积即为滴定终点(见图2-7)。

(2)内插法 按表2-5记录滴定剂体积与响应的电位值,计算二阶导数($\triangle^2 E/\triangle V^2$)值,取最接近于零的正负导数值和相应的滴定剂体积,用内插法求出滴定终点体积。

如系供指示剂变色域的选择核对,滴定前加入指示剂,观察终点前至终点后的颜色变化,以选定该被测物滴定终点时的指示剂颜色。

表2-5 典型的电位滴定数据举例

滴定剂体积(mL)	电位计读数 E(mV)	$\triangle E$	$\triangle V$	$\triangle E/\triangle V$	V	$\triangle(\triangle E/\triangle V)$	$\triangle^2 E/\triangle V^2$
0	15						
7.00	236						
		11	0.1	110	7.05		
7.10	247						
		16	0.1	160	7.15		
7.20	263					140	1867
		15	0.05	300	7.225		
7.25	278					240	4800
		27	0.05	540	7.275		
7.30	305					960	19200
		75	0.05	1500	7.325		
7.35	380					−940	−18800
		28	0.05	560	7.375		
7.40	408					−280	−5600
		14	0.05	280	7.425		
7.45	422					−120	−2400
		8	0.05	160	7.475		
7.50	430						

内插计算:

$$V_1(7.30\text{mL}) \qquad Ve \qquad V_2(7.35\text{mL})$$

$$+\triangle^2 E/\triangle V^2(19200) \qquad 0 \qquad -\triangle^2 E/\triangle V^2(-18800)$$

$(7.35-7.30)/(-18800-19200)=(Ve-7.30)/(0-19200)$

等当点体积(Ve)$=7.30+0.05(0-19200)/(-18800-19200)$

$\qquad\qquad =7.30+0.025=7.33(\text{mL})$

B.非水溶液滴定法

定义:非水溶液滴定法是在非水溶剂中进行滴定的方法,主要用来测定有机碱及其氢卤酸盐、磷酸盐、硫酸盐或有机酸盐,以及有机酸碱金属盐类药物的含量,也用于测定某些有机弱酸的含量。

测定有机碱及其盐类的方法:精密称取供试品适量[约消耗高氯酸滴定液(0.1mol/L)8mL],加冰醋酸10～30mL 使溶解,加各药品项下规定的指示液1～2 滴,用高氯酸滴定液(0.1mol/L)滴定。终点颜色应以电位滴定时的突跃点为准,并将滴定的结果用空白试验校正。

若滴定样品与标定高氯酸滴定液时的温度差别超过10℃,则应重新标定;若未超过10℃,则可根据下式将高氯酸滴定液的浓度加以校正。

$$N_1 = \frac{N_0}{1 + 0.0011(t_1 - t_0)}$$

式中:0.0011 为冰醋酸的膨胀系数;t_0 为标定高氯酸滴定液时的温度;t_1 为滴定样品时的温度;N_0 为 t_0 时高氯酸滴定液的浓度;N_1 为 t_1 时高氯酸滴定液的浓度。

实验十　维生素 E 胶丸的含量测定

一、目的要求
1. 掌握 GC 内标法测定药物含量的方法与计算。
2. 熟悉气相色谱仪的工作原理和操作方法。

二、主要仪器与药品
气相色谱仪,OV-17 色谱柱,维生素 E 对照品,维生素 E 胶丸,正三十二烷,正己烷。

三、实验方法
维生素 E(Vitamin E)

$$(C_{31}H_{52}O_3 \qquad 472.75)$$

维生素 E 为(±)-2,5,7,8-四甲基-2-(4,8,12-三甲基十三烷基)-6-苯并二氢吡喃醇醋酸酯。本品含维生素 E($C_{31}H_{52}O_3$)应为标示量的 90.0%～110.0%。

含量测定照气相色谱法测定。

色谱条件与系统适用性试验　以硅酮(OV-17)为固定相,涂布浓度为 1.5%,柱长 1～1.5m;柱温为 270℃。进样室温度 290℃,检测器温度为 300℃。理论板数按维生素 E 峰计算应不低于 500,维生素 E 峰与内标物质峰的分离度应大于 2。

校正因子测定:取正三十二烷适量,加正己烷溶解并稀释成每 1mL 中含 1.0mg 的溶液,摇匀,作为内标溶液。另取维生素 E 对照品约 20mg,精密称定,置棕色具塞锥形瓶中,精密加入内标溶液 10mL,密塞,振摇使溶解,取 1～3μL 注入气相色谱仪,计算校正因子。

样品测定:取本品 20 粒,精密称定,倾出内容物,混合均匀。囊壳用乙醚洗净,置通风处使溶剂自然挥尽,再精密称定囊壳重量,求得平均每粒装量。精密称取内容物适量(约相当于维生素 E 20mg），置棕色具塞锥形瓶中，精密加入内标溶液 10mL，密塞，振摇使溶解，取 1～3μL 注入气相色谱仪，计算含量。

四、注意事项

同实验二。

实验十一 维生素 C 制剂的含量测定

一、目的要求

1．掌握碘量法的原理和操作方法。

2．掌握常用辅料对制剂含量测定的影响和排除方法。

3．掌握制剂的含量计算方法。

二、主要仪器与药品

25mL 棕色滴定管，50mL 移液管，刻度吸管，碘量瓶，100mL 量瓶，维生素 C 片，维生素 C 注射液。

三、实验方法

维生素 C（Vitamin C）

$$(C_6H_8O_6 \qquad 176.13)$$

[原理]

维生素 C 分子中的烯二醇基具有还原性，能被 I_2 定量地氧化成二酮基：

1 摩尔维生素 C 与 2 摩尔 I 相当（中国药典规定，1 个 I 为 1 摩尔），所以维生素 C 的滴定当量等于分子量的 1/2。

（一）维生素 C 片

本品为白色或略带淡黄色片，含维生素 C（$C_6H_8O_6$）应为标示量的 93.0%～107.0%。

取本品 20 片，精密称定，研细，精密称取适量（约相当于维生素 C 0.2g），置 100mL 量瓶中，加新沸过的冷水 100mL 与稀醋酸 10mL 的混合液适量，振摇使维生素 C 溶解并稀释至刻度，摇匀，经干燥滤纸迅速滤过，精密量取续滤液 50mL，加淀粉指示液 1mL，用碘滴定液（0.1mol/L）滴定，至溶液显蓝色并持续 30s 不褪。每 1mL 碘滴定液（0.1mol/L）相当于

8.806mg的$C_6H_8C_6$。

(二)维生素C注射液

本品为维生素C的灭菌水溶液,无色或微黄色的澄明液体。含维生素C($C_6H_8O_6$)应为标示量的90.0%~110.0%。本品中可加适量的焦亚硫酸钠为稳定剂。

精密量取本品适量(约相当于维生素C 0.2g),加水15mL与丙酮2mL,摇匀,放置5min,加稀醋酸4mL与淀粉指示液1mL,用碘滴定液(0.1mol/L)滴定,至溶液显蓝色并持续30s不褪。每1mL碘滴定液(0.1mol/L)相当于8.806mg的$C_6H_8O_6$。

四、注意事项

维生素C在空气中易被氧化,过滤、滴定等操作应迅速。

实验十二 血浆中水杨酸的HPLC测定法

一、目的要求

1. 掌握血液样品的前处理方法。
2. 掌握回收率测定方法和计算方法。

二、主要仪器与药品

高效液相色谱仪,ODS分析柱,水杨酸对照品,空白血浆,标准血样。

三、实验方法

水杨酸(Salicylic Acid)

($C_7H_6O_3$ 138.12)

色谱条件与系统适用性试验:色谱柱:以十八烷基硅烷键合硅胶为填充剂(150mm×4.6mm,5μm);流动相:甲醇-磷酸二氢钾(10mmol/L,pH3.0)(5:5);流速1mL/min;检测波长230nm;进样体积20μL。理论板数以水杨酸峰计应不低于2000。

血浆中水杨酸回收率测定:取水杨酸对照品适量,加甲醇溶解并稀释成0.5mg/mL的对照品溶液,取适量用流动相稀释成20μg/mL的对照品稀溶液。另取空白血浆0.4mL,加25μL水杨酸对照品溶液,旋涡混匀,加0.2mL 6%高氯酸沉淀蛋白,10000r/min离心10min。取上清液作为样品测定液。同法制备血浆空白液。取对照品稀溶液、样品测定液和血浆空白液各20μL进样,记录色谱图。

回收率计算:根据对照品稀溶液浓度、峰面积和样品测定液峰面积、水杨酸加入量,计算回收率。对照品稀溶液的浓度$C_{对}$=20μg/mL,样品测定液中加入的水杨酸浓度$C_{加}$=(0.025×500)/(0.4+0.2+0.025)=20μg/mL,所以,血浆中水杨酸回收(%)=$A_{样}/A_{对}$×100%。

四、注意事项

1. 对照品溶液与样品液必须分别重复进样3次,取平均峰面积进行计算。
2. 外标法测定含量,样品处理中应严格定量操作。

3. 为获得高的精密度,进样量必须大于定量环容积的 2～3 倍。

4. 有关 HPLC 法测定的注意事项见实验八。

实验十三 尿中氧氟沙星的 HPLC 测定法

一、目的要求

1. 掌握尿液样品的前处理方法。

2. 掌握 HPLC 外标法测定药物含量的计算方法。

二、主要仪器与药品

高效液相色谱仪,ODS 分析柱,氧氟沙星对照品,空白尿样,尿样。

三、实验方法

氧氟沙星(Ofloxacin)

$$(C_{18}H_{20}FN_3O_4 \qquad 361.38)$$

色谱条件与系统适用性试验 色谱柱:以十八烷基硅烷键合硅胶为填充剂(200mm×4.6mm,5μm);流动相:0.05mol/L 枸橼酸(用三乙胺调节 pH 至 4.0)-乙腈(85:15),流速 1mL/min;检测波长 293nm,进样体积 20μL。理论板数按氧氟沙星峰计算应不低于 2500。

尿中氧氟沙星测定 精密称取氧氟沙星对照品适量,加甲醇溶解并稀释成 1mg/mL 的溶液。取空白尿样和尿样,3500r/min 离心 15min,取上清液经 0.45μm 的水相滤膜过滤,取滤过的空白尿样 1.9mL,精密加入 1mg/mL 的氧氟沙星溶液 0.1mL,旋涡混匀,作为标准对照液。分别取滤过的空白尿样、尿样和标准对照液适量,用流动相稀释 10 倍,各取 20μL 注入高效液相色谱仪,记录色谱图,计算每 mL 尿样中氧氟沙星含量。

尿样中氧氟沙星含量(mg/mL)= $A_样/A_对 \times C_对$

式中:$C_对 = 1(\text{mg/mL}) \times 0.1/(1.9+0.1) = 0.05(\text{mg/mL})$

四、注意事项

同实验十二。

二、设计性实验

实验一　药物的鉴别试验

一、目的要求

1. 掌握典型药物的特殊鉴别试验。
2. 掌握根据药物结构特征,区别各类药物,并根据各个药物的专属性试验进行鉴别确证。
3. 熟悉药物的其他鉴别试验。

二、主要药品

异烟肼(Isoniazid)片、阿司匹林(Aspirin)片、维生素 B_1(Vitamin B_1)片、注射用硫酸链霉素(Streptomycin Sulfate)、对乙酰氨基酚(Paracetamol)片、苯巴比妥(Phenobarbital)片、炔雌醇(Ethinylestradiol)片、硫酸奎宁(quinine sulfate)片。

Isoniazid （$C_6H_7N_3O$　137.14）　　Aspirin　（$C_9H_8O_4$　180.16）

Paracetamol　（$C_8H_9NO_2$　151.16）　　Phenobarbital （$C_{12}H_{12}N_2O_3$　232.24）

Ethinylestradiol （$C_{20}H_{24}O_2$　296.41）

Vitamin B_1（$C_{12}H_{17}ClN_4OS \cdot HCl$　337.27）

Streptomycin Sulfate $[(C_{21}H_{39}N_7O_{12})_2 \cdot 3H_2SO_4 \quad 1457.40]$

Quinine Sulfate $[(C_{20}H_{24}N_2O_2)_2 \cdot H_2SO_4 \cdot 2H_2O \quad 782.96]$

三、实验方法

1. 自行设计区别上述药物的方法,写出实验操作方法、理论依据和反应原理。

2. 根据上述七类药物的结构、理化特性与鉴别方法的关系,结合自己的实验设计进行讨论,然后根据实验室条件和实验时数,选择合适的区别与鉴别实验内容。

3. 进行实际操作。对上述没有标签药物进行区别、确证。

四、注意事项

1. 设计实验前需充分了解各类药物的结构与理化特性,个性与共性,即一般鉴别试验与特殊鉴别试验。选择最具某类药物结构特征的鉴别试验来区别不同类型的药物;选择各个药物最具特征的专属反应来确证该药物。

2. 应对被检样品同时进行某一实验,由反应结果作出区别结论,通过几个区别试验,将未知样品进行初步分类,然后再用特殊鉴别试验进行一一确证。

实验二　差示分光光度法测定苯巴比妥片的含量

一、目的要求

1. 掌握差示分光光度法消除干扰的原理和含量测定方法。
2. 熟悉差示分光光度法测定波长选择的几种方法。

二、主要仪器与药品

紫外分光光度仪(具扫描功能),苯巴比妥对照品,苯巴比妥片(规格 30mg)。

三、实验方法

苯巴比妥(Phenobarbital)

$$(C_{12}H_{12}N_2O_3 \qquad 232.24)$$

[原理]

苯巴比妥在酸性溶液中几无明显的紫外吸收,而在 pH10 的溶液中于 240nm 处有最大吸收,在强碱性溶液中,最大吸收波长位移到 255nm 处。利用这一性质,可采用差示分光光度法,测定两种不同 pH 溶液的吸收度差,根据吸收度差值与苯巴比妥浓度的线性关系求得片剂中苯巴比妥的含量。

[溶液配制]

1. 对照液配制　精密称取苯巴比妥对照品适量,加甲醇溶解并稀释成 1mg/mL 的溶液,作为贮备液。精密吸取贮备液 1.0mL3 份,分别用 0.05mol/L H_2SO_4 溶液、铵-氯化铵缓冲液(pH10)、0.1mol/L NaOH 溶液稀释至 50.0mL,作为对照液 1、2、3(浓度为 20μg/mL)。

2. 测定液配制　取苯巴比妥片 20 片,精密称定,研细,精密称取适量(相当于苯巴比妥 50mg),加甲醇溶解并稀释至 50mL,过滤,弃取初滤液,精密吸取续滤液 1.0mL3 份,分别用 0.05mol/L H_2SO_4 溶液、铵-氯化铵缓冲液(pH10)、0.1mol/L NaOH 溶液稀释至 50.0mL,作为测定液 1,2,3。

[光谱测定]

1. 原光谱扫描　取对照液 1,2,3,分别以各自的溶剂为空白,于 200~400nm 扫描,测定吸收光谱。

2. 差示光谱测定　根据原光谱图形(见图 2-8),选择其中两种溶液,测定它们的差示光谱,根据差示光谱图,确定含量测定波长,以各自的溶剂为空白测定该波长下两种溶液的吸收度,并计算吸收度差值,记为 $\triangle A_{对}$。另取两种与对照品相同 pH 的样品测定液,同法测定计算,记为 $\triangle A_{样}$。用标准对照法计算样品溶液的含量,并计算苯巴比妥片相当于标示量的百分含量。

四、注意事项

1. 在 3 种不同 pH 值溶液中苯巴比妥的浓度必须相等。
2. 根据 3 种原光谱图有四种组合可供选择,试比较 4 种组合下的差示光谱图,并选择其中的一种进行片剂的含量测定。

3.紫外测定注意事项见实验五。

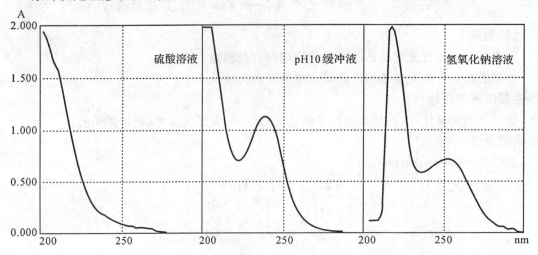

图 2-8　苯巴比妥在不同 pH 溶液中的紫外光谱图

实验三　药物的含量测定

一、目的要求

1.掌握药物结构与分析方法之间的关系。

2.掌握常用分析方法的基本操作与药物含量计算。

3.熟悉专业文献资料的查阅,练习综述文章的写作。

4.了解药品分析工作的全过程和如何根据文献资料进行实验设计。

二、主要仪器与药品

根据实验条件从下列药物中选择 2~3 个原料药物或制剂:乙酰水杨酸片、对氨基水杨酸钠、氯贝丁酯胶囊、盐酸去氧肾上腺素注射液、盐酸小檗碱制剂、青霉素 V 钾片、维生素 C 制剂、倍他米松磷酸钠注射液。

三、实验方法

1.根据指定的药名,查阅有关文献资料,写出综述文章。

2.对文献内容进行交流、讨论,结合实验室条件确定几个分析方法,并指定实验内容。

3.根据各自的任务进一步查阅有关文献,记录实验所需内容,写出实验方案和实验用仪器及试药的配制、标定方法。

4.独立完成一个药物的含量测定工作(包括仪器的清洗,标准滴定液的标定,试剂的配制,仪器选用与调试,测定与计算),写出分析报告。

四、注意事项

1.对被检药物不同存在状况的分析方法均应进行检索,例如不同制剂、不同生物样本中的分析方法,法定的、非法定的方法。

2.对收集来的文献进行整理、分类,比较各种方法的优缺点、使用范围。

3.了解各种方法的原理、操作要点以及作者撰写论文的目的和意图。

4.标准液标定和药物含量测定至少平行分析两份,并求间差,若间差不合格,应另取样再测定一份。

第三章　药物分析实验课教学大纲与指导要点

药物分析工作对促进药品生产,提高药品质量,确保人民用药安全、有效具有重要意义。过硬的基本操作技能是进行药品质量控制和质量研究的基本条件,也是对药品检验工作质量的保证。药物分析实验课旨在培养学生实事求是的科学态度、严谨踏实的工作作风和理论联系实际的学风。通过实验课的训练,获得较完整的药品质量观念和建立分析方法的基本思路,具备从事药品质量控制工作能力,正确掌握药物常用法定方法及规范化操作,为今后从事药品质量的研究和提高工作打下基础。实验课的学时安排和指导要点如下:

一、本科生实验课教学大纲与指导要点

可根据教学大纲要求从以下验证性实验(第1～13个实验)、设计性实验(第14～16个实验)中选取部分内容(总学时60～70学时)。

实验一　药物的杂质检查

面向专业:药学、药物制剂
学时:8学时
每组人数:1人

一、实验要求

1. 掌握杂质检查原理与实验方法。
2. 掌握杂质限度试验的概念和计算方法。
3. 熟悉一般杂质检查项目与意义。

二、实验内容

1. 葡萄糖的酸度、氯化物、硫酸盐、铁、重金属、砷盐、亚硫酸盐与可溶性淀粉检查。
2. 氯化钠的酸碱度、钡盐、钙盐、钾盐检查。

三、实验指导要点

1. 比色管的选择、洗涤和使用　选择两支配对的纳氏比色管,50mL比色管有25mL和50mL两个刻度,要求两管的粗细、长短、玻璃颜色、刻度高低等一致。比色管的清洁不能用毛刷刷,以免玻璃发毛,影响比色、比浊,应用清洁液荡洗,然后用水冲洗干净。比色管使用中不能直火加热或高温烘烤。比色、比浊操作要注意平行原则,即样品与标准须同时进行试验,加入试剂的量、顺序,放置时间,稀释程度等均应一致。在比色管中加入试剂后,要求旋摇均匀,即用手指握住比色管上端,利用手腕旋转的惯性使比色管向四周作圆锥形旋摇。观察方式,比浊时以黑色为背景,比色时以白色为背景,使两管受到的光线照射程度一致。让光线从正前方射入向上反射,由上而下垂直观察,比较样品管与标准管的混浊或颜色深浅程度。

2. 正确选用量器　在杂质检查中允许的误差为±10%,量筒的绝对误差为1mL至数毫

升,刻度吸管的绝对误差为 0.01～0.1mL,药物天平的绝对误差为 0.1g。在实验中,应根据样品、标准液的取用量正确选用量器。例如,取标准液 2mL,允许的误差为:$X/2×100\%=10\%$,$X=0.2mL$,故应选择刻度吸管吸取标准液。取样品 2g,允许的误差为 0.2g,可选用药物天平称取。

3.葡萄糖铁盐检查时,采用硝酸氧化 $Fe^{2+}→Fe^{3+}$,不再加过硫酸铵,标准液与样品液同法操作。样品液加硝酸煮沸时,采用小火,注意爆沸,必要时补充适量水。

4.重金属检查时,若样品液有色,需用稀焦糖溶液调节标准液颜色。稀焦糖溶液的制备:取蔗糖置烧杯中,用小火加热使成焦状,然后加水溶解,取上清液备用。根据供试品溶液的颜色深浅,掌握加热程度和加水稀释程度,随加热温度与时间的不同,得到的水溶液呈黄、褐或棕黑色。标准管中加入的稀焦糖溶液量一般控制在 1～2 滴。

5.葡萄糖砷盐检查时采用湿法破坏,在酸性溶液中用溴进行有机破坏使砷游离。有机破坏可在测砷瓶或小烧杯中进行,20min 内要保持过量的溴存在,随时补充消耗的溴化钾溴试液和水分,使溶液呈黄色,20min 后要将多余的溴除尽,使溶液无色。

选择配对的测砷瓶和测砷管,加锌粒前安装好醋酸铅棉花和溴化汞试纸,醋酸铅棉花的填塞松紧度、长短要适宜,溴化汞试纸应盖住测砷管孔,并盖紧盖子,勿使漏气(示范)。加砷粒后必须立即塞紧测砷管,在规定温度下反应 1h。

6.酸碱度检查用水必须是新煮沸放冷的水,应用刻度吸管量取酸碱滴定液。

7.比较氯化钠和葡萄糖中杂质限度检查的几种方法。

实验二　GC 法测定有机溶剂残留量

面向专业:药学、药物制剂

学时:4 学时

每组人数:2 人

一、实验要求

1.掌握气相色谱法测定残留有机溶剂的原理和方法。

2.掌握内标法、外标法计算杂质含量。

3.熟悉气相色谱仪的工作原理和操作方法。

4.了解顶空气相色谱仪的作用原理。

二、实验内容

1.地塞米松磷酸钠中甲醇和丙酮的检查。

2.顶空气相色谱法测定药物中甲醇、乙腈、二氯甲烷、三氯甲烷等残留量。

三、实验指导要点

1.气相色谱仪的工作原理,填充柱、毛细管柱的性能(固定相极性,最高使用温度,色谱柱长、内径大小,固定液涂渍百分含量等)介绍。

2.通气、开、关机顺序,气路密封性检查(开机加热前用洗洁精水稀释液或中性肥皂水检漏。必要时进行此项检查),升温预热仪器。

3.气化室、柱温、检测室温度设定和载气、氢气、空气流速控制的一般要求。

4.色谱软件使用介绍。

5.待基线稳定,进样分析。进针和拔针速度要求快而果断,并留针一定时间,每次进、拔针速度、留针时间应保持一致(示范)。

6. 介绍顶空装置的工作原理及操作。

7. 记录样品名、色谱图文件号、保留时间、峰面积(或峰高)。

8. 按要求计算柱效、分离度、拖尾因子和重复性。

9. 校正因子计算,内标法、外标法计算杂质含量。

10. 如果实验室条件不允许,可选择一个实验内容或将学生分为两组,分别做其中一个实验内容。地塞米松磷酸钠在该色谱条件下不出峰,若样品无法获得,可准备一个含一定量(根据限量要求)丙酮的水溶液作为样品液,供学生实验用。顶空分析中被检药品可在实验室现有药品中任选一个。

实验三　氧瓶燃烧法测定含碘药物的含量

面向专业:药学、药物制剂

学时:4 学时

每组人数:1 人

一、实验要求

1. 掌握氧瓶燃烧法破坏药物的原理与操作。

2. 掌握碘量法测定药物的原理与操作。

3. 掌握氧瓶燃烧-碘量法测定有机含碘药物的化学计量关系与含量计算方法。

二、实验内容

1. 泛影酸含量测定。

2. 盐酸胺碘酮含量测定。

三、实验指导要点

1. 使用氧气钢瓶及燃烧时,要特别注意安全,点火的酒精灯应远离氧气钢瓶(最好有防爆措施或在通风柜内进行燃烧)。氧气从钢瓶出来应接一只缓冲瓶,瓶内装少量水,根据水泡的大小调节氧气钢瓶的减压阀。氧气出口接干燥、干净的约 25cm 长的玻璃管。

2. 使用的燃烧瓶必须绝对干净,不能有痕量的有机溶剂。通氧气时将氧气出口端的玻璃管伸入燃烧瓶,接近液面处,但不碰到液面,向四周旋转玻管,以除去瓶中空气而充满氧气(示范。注意氧气流速,勿使瓶内液体溅到玻管上)。

3. 包裹样品的无灰滤纸可用直径 11cm 的圆形定量滤纸对折成 4 层,按药典规定大小剪取、折叠,然后摊平,称取滤纸重,加样称重后,按折痕折叠包裹样品,注意勿使样品损失。

4. 将包裹样品的滤纸包固定在铂丝的螺旋处,注意松紧度适宜,以免燃烧过程中样品掉落入吸收液内或由于固定得过紧而使燃烧不完全(示范)。将滤纸尾部朝下,点燃滤纸尾部,立即将瓶塞呈 45°状塞入瓶内,按紧瓶塞,用少量水封住瓶口,使样品燃烧完全(吸收液中应无黑色碎片)。

5. 燃烧完毕后应充分振摇并放置一定时间,待烟雾消失、吸收完全后再进行下一步操作。

6. 加碘化钾后应盖紧瓶塞,暗处放置,以防止碘的挥发、氧化。

7. 滴定至近终点(溶液显黄色)时加淀粉指示液。

8. 分析天平的规范操作。

9. 铂金丝昂贵,可用镍铬丝代替。取 1～2 千瓦镍铬丝一根,切割成约 30cm 长度,将一端绕成螺旋状,另一端熔封入燃烧瓶塞的下端(密封,不漏气),用 6%过氧化氢淬火 3～4 次,然后用无灰滤纸包裹苯甲酸或蔗糖适量,置充满氧气的燃烧瓶中燃烧 7～8 次,如此处理后的镍铬丝降低了弹性,增加了韧性。

10. 在上述两个实验内容中选取一个进行实验。若不能获得上述样品时,可从注射液提取或用合适的制剂代替。

泛影酸的提取:取复方泛影葡胺注射液倾入烧杯,滴加稀盐酸(pH2.5～3.5),析出白色沉淀,待稀盐酸滴下去不再有白色沉淀出现为止,用布氏漏斗过滤,取沉淀130℃干燥,即得。

实验四　葡萄糖注射液分析

面向专业:药学、药物制剂

学时:4学时

每组人数:2人

一、实验要求

1. 掌握 pH 值测定原理和 pH 计的正确操作。
2. 掌握旋光法测定旋光性物质含量的原理和计算。
3. 掌握比旋度的概念和求算方法。
4. 熟悉紫外法检查杂质的原理与方法。
5. 熟悉折光法测定葡萄糖注射液含量原理与计算。
6. 了解注射液杂质检查的一般项目。

二、实验内容

1. 葡萄糖注射液的鉴别和杂质检查。
2. 旋光法测定葡萄糖注射液含量。
3. 折光法测定葡萄糖注射液含量。

三、实验指导要点

1. pH 计测定原理(两次测量法),温度补偿,用标准缓冲液定位。玻璃电极使用前用水浸泡 24h 以上,以消除不对称电位,甘汞电极内应有少量氯化钾固体结晶,两电极内不得有气泡。用标准液定位或样品液测定前后均应用水将电极冲洗干净,并用滤纸轻轻擦干。

2. 配制标准缓冲液用的水应是新煮沸放冷的蒸馏水。

3. 旋光仪测定原理、比旋度定义和求算、含量计算公式以及注意事项(包括:用溶剂进行空白校正,旋光管装样、冲洗、注意气泡,正确读数等)。

4. 样品液配制时加氨试液的目的是加速葡萄糖变旋,使溶液的旋光度尽快达到平衡,因为葡萄糖有两种互变异构体,α 型与 β 型,在水溶液中,通过直链醛式进行互变,最后达到平衡(见下图)。这种现象称为变旋,变旋过程一般需 6h 以上,加热、加酸或加弱碱可加速平衡到达。平衡时,葡萄糖的三种形式各占一定比例,此时溶液的旋光度也趋于恒定,比旋度为+52.5°～+53.0°。

5. 阿培氏折光计构造、测定原理、测定方法(直接法、折光率因数法、标准曲线法),折光率因数法中因数 F 值的含义、测定及方法优点,样品含量的计算,正确读数(3 次)。

6. 折光计用水进行校正,不同温度下水的折光率见本实验附录,若室温不在附录指定的温度时可用下列公式校正:

$$n_D^{20} = R_1 + 0.0001(t_1 - 20)$$

式中:t_1 和 R_1 分别为样品测定时室温和响应的水折光率。

7. 杂质来源与检查意义。

8. 标示量的定义(即生产厂家的处方量,药品的规格量),制剂的含量计算方法。

α-D-葡萄糖	醛式-D-葡萄糖	β-D-葡萄糖
$[\alpha]_D^{20} = +113.4°$	$[\alpha]_D^{20} = +52.75°$	$[\alpha]_D^{20} = +19.7°$
（36%）	（0.024%）	（64%）

实验五　双波长分光光度法测定复方制剂含量

面向专业:药学、药物制剂

学时:4 学时

每组人数:2 人

一、实验要求

1.掌握双波长分光光度法消除干扰的原理和波长选择原则。

2.掌握紫外-标准对照法测定药物含量的计算方法。

3.熟悉紫外分光光度仪的构造和使用操作。

二、实验内容

1.复方磺胺嘧啶片分析。

2.安痛定注射液分析。

三、实验指导要点

1.双波长分光光度法消除干扰的原理、应用范围,干扰物等吸收点的确定和测定波长、参比波长选择原则,波长精度对测定的影响。

2.片剂取样量应是根据平均片重和片剂规格量,计算出来的相当于规定量主药的片粉重量(片粉重量/规定的取样量=平均片重／标示量)。

3.片剂的含量计算(相当于标示量的百分含量)。

4.容量瓶、移液管、过滤操作的规范化。

5.比色皿的配对、洗涤和使用,不同波长处空白溶剂校正,样品测定值读数 3 次,取平均值计算。

6.紫外分光光度计使用操作。

7.根据药品获得的难易情况,任选一个内容进行实验。

实验六　片剂的含量均匀度测定和溶出度测定

面向专业:药学、药物制剂

学时:4 学时

每组人数:4～8 人

一、实验要求

1. 掌握紫外分光光度法测定药物制剂含量的原理与计算方法。

2. 掌握含量均匀度检查意义、原理与计算方法。

3. 熟悉溶出度测定的方法与原理。

二、实验内容

1. 苯巴比妥片含量均匀度测定。

2. 马来酸氯苯那敏片含量均匀度测定。

3. 苯巴比妥片溶出度测定。

4. 马来酸氯苯那敏片溶出度测定。

实验指导要点

1. 含量均匀度定义、应用范围,计算、判断方法。

2. 溶出度定义,测定、判断方法。

3. 紫外测定的注意事项。

4. 根据实验室条件与药品获得的难易情况,任选1~2个内容进行实验。

实验七 异烟肼片含量测定

面向专业:药学、药物制剂

学时:4 学时

每组人数:1 人

一、实验要求

1. 掌握溴酸钾法测定异烟肼的原理与操作。

2. 掌握容量法测定药物片剂的含量计算方法。

3. 掌握滴定度、片剂取样量、标示量的概念与计算。

4. 掌握容量仪器的正确操作。

二、实验内容

异烟肼片含量测定

三、实验指导要点

1. 滴定终点时,过量1滴的溴酸钾与滴定反应生成的溴化钾在酸性溶液中形成溴,氧化破坏指示剂的呈色结构,使其红色褪去。由于指示剂褪色是不可逆的,故在滴定过程中必须充分振摇,以避免由于滴定剂局部过浓引起指示剂提前褪色,可在指示剂褪色时再补加1滴以验证终点是否真正到达。

2. 滴定反应的计量关系与滴定度计算。

3. 进一步强调容量分析的称量、定量稀释、定量转移和滴定等的正确操作。

实验八 有关物质的色谱检查

面向专业:药学、药物制剂

学时:4 学时

每组人数:1~2 人

一、实验要求

1. 掌握 HPLC 测定原料药中有关物质的原理与限量计算方法。

2. 掌握 TLC 测定原料药中有关物质的原理与测定方法。

3. 熟悉高效液相色谱仪的工作原理和操作方法。

4. 熟悉黏合薄层板的制备与活化。

5. 了解高效液相色谱仪的主要部件和日常维护。

二、实验内容

1. 盐酸普鲁卡因注射液中对氨基苯甲酸检查。

2. 马来酸氯苯那敏有关物质检查。

3. 氧氟沙星有关物质检查。

三、实验指导要点

1. 黏合薄层板的制备，根据玻板的大小，取一定量固定相，按比例加适量黏合剂（或水）研磨均匀，去除气泡，倒在玻板上，充分震荡，使成一均匀薄层。置水平位置晾干，110℃干燥30min，置干燥器内备用，注意保存时勿使薄层表面损伤。使用前检查表面光洁、均匀程度。

2. 点样斑点要集中，应分次点样，待前一滴干后再点第二滴，对照与样品应点在同一水平位置上，距底边 2.0cm，距薄层边约 1.5cm。两斑点间距约 1.5cm。

3. 展开剂量不宜太多，以不浸没样点为宜。展开距离为 10～15cm，使溶剂前沿距薄层顶边约 2cm。

4. TLC 中杂质限量控制的几种方法与限量计算。

5. HPLC 测定有关物质的几种方法和限量计算。

6. HPLC 仪的主要部件及其作用原理和操作注意事项，包括进样阀、定量环、平头微量注射器、注射进定量环的测定液量对重复性的影响、流动相处理（过滤、脱气）、高压泵的维护（使用含酸、碱、缓冲液的流动相后，必须用含甲醇约（5～10）％的水冲洗系统 30min 以上，然后用甲醇冲洗，切忌用盐酸、硫酸、硝酸等强酸作为流动相成分，以免腐蚀不锈钢管路）、检测器灵敏度、波长设置等。

7. 选择 1～2 个实验内容进行实验。

实验九 非水溶液滴定法测定含氮碱性药物的含量

面向专业：药学、药物制剂

学时：4 学时

每组人数：1～2 人

一、实验要求

1. 掌握非水酸碱滴定的原理和测定方法。

2. 掌握电位滴定的数据处理与终点确定。

3. 熟悉常用非水指示剂的变色原理和终点颜色的确定。

二、实验内容

1. 氧氟沙星含量测定。

2. 马来酸氯苯那敏含量测定。

三、实验指导要点

1. 电极使用前处理：甘汞电极内装氯化钾饱和无水甲醇溶液，可将氯化钾饱和水溶液倾出，用水洗净，再用甲醇洗去剩余的水，然后将氯化钾饱和无水甲醇溶液灌装入电极内，并使之有少量的结晶存在。玻璃电极使用前应在水中浸泡 24h 以上以消除不对称电位。使用时，用水

甘汞电极略高些,以免碰上搅拌棒而破损,两电极间应留有空隙,同时不要碰到烧杯壁。

2.温度影响:标定与测定时温度若有差异,需进行校正(温差小于 10℃)或重新标定(温差大于 10℃)。

3.电位滴定读数间隔和数据处理,内插法计算含量。

4.结晶紫指示剂颜色变化、终点判断。

5.所用仪器必须干燥。

实验十 维生素 E 胶丸含量测定

面向专业:药学、药物制剂

学时:4 学时

每组人数:2 人

一、实验要求

1.掌握 GC 内标法测定药物含量的方法与计算。

2.熟悉气相色谱仪的工作原理和操作方法。

二、实验内容

维生素 E 胶丸含量测定。

三、实验指导要点

见实验二有关内容。

实验十一 维生素 C 制剂分析

面向专业:药学、药物制剂

学时:4 学时

每组人数:1 人

一、实验要求

1.掌握碘量法测定原理和操作方法。

2.掌握常用辅料对制剂含量测定的影响和排除方法。

3.掌握制剂的含量计算方法。

二、实验内容

1.维生素 C 片的含量测定。

2.维生素 C 注射液的含量测定。

三、实验指导要点

1.制剂中辅料对含量测定的干扰和排除干扰的方法。

2.维生素 C 片剂与注射剂含量测定前处理方法的区别。

3.碘量法测定维生素 C 的化学计量关系和滴定度的求算。

4.常用制剂的含量计算。

5.两个实验内容中任选一项。

实验十二 高效液相法测定血浆中水杨酸的浓度

面向专业:药学、药物制剂

学时:4 学时

每组人数:2 人

一、实验要求

1. 掌握血液样品的前处理方法。

2. 掌握回收率测定方法和计算方法。

二、实验内容

水杨酸血药浓度测定。

三、实验指导要点

1. 生物样品前处理方法,常用去除蛋白质的方法。

2. 回收率的概念、测定方法及计算。

3. HPLC 法外标法定量操作中应注意的问题,如样品的移取、稀释,试剂的加入,离心时间与转速等均要求一致。

4. 为获得高的精密度,进样量必须大于定量环容积的 2～3 倍以上,每份样品应重复进样 3 次。

实验十三 尿中氧氟沙星的 HPLC 法测定

面向专业:药学、药物制剂

学时:4 学时

每组人数:2 人

一、实验要求

1. 掌握尿液样品的前处理方法。

2. 掌握 HPLC 外标法测定药物含量的计算方法。

二、实验内容

尿中氧氟沙星含量测定

三、实验指导要点

1. 有关 HPLC 法定量操作中应注意的问题同实验十二。

2. 尿样和空白尿样的取得:健康志愿者服药前排空膀胱,收集此尿作为空白尿样。取氧氟沙星片(200mg),用 200mL 温开水送服,收集服药后 2h 尿样,记录尿体积,作为测定尿样。

实验十四 药物的鉴别试验

面向专业:药学、药物制剂

学时:8 学时

每组人数:1 人

一、实验要求

1. 掌握典型药物的特殊鉴别试验。

2. 掌握如何根据药物结构特征,区别各类药物,并根据各个药物的专属性试验进行鉴别确证。

3. 熟悉药物的其他鉴别试验。

二、实验内容

异烟肼片、阿司匹林片、维生素 B_1 片、注射用硫酸链霉素、对乙酰氨基酚片、苯巴比妥片、炔雌醇片、硫酸奎宁(硫酸奎尼丁)片的区别与鉴别。

三、实验指导要点

实验内容可分三部分进行。

1.让学生利用课余时间去查阅有关文献资料,写出实验设计,交指导教师批阅。

2.以实验班为一组进行课堂讨论,指导老师应根据学生实验设计中存在的问题,有目的地引导学生进行讨论,并对八大类药物的结构与鉴别试验进行一次复习。然后选择数个药物(根据实际条件)作为实验对象。

3.对选取的内容进行区别、鉴别实验,写出判断依据和实验结论。

实验十五　差示光谱法测定苯巴比妥片的含量

面向专业:药学、药物制剂

学时:4 学时

每组人数:4 人

一、实验要求

1.掌握差示分光光度法消除干扰的原理和含量测定方法。

2.熟悉差示光谱法测定波长选择的几种方法。

二、实验内容

苯巴比妥片的含量测定。

三、实验指导要点

1.讨论差示光谱法消除干扰的原理、应用前提、原光谱与差示光谱的区别。根据测定波长选择的原则和样品在三种 pH 值溶液中的光谱图,可选择哪几种方式进行含量测定。

2.分组测定,每组选一种方式进行测定,比较各种方式测得的结果。

3.注意三种不同 pH 值溶液中的苯巴比妥的浓度必须相等。

实验十六　药物的定量分析

面向专业:药学、药物制剂

学时:12 学时

每组人数:1 人

一、实验要求

1.掌握药物结构与分析方法之间的关系。

2.掌握常用分析方法的基本操作与药物含量计算。

3.熟悉专业文献资料的查阅,练习综述文章的写作。

4.了解药品分析工作的全过程和如何根据文献资料进行实验设计。

二、实验内容

从下列药物中选择数个药物进行实验:阿司匹林肠溶片、维生素 C 片、对氨基水杨酸钠、氯贝丁酯胶囊、盐酸去氧肾上腺素注射液、盐酸小檗碱制剂、青霉素 V 钾片、倍他米松磷酸钠注射液

三、实验指导要点

分 3 次进行实验:

1.选择上述 2～3 个药物,让学生利用课余时间去查阅有关文献资料,写出综述文章,交指导教师批阅。

2.以实验班为一组进行课堂讨论,以学生讲解为主,每个学生根据自己查阅的文献,重点

介绍其中的一个内容(包括方法原理、应用范围、含量计算、方法的优缺点等),其他同学作补充。指导老师的主要作用是:①结合课堂理论,帮助学生对常用分析方法的原理、影响因素或实验条件和含量计算等问题作进一步复习巩固。②对学生查得的较新的文献方法做一个扼要的介绍,帮助学生理解,拓宽学生的知识面。

然后对每个药物选择 1～2 个分析方法(根据实验室条件)分别布置给不同的学生,让学生根据自己的任务,有针对性地进一步去查阅有关内容(包括实验操作方法,滴定液配制、标定,试剂配制,实验仪器准备等)。

3.各自独立完成标准液标定,试剂配制和样品含量测定,写出实验报告。

本内容可作为实验考查,在规定的时间和实验用材料情况下,考察学生的实际操作能力,结合文献综述和课堂讨论,进行综合评分。

二、专科生实验课教学大纲与指导要点

总学时 20～24 学时。

实验一 药物的杂质检查

面向专业:药学
学时:4 学时
每组人数:1～2 人

一、实验要求

1.掌握杂质检查原理与实验方法。

2.掌握杂质限度试验的概念和计算方法。

3.熟悉一般杂质检查项目与意义。

二、实验内容

1.葡萄糖的氯化物、硫酸盐、铁、重金属、亚硫酸盐与可溶性淀粉检查。

2.氯化钠的钡盐、钙盐、钾盐检查。

实验二 葡萄糖注射液分析

面向专业:药学
学时:4 学时
每组人数:2～4 人

一、实验要求

1.掌握旋光法测定旋光性物质含量的原理和计算。

2.掌握比旋度的概念和求算方法。

3.熟悉折光法测定葡萄糖注射液含量的原理与计算。

4.熟悉紫外法检查杂质的原理与方法。

二、实验内容

1.旋光法测定葡萄糖注射液含量。

2.折光法测定葡萄糖注射液含量。

3.5-羟甲基糠醛的检查。

实验三　有机溶剂残留量测定(示教)

面向专业:药学

学时:4 学时

每组人数:8 人

一、实验要求

了解气相色谱法测定残留有机溶剂的原理和方法。

二、实验内容

气相色谱法测定药物中甲醇、乙腈、二氯甲烷、三氯甲烷等残留量。

实验四　片剂的含量均匀度测定

面向专业:药学

学时:4 学时

每组人数:8 人

一、实验要求

1.掌握紫外分光光度法测定药物制剂含量的原理与计算方法。

2.掌握含量均匀度检查原理、意义与计算方法。

二、实验内容

马来酸氯苯那敏片含量均匀度测定。

实验五　异烟肼片含量测定

面向专业:药学

学时:4 学时

每组人数:1~2 人

一、实验要求:

1.掌握溴酸钾法测定异烟肼的原理与操作。

2.掌握容量法测定药物片剂的含量计算方法。

3.掌握片剂取样量、标示量的概念与计算。

4.掌握容量仪器的正确操作。

二、实验内容

异烟肼片含量测定。

实验六　有关物质的色谱(HPLC)检查(示教)

面向专业:药学

学时:4 学时

每组人数:8 人

一、实验要求

了解 HPLC 测定原料药中有关物质的原理与限量计算方法。

二、实验内容

氧氟沙星有关物质检查。

附：

一、分析天平的使用与维护

分析天平是定量分析工作中最常用的仪器之一,称量准确与否对分析结果有重大影响。因此每位学生必须掌握天平的正确使用和必要的日常维护,以保证仪器的精度和分析结果的准确性。

(一)称量规则

1. 称量前的检查与校正

(1)打开天平罩,检查天平是否处于休止状态,横梁、吊耳等位置是否正常,天平是否水平,天平盘的清洁情况,如有灰尘可用软毛刷轻扫干净。

(2)检查专用砝码、圈码的数目是否完整,位置是否正常。圈码读数盘是否指零。察看天平上标明的最大载重量,称量时切勿超过最大载重量。

(3)接通电源,检查和调整天平的零点。天平的零点常会有变动,每次称量前必须进行校正,待称量完毕时核对天平零点有无变动。

(4)天平箱内的各部件尽可能不要用手直接接触,如需调节平衡螺丝等操作时,应戴上干净的手套。

2. 称量

零点校正后,关闭天平升降枢纽,将被称物置于台秤上粗称后,轻轻移开天平左边的门,将物品置于秤盘内,关上左边天平门,打开天平右边门,将相应重量的砝码置称盘内。缓缓开启升降枢纽,观察指针摆动的方向,判断砝码增减,关闭升降枢纽,加减砝码或圈码,再开启升降枢纽,观察指针摆动的方向,如此反复操作,待天平摆动缓慢趋于平衡时,关闭天平右边门,开启升降枢纽,准确读数,记录重量。

3. 称量后校正与检查

(1)轻关升降枢纽。

(2)取下被称物和砝码,将圈码读数盘恢复为零。

(3)关好天平门。

(4)核对零点。

(5)切断电源。

(6)罩好天平罩。

(7)在"使用天平登记本"上登记。

4. 注意:

(1)取放被称物和加减砝码时,必须关好升降枢纽,否则会使横梁或吊耳移位甚至掉落,损坏刀口和刀承;开关升降枢纽动作要轻。

(2)被称物不得直接放在天平盘上。

(3)称量吸湿或挥发性物品时,必须严密盖好称量瓶盖,并尽快进行称量操作。

(4)过冷或过热的物品不能在天平上称量。

(5)被称物和砝码应放在盘的正中。

(6)取放砝码必须使用镊子。

(7)称量时不要使用前门,以防呼出的热气、水汽、二氧化碳和气流影响称量。读数时,一定要关上天平两侧的门。

(8)进行同一项分析工作的所有称量必须使用同一架天平,同一套砝码,以减少误差。

（二）称量方法

1. 直接称量法　打开天平左门,用干净的塑料薄膜或纸条套住被称器皿(或戴手套取放物品),将在台秤上粗称过的物品放在天平称盘中央,关左门。按"称量"项下方法称量。

2. 减重称量法　将适量试样装入称量瓶中,按直接称量法称得重量为 W_1 g,然后从天平盘上取下称量瓶,在接受物品的容器上方,取下称量瓶盖,将称量瓶倾斜,用瓶盖轻敲瓶口,使试样慢慢落入接受容器中,接近所需重量时,用瓶盖轻敲瓶口,使粘在瓶口的试样落下,同时将称量瓶慢慢直立,然后盖好瓶盖,再称取称量瓶重量为 W_2 g。两次重量之差(W_1-W_2),即为供试样品的重量。如此继续进行,可称取多份试样。

3. 固定重量称量法　先称空容器重量,在已有砝码的重量上再加上欲称试样重量的砝码,然后用药匙将试样慢慢加入容器中,直至天平达到平衡。

（三）称量读数

砝码的最小重量为 1g,1g 以下使用圈码,圈码读数盘有两圈读数,外圈为小数点后第一位读数,从 100mg 至 900mg,内圈为小数点后第二位读数,从 10mg 至 90mg,10mg 以下的重量由光幕标尺上直接读取,可准确读至 0.1mg。称量结果将砝码、圈码、光幕标尺的读数相加,即得被称物品的重量。重复称量或零点核对时,读数误差允许±0.2mg。

（四）天平的维护保养

(1)经常保持天平内部清洁。称量完毕若有物品掉落在称盘或天平厢内,应用刷子轻轻扫干净。

(2)天平厢内应放置变色硅胶,并需勤更换,以保持天平厢内干燥。

(3)称取具有腐蚀性的物体时,必须注意勿将物品洒落在秤盘或天平厢内,以免腐蚀天平。

(4)开关天平门、升降枢纽和取放物品与砝码时动作必须轻缓,勿使天平震动或移动位置。

(5)移动天平位置后,应对天平的计量性能作一次全面检查。

(6)天平长期不用或要搬动时,必须将称盘、横梁等零件小心取下,放入专用的包装盒内,不得随意乱拆。

(7)天平应有专人保管,负责日常维护保养。

二、容量仪器的洗涤与校正

（一）容量分析仪器的洗涤

容量分析仪器使用前必须仔细洗净,洗净的仪器应内外壁不挂水珠。容量分析仪器的洗涤通常采用铬酸洗液*浸泡或用合成洗涤剂洗涤,再用自来水冲洗干净,然后用蒸馏水荡洗 3 次。也可根据具体情况用针对性的洗涤液清洗,如仪器内壁有残留的二氧化锰时,可用盐酸溶液或过氧化氢加酸溶液进行清洗。

*铬酸洗液的配制:称取研细的重铬酸钾 20g,置烧杯内,加水 40mL,加热使溶解,冷却后徐徐注入 350mL 硫酸中,置玻瓶中贮存。使用时首先用自来水冲洗器皿,除去残留有机物,沥干水分,倒入少量铬酸洗液,转动器皿,使器皿内壁被洗液充分接触,根据器皿污染的程度,也可采用温热的洗液浸泡一定时间,然后将

洗液倒回洗液瓶内,供下一次继续使用,如果洗液变绿或有大量沉淀析出,表明该洗液已失效。铬酸洗液应避免与有机溶剂接触,以免铬酸还原失效,同时应注意尽量除净待洗器皿的水分,以免洗液遇水析出沉淀而失效。

　　(二)容量分析仪器的校正

　　滴定分析仪器的容积并不一定与它所标示的值完全一致,就是说,刻度不一定十分准确。因此在实验工作前,尤其对于准确度要求较高的实验,必须予以校正。

　　1.滴定管的校正　　将蒸馏水装入已洗净的滴定管中,调节水的弯月面至刻度零处,记录水温。然后按照滴定速度放出一定体积的水到已称重的小锥形瓶中,再称重,两次重量之差,即为水重。用同样的方法称量滴定管其他刻度段体积的水重,用实验温度时 1mL 水的重量来除每次得到的水重,即可得到相当于滴定管各部分容积的实际体积(mL)。

　　按国家计量局规定,常量滴定管分五段进行校正。

　　2.移液管的校正　　将移液管洗净,吸取蒸馏水至标线以上,调节水的弯月面至标线,将水放入已称量的锥形瓶中,再称重。两次重量之差为量出水的重量。用该实验温度时每毫升水的重量除水重,即得移液管的真实体积。

　　3.容量瓶的校正　　将洗净的量瓶倒置,使之自然干燥,称空瓶重。注入蒸馏水至标线,注意瓶颈内壁标线以上不能挂有水滴,再称重。两次重量之差即为瓶中的水重。用该实验温度时每毫升水的重量除水重,即得该量瓶的真实体积。

三、一些特殊用水的制法

　　1.重蒸馏水　　即二次蒸馏水,最好在 2L 蒸馏水中加 0.5g 铬酸钾和 0.2g 高锰酸钾后再重蒸馏。

　　2.无氨水　　每升蒸馏水中加 2mL 浓硫酸后再重蒸馏。

　　3.无二氧化碳蒸馏水　　煮沸蒸馏水,直至水的体积为原体积的 1/4 或 1/5 时即得。

　　4.无有机物的蒸馏水　　加少量高锰酸钾的碱性溶液后重蒸馏。

　　5.无酚、无碘蒸馏水——每升蒸馏水中加 1g 氢氧化钠重蒸馏。

四、附　表

附表1　常用酸碱浓度

酸碱名称	比重	百分含量(W/W)	摩尔浓度
盐酸	1.19	36～38	12
硫酸	1.84	98	18
硝酸	1.40	70	16
冰醋酸	1.05	99	17
氨水	0.90	25～28	15
高氯酸	1.60	70～72	9
磷酸	1.70	85	15

有机溶剂	比重	有机溶剂	比重	有机溶剂	比重
甲醇	0.79	二氯甲烷	1.32	正丁醇	0.81
乙醇	0.79	乙酸乙酯	0.90	甲苯	0.87
乙腈	0.78	四氢呋喃	0.89	二甲苯	0.89
丙酮	0.79	三氯甲烷	1.48	环己烷	0.66
乙醚	0.71	二甲基甲酰胺	0.95	二氧六环	1.03
吡啶	0.98	正己烷	0.66	环氧乙烷	0.88
苯	0.88	二甲亚砜	1.10		

附表 3　原子量表($^{12}C=12.00$)(录自 1999 年国际原子量表)

中文名	英文名	符号	原子量	中文名	英文名	符号	原子量
氢	Hydrogen	H	1.00794(7)	硒	Selenium	Se	78.96(3)
氦	Helium	He	4.002602(2)	溴	Bromine	Br	79.904(1)
锂	Lithium	Li	6.941(2)	锶	Strontium	Sr	87.62(1)
硼	Boron	B	10.811(7)	锆	Zirconium	Zr	91.224(2)
碳	Carbon	C	12.0107(8)	钼	Molybdenum	Mo	95.94(1)
氮	Nitrogen	N	14.0067(2)	锝	Technetium	Tc	[99]
氧	Oxygen	O	15.9994(3)	钯	Palladium	Pd	106.42(1)
氟	Fluorine	F	18.9984032(5)	银	Silver(Argentum)	Ag	107.8682(2)
钠	Sodium(Natrium)	Na	22.989770(2)	镉	Cadmium	Cd	112.411(8)
镁	Magnesium	Mg	24.3050(6)	铟	Indium	In	114.818(3)
铝	Aluminium	Al	26.981538(2)	锡	Tin(Stannum)	Sn	118.710(7)
硅	Silicon	Si	28.0855(3)	锑	Antimony(Stibium)	Sb	121.760(1)
磷	Phosphorus	P	30.973761(2)	碘	Iodine	I	126.90447(3)
硫	Sulfur	S	32.065(5)	碲	Tellurium	Te	127.60(3)
氯	Chlorine	Cl	35.453(2)	氙	Xenon	Xe	131.293(6)
钾	Potassium (Kalium)	K	39.0983(1)	钡	Barium	Ba	137.327(7)
钙	Calcium	Ca	40.078(4)	镧	Lanthanum	La	138.9055(2)
钛	Titanium	Ti	47.867(1)	铈	Cerium	Ce	140.116(1)
钒	Vanadium	V	50.9415(1)	钬	Holmium	Ho	164.93032(2)
铬	Chromium	Cr	51.9961(6)	镱	Ytterbium	Yb	173.04(3)
锰	Manganese	Mn	54.938049(9)	钨	Tungsten (Wolfram)	W	183.84(1)
铁	Iron(Ferrum)	Fe	55.845(2)	铂	Platinum	Pt	195.078(2)
钴	Cobalt	Co	58.933200(9)	金	Gold(Aurum)	Au	196.96655(2)
镍	Nickel	Ni	58.6934(2)	汞	Mercury (Hydrargyrum)	Hg	200.59(2)
铜	Copper(Cuprum)	Cu	63.546(3)	铅	Lead(Plumbum)	Pb	207.2(1)
锌	Zinc	Zn	65.39(2)	铋	Bismuth	Bi	208.98038(2)
镓	Gallium	Ga	67.723(1)	钍	Thorium	Th	232.0381(1)
砷	Arsenic	As	74.92160(2)	铀	Uranium	U	238.02891(3)

注:1.原子量末位数的准确度加注在其后括号内。

　2.中括号内的数字是半衰期最长的放射性同位素的质量数。

第二部分　药物分析习题集

第一章 药品质量标准

一、练习思考题

1. 什么是药品质量标准？我国目前有哪些法定的药品质量标准？
2. 药典内容分哪几部分？正文部分包括哪些项目？
3. 在药物分析工作中可供参考的主要国外药典有哪些？在内容编排上与中国药典有何不同（举2～3例）？
4. 药物分析的主要任务是什么？
5. 试述药品检验程序及各项检验的意义。
6. 药品质量标准中的物理常数测定项目有哪些？它们的意义分别是什么？
7. 中国药典附录包括哪些内容？
8. 常用的含量测定方法有哪些？它们各有哪些特点？
9. 制订药品质量标准的原则是什么？
10. 如何确定药品质量标准中杂质检查的项目及限度？
11. 在制订药品质量标准中怎样选择鉴别方法？
12. 在制订药品含量限度时应综合考虑哪几方面的情况？
13. 新药质量标准的起草说明应包括哪些主要内容？
14. 全面控制药品质量的科学管理条例有哪些？
15. 什么叫标准品？什么叫对照品？
16. 0.1mol/L 氢氧化钠溶液与氢氧化钠滴定液(0.1mol/L)有何区别？
17. 溶液的百分比用"％"符号表示，单位是什么？
18. "某溶液(1→10)"指多少浓度的溶液？
19. 药品标准中"精密称取某药物约若干"，系指允许的取用量范围是多少？
20. 什么叫空白试验？剩余滴定法中的空白试验与直接滴定法中的空白试验有何不同？

二、选择题

(一)最佳选择题

1. 我国现行药品质量标准有 （　　）
   A. 国家药典和地方标准
   B. 国家药典、部标准和国家药监局标准
   C. 国家药典、国家药监局标准(部标准)和地方标准
   D. 国家药监局标准和地方标准

E. 国家药典和国家药品标准(国家药监局标准)

2. 药品质量的全面控制是 （　　）

A. 药品研究、生产、供应、临床使用和有关技术的管理规范、条例的制度与实施

B. 药品生产和供应的质量控制

C. 真正做到把准确、可靠的药品检验数据作为产品质量评价、科研成果鉴定的基础和依据

D. 帮助药品检验机构提高工作质量和信誉

E. 树立全国自上而下的药品检验机构的技术权威性和合法地位

3. 制造与供应不符合药品质量标准规定的药品是 （　　）

A. 错误的行为　　　　　　　　　　B. 违背道德的行为

C. 违背道德和错误的行为　　　　　D. 违法的行为

E. 允许的

4. 凡属于药典收载的药品,其质量不符合规定标准的均 （　　）

A. 不得生产,不得销售,不得使用　　B. 不得出厂,不得销售,不得供应

C. 不得出厂,不得供应,不得试验　　D. 不得出厂,不得销售,不得使用

E. 不得制造,不得销售,不得应用

5. 中国药典主要内容分为 （　　）

A. 正文、含量测定、索引　　　　　B. 凡例、制剂、原料

C. 鉴别、检查、含量测定　　　　　D. 前言、正文、附录

E. 凡例、正文、附录

6. 对药典中所用名词(例如试药、计量单位、溶解度、贮藏、温度等)作出解释的属药典哪一部分内容 （　　）

A. 附录　　　　　B. 凡例　　　　　C. 制剂通则　　　　　D. 正文

E. 一般试验

7. 日本药局方与 USP 的正文内容均不包括 （　　）

A. 作用与用途　　　B. 性状　　　　C. 参考标准　　　　D. 贮藏

E. 确认试验

8. 药典规定的标准是对该药品质量的 （　　）

A. 最低要求　　　B. 最高要求　　　C. 一般要求　　　D. 行政要求

E. 内部要求

9. 药典所指的"精密称定",系指称取重量应准确至所取重量的 （　　）

A. 百分之一　　　B. 千分之一　　　C. 万分之一　　　D. 十万分之一

E. 百万分之一

10. 按药典规定,精密标定的滴定液(如盐酸及其浓度)正确表示为 （　　）

A. 盐酸滴定液(0.1020M)　　　　　B. 盐酸滴定液(0.1024mol/L)

C. 盐酸滴定液(0.1020M/L)　　　　D. 0.1020M 盐酸滴定液

E. 0.1520mol/L 盐酸滴定液

11. 中国药典规定,称取"2.00g"系指 （　　）

A. 称取重量可为 1.5~2.5g　　　　　B. 称取重量可为 1.95~2.05g

C. 称取重量可为 1.995~2.005g　　　D. 称取量量可为 1.9995~2.0005g

E. 称取重量可为 1～3g

12. 药典规定取用量为"约"若干时,系指取用量不得超过规定量的　　　　　　　（　　）

    A. ±0.1%　　　　　　B. ±1%　　　　　　C. ±5%　　　　　　D. ±10%

    E. ±2%

13. 中国药典规定溶液的百分比,指　　　　　　　　　　　　　　　　　　　（　　）

    A. 100mL 含有溶质若干毫升　　　　　　　B. 100g 中含有溶质若干克

    C. 100mL 中含有溶质若干克　　　　　　　D. 100g 中含有溶质若干毫克

    E. 100g 中含有溶质若干毫升

14. 中国药典规定,室温是指　　　　　　　　　　　　　　　　　　　　　（　　）

    A. 20℃　　　　　　B. 25℃　　　　　　C. 10～30℃　　　　D. 15℃

    E. 5～30℃

15. 原料药含量百分数如未规定上限,系指不超过　　　　　　　　　　　　　（　　）

    A. 100.1%　　　　　B. 101.0%　　　　　C. 100.0%　　　　D. 100%

    E. 110.0%

16. 药典所用稀 HCl,稀 H_2SO_4,稀 HNO_3 是指浓度为　　　　　　　　（　　）

    A. 9.5%～10.5%(g/mL)的溶液　　　　　B. 1mol/L 的溶液

    C. 9.5～10.5%(mL/mL)的溶液　　　　　D. pH1.0 的溶液

    E. 10mol/L 的溶液

17. 酸碱性试验时,未指明指示剂名称的是指　　　　　　　　　　　　　　（　　）

    A. 1～14 的 pH 试纸　　　　　　　　　B. 酚酞指示剂

    C. 石蕊试纸　　　　　　　　　　　　　D. 甲基红指示剂

    E. 6～9pH 试纸

18. 药典规定酸碱度检查所用的水是指　　　　　　　　　　　　　　　　　（　　）

    A. 蒸馏水　　　　　　　　　　　　　　B. 离子交换水

    C. 蒸馏水或离子交换水　　　　　　　　D. 反渗透水

    E. 新沸并放冷至室温的水

19. 药典中所用乙醇未指明浓度时,系指　　　　　　　　　　　　　　　　（　　）

    A. 95%(mL/mL)　　　　　　　　　　　B. 95%(g/mL)

    C. 95%(g/g)的乙醇　　　　　　　　　　D. 无水乙醇

    E. 75%(g/g)乙醇

20. 药品质量标准的基本内容包括　　　　　　　　　　　　　　　　　　　（　　）

    A. 凡例、注释、附录、用法与用途　　　　B. 正文、索引、附录

    C. 取样、鉴别、检查、含量测定　　　　　D. 凡例、正文、附录

    E. 性状、鉴别、检查、含量测定、贮藏

(二)配伍选择题

    A. 日本药局方　　　　　　　　　　　　B. 英国药典

    C. 美国药典　　　　　　　　　　　　　D. 国际药典

    E. 美国国家处方集

1. BP　　　　　　　　　　　　　　　　　　　　　　　　　　　　　　　（　　）

2. NF　　　　　　　　　　　　　　　　　　　　　　　　　　　　　　　（　　）

3. USP （　　）

4. JP （　　）

5. Ph. Int （　　）

中国药典凡例中对药品的溶解度用下列名词表示：

A. 极易溶解　　　　　　　　　　B. 几乎不溶或不溶

C. 微溶　　　　　　　　　　　　D. 溶解

E. 略溶

6. 指溶质 1g(mL)在溶剂 10000mL 中不能完全溶解 （　　）

7. 指溶质 1g(mL)能在溶剂 100～不到 1000mL 中溶解 （　　）

8. 指溶质 1g(mL)能在溶剂不到 1mL 中溶解 （　　）

9. 指溶质 1g(mL)能在溶剂 30～不到 100mL 中溶解 （　　）

10. 指溶质 1g(mL)能在溶剂 10～不到 30mL 中溶解 （　　）

A. 标准品　　　　　B. 供试品　　　　　C. 对照品　　　　　D. 滴定液

E. 指示剂

11. 以颜色突变指示滴定终点的化合物 （　　）

12. 用于鉴别、检查、含量测定的标准物质 （　　）

13. 用于生物检定、抗生素或生化药品中含量或效价测定的标准物质 （　　）

14. 浓度准确已知的标准溶液 （　　）

15. 待测药品 （　　）

药典规定的药品贮藏条件：

A. 阴凉处　　　　　B. 遮光　　　　　C. 冷处　　　　　D. 密闭

E. 凉暗处

16. 用不透光的容器包装 （　　）

17. 将容器密闭，以防止尘土及异物进入 （　　）

18. 不超过 20℃ （　　）

19. 2～10℃ （　　）

20. 避光并不超过 20℃ （　　）

A. 酸值　　　　　B. 皂化值　　　　　C. 凝点　　　　　D. 熔点

E. 相对密度

21. 供试品重量与同温度同体积水的重量之比 （　　）

22. 中和 1g 脂肪、脂肪油中含有的游离酸所需 KOH 的重量(mg) （　　）

23. 中和并皂化 1g 脂肪,脂肪油中含有的游离酸类和脂类所需 KOH 的重量(mg) （　　）

24. 物质由液体凝结为固体时的温度 （　　）

25. 物质由固体熔融为液体时的温度 （　　）

药典对脂肪与脂肪油检验的内容包括：

A. 皂化值测定　　　　　　　　　B. 羟值测定

C. 碘值测定　　　　　　　　　　D. 酸值的测定

E. 加热试验

26. 检查脂肪、脂肪油或其他类似物质的不饱和度 （　　）

27. 检查脂肪、脂肪油或其他类似物质中含有的游离酸类和酯类 （　　）

28. 检查脂肪、脂肪油或其他类似物质中含有的羟基 （　　）
29. 检查脂肪、脂肪油或其他类似物质中含有的游离脂肪酸 （　　）
30. 检查油的颜色和其他性状的变化 （　　）

    A. 冰浴　　　　　　B. 水浴　　　　　　C. 热水　　　　　D. 温水

    E. 冷水

31. 除另有规定外，均指 98～100℃ （　　）
32. 系指 2～10℃ （　　）
33. 系指 0℃ （　　）
34. 系指 40～50℃ （　　）
35. 系指 70～80℃ （　　）

    指出药物的物理常数缩写：

    A. 百分吸收系数　　B. 比旋度　　　　C. 折光率　　　　D. 熔点

    E. 沸点

36. mp （　　）
37. n_D^t （　　）
38. $E_{1cm}^{1\%}$ （　　）
39. $[\alpha]_D^t$ （　　）
40. bp （　　）

(三)比较选择题

    A. 鉴别　　　　　　B. 含量测定　　　C. 两者均是　　　D. 两者均不是

1. 药品的纯度指标 （　　）
2. 药品的疗效指标 （　　）
3. 药品的真伪指标 （　　）
4. 药品的质量指标 （　　）
5. 药品的杂质指标 （　　）

    A. GMP　　　　　　B. AQC　　　　　C. 两者均是　　　D. 两者均不是

6. 药品检验工作程序的一个步骤 （　　）
7. 药物分析测定方法的一个效能指标 （　　）
8. 药厂生产全面符合质量标准的药品必须遵守的规范 （　　）
9. 全面控制药品质量必须贯彻执行的规范或规定 （　　）
10. 关于分析检验工作本身的质量管理规定 （　　）

    A. GLP　　　　　　B. GCP　　　　　C. 两者均是　　　D. 两者均不是

11. 药物分析测定方法的一个效能指标 （　　）
12. 严格控制药物实验室研制的规范 （　　）
13. 药品检验工程程序的一个步骤 （　　）
14. 确保研制药物临床试验资料的可靠性和保护志愿受试者安全的规范 （　　）
15. 全面控制药品质量必须贯彻执行的规范 （　　）

    A. USP　　　　　　B. 中国药典　　　C. 两者都有　　　D. 两者都没有

16. 药物分析方法认证 （　　）

17. GMP   （　　）

18. 临床用药须知 （　　）

19. 药品的性状 （　　）

20. 化学结构与分子式 （　　）

    A. 限度试验   B. 含量测定   C. 两者均是   D. 两者均不是

21. 要求知道确切的量 （　　）

22. 只用于杂质检查 （　　）

23. 对定量限有要求 （　　）

24. 要求一定的准确度 （　　）

25. 判断药品的质量优劣 （　　）

（四）多项选择题

1. 区别晶形的方法有 （　　）

    A. 紫外光谱法   B. 红外光谱法

    C. 熔点测定法   D. X-射线衍射法

    E. 手性色谱法

2. 被国家药典收载的药品必须是 （　　）

    A. 价格合理   B. 疗效确切

    C. 生产稳定   D. 有合理的质量标准

    E. 服用方便

3. 药品质量标准的制订要充分体现下列方针 （　　）

    A. 不断完善   B. 便于实施   C. 安全有效   D. 技术先进

    E. 经济合理

4. 中国药典附录内容包括 （　　）

    A. 红外光谱图   B. 制剂通则

    C. 对照品（标准品）色谱图   D. 标准溶液的配制与标定

    E. 物理常数测定法

5. 评价一个药物的质量的主要方面有 （　　）

    A. 鉴别   B. 含量测定   C. 外观   D. 检查

    E. 稳定性

6. 药物的稳定性考察包括 （　　）

    A. 强光照射试验   B. 高温试验

    C. 高压试验   D. 高湿度试验

    E. 长期留样考察

7. 物理常数是指 （　　）

    A. 熔点   B. 比旋度   C. 相对密度   D. 晶型

    E. 吸收系数

8. 对照品是 （　　）

    A. 色谱中应用的内标准

    B. 由国务院药品监督管理部门指定的单位制备、标定和供应

    C. 按效价单位（或 μg）计

D. 按干燥品(或无水物)进行计算后使用

E. 制剂的原料药物

9. 标准品系指 （　　）

A. 用于生物检定的标准物质

B. 用于抗生素含量或效价测定的标准物质

C. 用于生化药品含量或效价测定的标准物质

D. 用于校正检定仪器性能的标准物质

E. 用于鉴别、杂质检查的标准物质

10. 药物分析学科的任务,不仅仅是静态的常规检验,而是要深入到 （　　）

A. 生物体内 B. 工艺流程

C. 代谢过程 D. 综合评价

E. 计算药物分析

11. USP 内容包括 （　　）

A. 正文 B. GMP

C. 分析方法的认证 D. 凡例

E. 索引

12. 药品检验原始记录要求 （　　）

A. 完整 B. 真实

C. 不得涂改 D. 检验人签名

E. 送检人签名

13. 药物分析的基本任务 （　　）

A. 新药研制过程中的质量研究 B. 生产过程中的质量控制

C. 贮藏过程中的质量考察 D. 成品的化学检验

E. 临床治疗药浓检测

14. 现版中国药典书末附有下列索引 （　　）

A. 中文索引 B. 英文索引

C. 拉丁文索引 D. 汉语拼音索引

E. 拼音加汉语索引

15. 药品含量限度确定的依据 （　　）

A. 根据生产水平 B. 根据主药含量多少

C. 根据不同剂型 D. 根据分析方法

E. 根据操作的难易程度

16. 药品质量标准制订内容包括 （　　）

A. 名称 B. 性状 C. 鉴别 D. 杂质检查

E. 含量测定

17. 新药命名原则 （　　）

A. 科学、明确、简短 B. 显示治疗作用

C. 中文名与外文名相对应 D. 采用国际非专利药名

E. 明确药理作用

18. 药物的性状项下包括 （　　）

A. 比旋度   B. 熔点   C. 溶解度   D. 晶型

E. 吸收系数

19. 制订药物鉴别方法的原则 （   ）

A. 专属、灵敏   B. 化学法与仪器法相结合

C. 快速、定量   D. 尽可能采用药典收载的方法

E. 原料和片剂首选红外光谱法

20. 药典中溶液后记示的"1→10"符号系指 （   ）

A. 固体溶质 1.0g 加溶剂 10mL 的溶液

B. 液体溶质 1.0mL 加溶剂 10mL 的溶液

C. 固体溶质 1.0g 加溶剂使成 10mL 的溶液

D. 液体溶质 1.0mL 加溶剂使成 10mL 的溶液

E. 固体溶质 1.0g 加水（未指明何种溶剂时）10mL 的溶液

第二章 药物的鉴别与杂质检查

一、练习思考题

1.药物鉴别的意义是什么？药品质量标准中常用的鉴别方法有哪些？

2.什么是一般鉴别试验？什么是特殊鉴别试验？举例说明。

3.对化学鉴别试验的要求是什么？

4.紫外分光光度法在药物的鉴别试验中有哪些应用？中国药典方法与USP、BP法有何不同？

5.中国药典采用红外光谱法鉴别药物时,试样制备方法有哪些？

6.如何利用色谱法来鉴别药物？

7.影响鉴别试验的因素有哪些？

8.什么叫鉴别反应的空白试验和对照试验？其意义何在？

9.什么叫药物的纯度？

10.试述杂质检查的意义、来源？

11.什么叫限度检查？杂质限量如何计算？

12.何谓特殊杂质？何谓一般杂质？分别举例说明？

13.试述氯化物、硫酸盐、铁、重金属的检查原理、反应条件、标准溶液及最适宜的浓度范围。

14.如何检查高锰酸钾中的氯化物？

15.铁盐检查中除另有规定外,为什么要加过硫酸铵？有的样品采用硝酸处理,用硝酸处理的样品是否还需加过硫酸铵？加硝酸后的样品为什么要加热煮沸？

16.进行药物的重金属检查时,一般溶液的pH应控制在3～3.5的范围内。如超出此范围可能会出现什么情况？

17.什么叫重金属？中国药典采用几种测定方法？分别适合怎样的分析对象？

18.中国药典采用什么方法检查残留有机溶剂？

19.试述古蔡法测砷原理。操作中为何要加碘化钾试液和酸性氯化亚锡试液？醋酸铅棉花起什么作用？

20.采用Ag-DDC法检查砷,最后生成的红色是由生成物As(DDC)$_3$产生的还是由胶态银产生的？

21.什么叫干燥失重？常用干燥失重测定法有哪些？"干燥失重"与"水分"有何区别？

22.什么叫恒重？恒重操作要注意哪些问题？

23.常用热分析法有哪几种？试述它们的原理。

24.药物的"易碳化物检查"是指什么？

25. 炽灼残渣指什么？检查时需注意什么问题？

26. 什么叫酸碱度？常用酸碱度检查方法有哪些？

27. 什么叫溶液的澄清度？中国药典规定的浊度标准液是由哪两种试剂组成的？

28. 试述薄层层析法检查杂质限量的几种方法。

29. 如何利用药物与杂质在物理、化学性质上的差异进行杂质检查（举数例说明）？

30. 试述高效液相法与气相色谱法检查杂质限量的几种方法。

31. 某药物进行中间体杂质检查：取该药，加稀盐酸制成每毫升含 2mg 的溶液，置 1cm 比色池中，于 310nm 处测定（杂质有吸收，药物无吸收）吸收度，不得超过 0.05。另取中间体对照品，用相同溶剂配成每毫升含 10μg 的溶液。在相同条件下测得吸收度为 0.435，试问该药品中间体杂质的限量是多少？

32. 氨苯砜中检查"有关杂质"采用 TLC 法：取本品，精密称定，加水适量制成 10mg/mL 的溶液，作为样品测定液。取样品测定液 1.00mL 加水稀释至 100.0mL，作为杂质对照液。取样品测定液 10μL 和杂质对照液 5μL 点在同一块薄层板上，展开。样品测定液所显杂质斑点颜色不得比杂质对照液更深。计算样品中"有关杂质"的限量。

33. 乙醇中甲醇的检查：取样品 5mL，用水稀释至 100mL，分取 1mL 加磷酸溶液（1→10）0.2mL 与 5％高锰酸钾溶液 0.25mL，在 30～35℃保温 15min，滴加 10％焦亚硫酸钠溶液至无色，缓缓加入在冰浴中冷却的硫酸溶液（3→4）5mL，再加新制的 1％变色酸溶液 0.1mL，置水浴中加热 20min，如显色与标准甲醇溶液（精密称取甲醇 20mg，加水使成 200mL）1.0mL 用同一方法制成的对照液比较，不得更深，计算乙醇中甲醇的限量（g/mL）？

34. 规定苯巴比妥钠中重金属不得过百万分之十。方法：取本品适量，加水 32mL 溶解后，缓缓加 1mol/L 盐酸溶液 8mL，充分振摇，静置数分钟，滤过，取滤液 20mL，加酚酞指示液 1 滴与氨试液适量至溶液恰显粉红色，加醋酸盐缓冲液（pH3.5）2mL 与水适量使成 25mL，依法测定，所显颜色与 1.5mL 标准铅溶液（每 1mL 相当于 0.01mg Pb）同法制得的结果比较，不得更深。应取样品多少量？

35. 药用炭的重金属检查方法如下：取本品 1.0g，加稀盐酸 10mL 与溴试液 5mL，煮沸 5min，滤过，滤渣用沸水 35mL 洗涤，合并滤液与洗液，加水适量使成 50mL，分取 20mL，加酚酞指示液 1 滴，并滴加氨试液至溶液显淡红色，加醋酸盐缓冲液（pH3.5）2mL 与水适量使成 25mL，加维生素 C 0.5g 溶解后，依法检查，5min 时比色，含重金属不得过百万分之三十。问：

(1)应取标准铅溶液（1mL 相当于 10μg 的 Pb）多少毫升？

(2)为什么要滴加氨试液至溶液显淡红色后加醋酸盐缓冲液（pH3.5）2mL？

(3)加维生素 C 的目的是什么？

36. 富马酸亚铁中铅盐的检查：取供试品 0.40g，置 50mL 烧杯中，加硝酸 3mL 与高氯酸 5mL，加热微沸至干，冷却，加盐酸溶液（1→2）15mL，再加热微沸 1min，放冷，用乙醚提取 3 次，每次 20mL，弃取乙醚层，分取酸液，置水浴上加热，蒸去残留乙醚，用氨试液使成碱性，加氰化钾试液 1mL，加水至 50mL，加硫化钠试液 5 滴，与标准铅溶液 2.0mL 用同一方法处理后的颜色比较，不得更深（0.005％）。问：

(1)乙醚提取的是什么物质？

(2)氰化钾的作用是什么？加氰化钾前为什么要使溶液成氨碱性？

(3)应取标准铅液（10μg Pb/mL）多少毫升？

37. 氯化钠注射液（0.9％）中重金属检查：取相当于氯化钠 0.45g 的注射液，蒸发至约

20mL，放冷，加醋酸盐缓冲液（pH3.5）2mL 和水适量使成 25mL，依法检查，含重金属不得过千万分之三。问：

(1)应取标准铅溶液（$10\mu g$ Pb/mL）多少毫升？

(2)若以氯化钠计，在该测定条件下，重金属的限量是多少？

38.测定某药物的干燥失重，在 105℃ 干燥至恒重的称量瓶重 18.2650g，加入样品后共重 19.2816g，再在 105℃ 干燥至恒重后重 19.2765g，试计算干燥失重。

39.测定某药物的炽灼残渣，坩埚在 700℃ 炽灼至恒重后重量为 30.2080g，加入样品后共重 40.2030g，照炽灼残渣检查法处理、炽灼后，称得重量为 30.2092g，试计算炽灼残渣的百分率。

41.葡萄糖的干燥失重：105℃ 干燥至恒重的称量瓶重 20.5670g，加入葡萄糖（$C_6H_{12}O_6 \cdot H_2O$ 的分子量为 198.17）后总重 21.7615g，再在 105℃ 干燥至恒重后重 21.6480g，试计算干燥失重及结晶水含量？

42.葡萄糖酸锑钠中砷盐检查为什么不能用古蔡法？应选用什么法检查？

43.乙醇中杂醇油，NaCl 中 I_2，Br_2，葡萄糖中糊精可分别采用什么方法检查，并说明检查原理。

二、选择题

(一)最佳选择题

1.下列叙述中不正确的说法是 （ ）

　　A.鉴别反应完成需要一定时间　　　　B.鉴别反应不必考虑"量"的问题

　　C.鉴别反应需要有一定专属性　　　　D.鉴别反应需在一定条件下进行

　　E.温度对鉴别反应有影响

2.药物纯度合格是指 （ ）

　　A.含量符合药典的规定　　　　　　　B.符合分析纯的规定

　　C.绝对不存在杂质　　　　　　　　　D.对病人无害

　　E.不超过该药物杂质限量的规定

3.在药物的重金属检查中，溶液的酸碱度通常是 （ ）

　　A.强酸性　　　　　B.弱酸性　　　　　C.中性　　　　　D.弱碱性

　　E.强碱性

4.药物中氯化物杂质检查，是使该杂质在酸性溶液中与硝酸银作用生成氯化物浑浊，所用的酸是 （ ）

　　A.稀硫酸　　　　　B.稀硝酸　　　　　C.稀盐酸　　　　　D.稀醋酸

　　E.稀磷酸

5.药物杂质限量检查的结果是 1.0ppm，表示 （ ）

　　A.药物中杂质的重量是 $1.0\mu g$

　　B.在检查中用了 1.0g 供试品，检出了 $1.0\mu g$ 杂质

　　C.在检查中用了 2.0g 供试品，检出了 $2.0\mu g$ 杂质

　　D.在检查中用了 3.0g 供试品，检出了 $3.0\mu g$ 杂质

E. 药物所含杂质的重量是药物本身重量的百万分之一

6. 药物中氯化物杂质检查的一般意义在于它　　　　　　　　　　（　　）

    A. 是有疗效的物质

    B. 是对药物疗效有不利影响的物质

    C. 是对人体健康有害的物质

    D. 可以考核生产工艺和企业管理是否正常

    E. 可能引起制剂的不稳定性

7. 在砷盐检查中,供试品可能含有微量硫化物会形成硫化氢,后者与溴化汞作用生成硫化汞色斑,干扰砷斑的确认。为了除去硫化氢,需用蘸有下列溶液的药棉吸收硫化氢气体（　　）

    A. 硝酸铅　　　　　　　　　　　　　　B. 硝酸铅加硝酸钠

    C. 醋酸铅　　　　　　　　　　　　　　D. 醋酸铅加醋酸钠

    E. 醋酸铅加氯化钠

8. 热重量分析简称为　　　　　　　　　　　　　　　　　　　（　　）

    A. TGA　　　　　　B. DTA　　　　　　C. DSC　　　　　　D. TMP

    E. USP

9. 检查药物中硫酸盐杂质,50mL 溶液中适宜的比浊浓度为　　　　（　　）

    A. 0.05～0.08mg　　　　　　　　　　B. 0.2～0.5mg

    C. 10～20μg　　　　　　　　　　　　D. 0.5～0.8mg

    E. 0.1～0.5mg

10. Ag-DDC 法检查砷盐的原理为:砷化氢与 Ag-DDC、吡啶作用,生成的红色物质是

    　　　　　　　　　　　　　　　　　　　　　　　　　　（　　）

    A. 砷斑　　　　　　B. 锑斑　　　　　　C. 胶态砷　　　　　D. 三氧化二砷

    E. 胶态银

11. 微孔滤膜法是用来检查　　　　　　　　　　　　　　　　　（　　）

    A. 氯化物　　　　　B. 砷盐　　　　　　C. 重金属　　　　　D. 硫化物

    E. 氰化物

12. 在用古蔡法检查砷盐时,Zn 和 HCl 的作用是　　　　　　　　（　　）

    A. 产生 AsH_3↑　　　　　　　　　　　B. 去极化作用

    C. 调节酸度　　　　　　　　　　　　　D. 生成新生态 H_2↑

    E. 使 As^{5+}→As^{3+}

13. 干燥失重主要检查药物中的　　　　　　　　　　　　　　　（　　）

    A. 硫酸灰分　　　　　　　　　　　　　B. 水分

    C. 易炭化物　　　　　　　　　　　　　D. 水分及其他挥发性成分

    E. 结晶水

14. 检查维生素 C 中的重金属时,若取样量为 1.0g,要求含重金属不得过百万分之十,应吸取标准铅溶液(每 1mL 相当于 0.01mg 的 Pb)多少毫升?　　　　（　　）

    A. 0.2　　　　　　B. 0.4　　　　　　C. 2.0　　　　　　D. 1.0

    E. 20

15. 检查某药物中的砷盐,取标准砷溶液 2mL(每 1mL 相当于 1μg 的 As)制备标准砷斑,砷盐限量为 0.0001%,应取供试品的量为　　　　　　　　　　（　　）

A. 0.02g　　　　　B. 2.0g　　　　　C. 0.020g　　　　　D. 1.0g

E. 0.10g

16. 重金属检查中,加入硫代乙酰胺比色时,溶液最佳 pH 值是　　　　　　　　　　（　　）

A. 1.5　　　　　B. 3.5　　　　　C. 2.5　　　　　D. >7

E. 10.0

17. 在用古蔡法检查砷盐时,导气管中塞入醋酸铅棉花的目的是　　　　　　　　（　　）

A. 除去 I_2　　　B. 除去 AsH_3　　　C. 除去 H_2S　　　D. 除去 HBr

E. 除去 SbH_3

18. 乙醇中检查杂醇油是利用　　　　　　　　　　　　　　　　　　　　　　　（　　）

A. 颜色的差异　　　　　　　　　　　　B. 旋光性质的差异

C. 臭味及挥发性的差异　　　　　　　　D. 对光选择吸收性质的差异

E. 溶解行为的差异

19. 在药物的杂质检查中,其限量一般不得超过百万分之十的是　　　　　　　　（　　）

A. 氯化物　　　　B. 硫酸盐　　　　C. 醋酸盐　　　　D. 砷盐

E. 淀粉

20. 检查某药品杂质限量时,称取供试品 W(g),量取待检杂质的标准溶液体积为 V(mL),浓度为 C(g/mL),则该药品的杂质限量是　　　　　　　　　　　　　　　　（　　）

A. $W/(C \cdot V) \times 100\%$　　　　　　　B. $C \cdot V \cdot W \times 100\%$

C. $V \cdot C/W \times 100\%$　　　　　　　D. $C \cdot W/V \times 100\%$

E. $V \cdot W/C \times 100\%$

21 某药物进行中间体杂质检查:取该药 0.2g,加水溶解并稀释至 25.0mL,取此液 5.0mL,稀释至 25.0mL,摇匀,置 1cm 比色皿中,于 320nm 处测得吸收度为 0.05。另取中间体对照品配成每 mL 含 $8\mu g$ 的溶液,在相同条件下测得吸收度是 0.435,该药物中间体杂质的含量是?　　　　　　　　　　　　　　　　　　　　　　　　　　　　　　（　　）

A. 0.0058%　　　　B. 0.575%　　　　C. 0.58%　　　　D. 0.0575%

E. 5.75%

22. 在铁盐检查中,为什么要加过硫酸铵?　　　　　　　　　　　　　　　　　（　　）

A. 防止 Fe^{3+} 水解　　　　　　　　　B. 使 $Fe^{2+} \rightarrow Fe^{3+}$

C. 使 $Fe^{3+} \rightarrow Fe^{2+}$　　　　　　　D. 防止干扰

E. 除去 Fe^{2+} 的影响

23. 在重金属检查中,采用中国药典第三法测定时,溶液 pH 要求在　　　　　　（　　）

A. 3～3.5 缓冲液　　　B. 碱性　　　　C. 3～7　　　　D. 3.5～5

E. 1～3

24. 若炽灼残渣留作重金属检查时,炽灼温度应控制在　　　　　　　　　　　　（　　）

A. 500℃ 以下　　　B. 600℃ 以上　　　C. 700～800℃　　　D. 650℃

E. 500～600℃

25. 取某药 2.0g,加水 100mL 溶解后,过滤取滤液 25mL,依法检查氯化物,规定氯化物限量不得过 0.01%,应取标准氯化钠溶液(10μg Cl/mL)多少毫升?　　　　　　（　　）

A. 5.0　　　　　B. 5　　　　　C. 0.5　　　　　D. 0.50

E. 2.0

26. 磷酸可待因中检查吗啡,取本品 0.20g,加 HCl 溶液使溶解成 5mL,加亚硝酸钠试液 2mL,放置 15min,加氨试液 3mL,所显颜色与吗啡溶液(取无水吗啡 2.0mg,加 HCl 溶液溶解成 100mL)5.0mL 用同一方法制成的对照液比较,不得更深,其限量是　　　　(　　)

    A. 0.10%　　　　　B. 0.20%　　　　　C. 0.05%　　　　　D. 0.25%

    E. 0.005%

27. 杂质限量是指　　　　　　　　　　　　　　　　　　　　　　　　　(　　)

    A. 药物中杂质含量　　　　　　　　　　B. 药物中所含杂质种类

    C. 药物中有害成分的含量　　　　　　　D. 药物中所含杂质的最大允许量

    E. 药物中所含杂质的最低允许量

28. 取葡萄糖 2g,加水溶解后,依法检查铁盐,如显色与标准铁溶液 3mL($10\mu g$ Fe/mL)比较,不得更深,铁盐限量为　　　　　　　　　　　　　　　　　　(　　)

    A. 0.01%　　　　　B. 0.001%　　　　　C. 0.0005%　　　　　D. 0.0015%

    E. 0.003%

29. 古蔡法检砷装置中的溴化汞试纸起何作用?　　　　　　　　　　　　(　　)

    A. 吸收 H_2S　　　　　　　　　　　　B. 与 SbH_3 形成有色斑点

    C. 与 AsH_3 形成有色斑点　　　　　　D. 除去 $Pb(Ac)_2$ 棉花

    E. 消除砷化氢的干扰

30. 易炭化物是指　　　　　　　　　　　　　　　　　　　　　　　　　(　　)

    A. 药物中存在的有色杂质

    B. 药物中所夹杂的遇 H_2SO_4 易炭化或氧化而呈色的有机杂质

    C. 影响药物澄明度的无机杂质

    D. 有机氧化物

    E. 有色络合物

31. 热稳定物质干燥失重测定时,通常选用哪种方法?　　　　　　　　　(　　)

    A. 恒压恒重　　　　　B. 恒压恒温　　　　　C. 减压恒温　　　　　D. 减压常温

    E. 常压恒温

32. 高锰酸钾的溶液呈紫色,当检查其中所含的氯化物时,药典规定,需在加热情况下,加入下列试剂之一,使其褪色后,再依法检查　　　　　　　　　　　(　　)

    A. 草酸　　　　　　　B. 双氧水　　　　　　C. 乙醇　　　　　　　D. 乙醚

    E. 乙醛

33. 检查维生素 B_1 中的重金属量,若取样量为 1g,要求含重金属不得过百万分之十五,应吸取标准铅液(0.01mgPb/mL)多少毫升?　　　　　　　　　　(　　)

    A. 0.5　　　　　　　B. 2　　　　　　　　C. 1.5　　　　　　　D. 3

    E. 1

34. 根据中国药典规定,重金属是指　　　　　　　　　　　　　　　　　(　　)

    A. 比重大于 5 的金属　　　　　　　　　　　　　　B. Fe^{3+},Hg^{2+},Pb^{2+}

    C. 在弱酸性溶液中能与 H_2S 作用显色的金属杂质　　D. 铅离子

    E. 在实验条件下能与 S^{2-} 作用显色的金属杂质

35. 药物的杂质检查是表明药物纯度的一个主要方面,所以药物的杂质检查也可称为

                                             (　　)

A. 纯度检查　　　　　B. 杂质含量检查　　　C. 质量检查　　　　D. 安全性检查

E. 有效性检查

36. 在酒石酸锑钾中检查砷盐时,应用　　　　　　　　　　　　　　　　　　（　　）

A. 古蔡法　　　　　　　　　　　　　B. 白田道夫法

C. 二乙基二硫代氨基甲酸银法　　　　D. 硫代乙酰胺法

E. 巯基醋酸法

37. 枸橼酸中砷检查:精密量取 2mL 标准砷溶液(1μg As/mL)依法测定,规定砷限量为百万分之一,应取供试品多少克?　　　　　　　　　　　　　　　　　　　　　　（　　）

A. 1　　　　　　　B. 2　　　　　　　C. 4　　　　　　　D. 0.5

E. 3

38. 检查葡萄糖中铁盐时,取样品 2g,加水 20mL 溶解后,加硝酸 3 滴,缓缓煮沸 5min,此处加硝酸的目的是　　　　　　　　　　　　　　　　　　　　　　　　　　　（　　）

A. 使比色液稳定　　　　　　　　　　B. $Fe^{2+} \longrightarrow Fe^{3+}$

C. 增加样品的溶解度　　　　　　　　D. 使标准与样品条件一致

E. 除去水中氧

39. 硫代硫酸钠中砷盐检查采用　　　　　　　　　　　　　　　　　　　　　（　　）

A. 古蔡法,无需前处理　　　　　　　B. 白田道夫法

C. 有机破坏后用古蔡法检查　　　　　D. 加硝酸处理后用古蔡法检查

E. 加酸性氯化亚锡处理后用古蔡法检查

(二)配伍选择题

A. Na$^+$　　　　　　B. K$^+$　　　　　　C. Ca^{2+}　　　　　　D. F$^-$

E. SO$_4^{2-}$

1. 与茜素氟蓝、Ce(NO$_3$)$_2$ 作用,显蓝紫色。　　　　　　　　　　　　　（　　）

2. 在无色火焰中燃烧,显鲜黄色。　　　　　　　　　　　　　　　　　　　（　　）

3. 在无色火焰中燃烧,显砖红色。　　　　　　　　　　　　　　　　　　　（　　）

4. 与氯化钡生成白色沉淀。　　　　　　　　　　　　　　　　　　　　　　（　　）

5. 在无色火焰中燃烧,显紫色。　　　　　　　　　　　　　　　　　　　　（　　）

A. 臭味及挥发性差异　　　　　　　　B. 溶解行为差异

C. 氧化还原性差异　　　　　　　　　D. 对光选择吸收性质的差异

E. 杂质与一定试剂产生沉淀

6. 葡萄糖中糊精检查　　　　　　　　　　　　　　　　　　　　　　　　　（　　）

7. 咖啡因中其他生物碱检查　　　　　　　　　　　　　　　　　　　　　　（　　）

8. 氯化钠中碘化物、溴化物的检查　　　　　　　　　　　　　　　　　　　（　　）

9. 乙醇中杂醇油检查　　　　　　　　　　　　　　　　　　　　　　　　　（　　）

10. 肾上腺素中肾上腺酮的检查　　　　　　　　　　　　　　　　　　　　　（　　）

一般杂质的适宜检测量为:

A. 0.002mg　　　　　　　　　　　　B. 0.01～0.02mg

C. 0.01～0.05mg　　　　　　　　　　D. 0.05～0.08mg

E. 0.1～0.5mg

11. 硫酸盐检查法中,50mL 溶液中　　　　　　　　　　　　　　　　　　　（　　）

12. 铁盐检查法中,50mL 溶液中　　　　　　　　　　　　　　　　（　　）

13. 重金属检查法中,27mL 溶液中　　　　　　　　　　　　　　　（　　）

14. 古蔡法中,反应液中　　　　　　　　　　　　　　　　　　　　（　　）

15. 氯化物检查法中,50mL 溶液中　　　　　　　　　　　　　　　（　　）

　　A. 氯化物　　　　　　　B. 砷盐　　　　　　　C. 铁盐　　　　　　　D. 硫酸盐

　　E. 重金属

16. 在酸性溶液中与氯化钡生成浑浊　　　　　　　　　　　　　　　（　　）

17. 在酸性溶液中与硫氰酸盐生成红色　　　　　　　　　　　　　　（　　）

18. 在实验条件下与硫代乙酰胺形成有色混悬溶液　　　　　　　　　（　　）

19. Ag-DDC 法　　　　　　　　　　　　　　　　　　　　　　　　（　　）

20. 古蔡法　　　　　　　　　　　　　　　　　　　　　　　　　　（　　）

　　下列检查需加入的试剂:

　　A. 硝酸银试液　　　　　　　　　　　　B. 氯化钡试液

　　C. 硫代乙酰胺试液　　　　　　　　　　D. 硫化钠试液

　　E. 硫氰酸铵试液

21. 氯化钠中铁盐检查　　　　　　　　　　　　　　　　　　　　　（　　）

22. 磺胺嘧啶中重金属检查　　　　　　　　　　　　　　　　　　　（　　）

23. 氯化钠中硫酸盐检查　　　　　　　　　　　　　　　　　　　　（　　）

24. 葡萄糖中重金属检查　　　　　　　　　　　　　　　　　　　　（　　）

25. 葡萄糖中氯化物检查　　　　　　　　　　　　　　　　　　　　（　　）

　　下列杂质检查的限量:

　　A. 0.01%　　　　　　　　　　　　　　B. 0.001%

　　C. 百万分之六　　　　　　　　　　　　D. 百万分之一

　　E. 百万分之五

26. 硫酸盐检查:2g 葡萄糖,依法检查,与 2.0mL 标准硫酸钾溶液(100μg SO$_4$/mL)制成的对照液比较,不得更浓(反应液总体积为 50mL)　　　　　　　（　　）

27. 铁盐检查:2g 葡萄糖,依法检查,与 2.0mL 标准铁溶液(10μg Fe/mL)制成的对照液比较,不得更深(反应液总体积 50mL)　　　　　　　　　　（　　）

28. 氯化物检查:0.6g 葡萄糖,依法检查,与 6.0mL 标准氯化钠溶液(10μg Cl/mL)制成的对照液比较,不得更浓(反应液总体积 50mL)　　　　　　　（　　）

29. 重金属检查:4g 葡萄糖,依法检查,与 2mL 标准铅溶液(10μg Pb/mL)制成的对照液比较,不得更深(反应液总体积为 27mL)　　　　　　　　　（　　）

30. 砷盐检查:2g 葡萄糖,依法检查,与 2mL 标准砷溶液(1μg As/mL)制成的对照液比较,不得更深(反应液总体积约 33mL)　　　　　　　　　　（　　）

　　A. 吸附或分配性质的差异　　　　　　　B. 杂质与一定试剂产生沉淀

　　C. 杂质与一定试剂产生颜色反应　　　　D. 杂质与一定试剂反应产生气体

　　E. 旋光性质的差异

31. 铁盐的检查　　　　　　　　　　　　　　　　　　　　　　　　（　　）

32. 酸性条件下,用醋酸铅试纸检查药物中所含微量硫化物　　　　　（　　）

33. TLC 法检查有关杂质　　　　　　　　　　　　　　　　　　　　（　　）

34. 硫酸阿托品中莨菪碱的检查　　　　　　　　　　　　　　　　（　　）

35. 用碘化汞钾试液,检查咖啡因中其他生物碱　　　　　　　　　（　　）

(三)比较选择题

　　A. 一般鉴别试验　　　B. 特殊鉴别试验　　　C. 两者均是　　　D. 两者均不是

1. 确定药物的纯度　　　　　　　　　　　　　　　　　　　　　（　　）

2. 采用典型的官能团反应或离子反应　　　　　　　　　　　　　（　　）

3. 区别不同类别的药物　　　　　　　　　　　　　　　　　　　（　　）

4. 确证药物的真伪　　　　　　　　　　　　　　　　　　　　　（　　）

5. 利用药物的化学结构差异区别各个药物　　　　　　　　　　　（　　）

　　A. 重金属　　　　　　　B. 氯化物　　　　　　C. 两者均是　　　D. 两者均不是

6. 药物的一般杂质　　　　　　　　　　　　　　　　　　　　　（　　）

7. 在稀硝酸溶液中进行反应　　　　　　　　　　　　　　　　　（　　）

8. 在稀硫酸溶液中进行反应　　　　　　　　　　　　　　　　　（　　）

9. 比色　　　　　　　　　　　　　　　　　　　　　　　　　　（　　）

10. 比浊　　　　　　　　　　　　　　　　　　　　　　　　　　（　　）

　　A. 二乙基二硫代氨基甲酸银法　　　　　　　B. 古蔡法

　　C. 两者均是　　　　　　　　　　　　　　　D. 两者均不是

11. 在砷化氢发生瓶的导气管中装入醋酸铅棉花　　　　　　　　　（　　）

12. 测定吸收度　　　　　　　　　　　　　　　　　　　　　　　（　　）

13. 用银量法测定　　　　　　　　　　　　　　　　　　　　　　（　　）

14. 测定结果要与标准砷斑比较　　　　　　　　　　　　　　　　（　　）

15. 使用标准砷液 2mL　　　　　　　　　　　　　　　　　　　（　　）

　　A. 盐酸酸性水溶液　　　　　　　　　　　　B. 硝酸酸性水溶液

　　C. 两者均是　　　　　　　　　　　　　　　D. 两者均不是

16. 氯化物检查法　　　　　　　　　　　　　　　　　　　　　　（　　）

17. 硫酸盐检查法　　　　　　　　　　　　　　　　　　　　　　（　　）

18. 铁盐检查法　　　　　　　　　　　　　　　　　　　　　　　（　　）

19. 砷盐检查法　　　　　　　　　　　　　　　　　　　　　　　（　　）

20. 重金属检查法(I法)　　　　　　　　　　　　　　　　　　　（　　）

　　A. 炽灼残渣　　　　　　　B. 易炭化物　　　　C. 两者均是　　　D. 两者均不是

21. 检查药物中有机杂质　　　　　　　　　　　　　　　　　　　（　　）

22. 检查药物中非挥发性无机杂质　　　　　　　　　　　　　　　（　　）

23. 杂质量以重量计　　　　　　　　　　　　　　　　　　　　　（　　）

24. 杂质量以浊度计　　　　　　　　　　　　　　　　　　　　　（　　）

25. 杂质量以颜色计　　　　　　　　　　　　　　　　　　　　　（　　）

　　A. 溶液澄清度　　　　　　B. 溶液颜色　　　　C. 两者均是　　　D. 两者均不是

26. 用作注射液的原料需做此项检查　　　　　　　　　　　　　　（　　）

27. 药物的一般杂质检查　　　　　　　　　　　　　　　　　　　（　　）

28. 分光光度法测定　　　　　　　　　　　　　　　　　　　　　（　　）

29. 对照液成分为重铬酸钾、硫酸铜和氯化钴　　　　　　　　　　（　　）

30. 检查药物中遇硫酸呈色的杂质 （　　）

    A. 一般杂质　　　　　　B. 特殊杂质　　　　　　C. 两者均是　　　　　　D. 两者均不是

31. 多数药物中均有可能存在的杂质 （　　）

32. 贮藏过程中因药物分解等原因而产生的杂质 （　　）

33. 利用药物与杂质在理化性质上的差异进行检查 （　　）

34. 通常采用限度检查法 （　　）

35. 含氟药物的含氟量检查 （　　）

    A. 葡萄糖中乙醇溶液的澄清度检查　　　　　　B. 氯化钠中溶液的澄清度检查

    C. 两者均是　　　　　　　　　　　　　　　　D. 两者均不是

36. 一般杂质 （　　）

37. 特殊杂质 （　　）

38. 溶液应澄清 （　　）

39. 用标准液对照 （　　）

40. 利用药物与杂质在溶解行为上的差异进行检查 （　　）

(四)多项选择题

1. 药物中的杂质检查结果通常可用下列方法表示 （　　）

    A. <100μg　　　　　　B. 600ppm　　　　　　C. <0.06%　　　　　　D. 0.08%

    E. 小于百万分之五十

2. 药物的杂质限量计算公式　$L = \dfrac{V \times C}{S} \times 100\%$　中 （　　）

    A. $V \times C$ 和 S 的计量单位可以都是 mg

    B. $V \times C$ 和 S 的计量单位可以都是 g

    C. V, C 和 S 的计量单位可以依次是 mL, mg/mL 和 g

    D. V, C 和 S 的计量单位可以依次是 mL, μg/mL 和 μg

    E. V, C 和 S 的计量单位可以依次是 mL, mg/mL 和 mg

3. 在药物的一般杂质中必须严格控制限量的是 （　　）

    A. 氯化物　　　　　　　　　　　　　　　　B. 铁盐

    C. 砷盐　　　　　　　　　　　　　　　　　D. 以铅为主的重金属

    E. 硫化物

4. 对乙酰氨基酚中氯化物检查:取供试品 2.0g 加水 100mL,加热溶解,冷却,过滤,取滤液 25mL,依法检查,与标准氯化钠溶液(10μg Cl/mL)5.0mL 制成的对照液比较,不得更浓,氯化物限量是 （　　）

    A. 0.01%　　　　　　　　　　　　　　　　B. 10ppm

    C. 百万分之一百　　　　　　　　　　　　　D. 千万分之一百

    E. 10ppb

5. 药物中铁盐检查,不需特别处理可直接按照中国药典方法测定的有 （　　）

    A. 对氨基水杨酸钠的铁盐检查　　　　　　　B. 氯化钠中的铁盐检查

    C. 枸橼酸哌嗪中的铁盐检查　　　　　　　　D. 甘油中的铁盐检查

    E. 硼砂中的铁盐检查

6. 药品干燥失重的测定方法包括 （　　）

A. 干燥剂干燥法   B. 加热干燥法

C. 费休氏水分测定法   D. 加压干燥法

E. 减压干燥法

7. 中国药典收载的药品质量标准的检查项下包括   (   )

A. 外观的检查   B. 安全性的检查

C. 纯度的检查   D. 有效性的检查

E. 物理常数的检查

8. 古蔡法检查砷盐中，$SnCl_2$ 的作用是   (   )

A. 使 $As^{5+} \rightarrow As^{3+}$ B. 除去 H_2S

C. 使生成的 $I_2 \rightarrow I^-$ D. 形成锌-锡齐

E. 除去其他杂质

9. 药物中杂质来源于   (   )

A. 中间体、副产物   B. 生产所用器皿

C. 药物氧化、分解产物   D. 异构体

E. 试剂、催化剂等

10. 氯化物检查中加 HNO_3 的目的是   (   )

A. 防止 AgCl 水解   B. 加速 $AgCl \downarrow$ 形成

C. 产生较好乳浊   D. 避免氨制 $AgNO_3$ 形成

E. 避免 $(Ag)_2CO_3 \downarrow$、$Ag_2O \downarrow$、$Ag_3PO_4 \downarrow$ 形成

11. 中国药典收载的 HPLC 法检查药物中杂质的方法有   (   )

A. 峰面积归一化法

B. 加校正因子的主成分自身对照法

C. 不加校正因子的主成分自身对照法

D. 内标法加校正因子测定供试品中某个杂质含量

E. 外标法测定供试品中某个杂质含量

12. 用 TLC 法检查药物中杂质时，通常有以下几种方法   (   )

A. 杂质对照品法

B. 高低浓度对比法

C. 选用与供试品相同的药物标准品作对照

D. 以试验条件下显色剂对杂质的检出限来控制

E. 选用可能存在的某种杂质的代用品为对照

13. 砷盐检查中加 KI 的作用是   (   )

A. 与 Zn^{2+} 形成络合物，有利于生成 $AsH_3 \uparrow$ B. 使 $As^{5+} \longrightarrow As^{3+}$

C. 使 $As^{3+} \longrightarrow As^{5+}$ D. 可抑制 $SbH_3 \uparrow$ 的生成

E. 在 Zn 粒表面起去极化作用

14. 砷盐检查方法有   (   )

A. 古蔡法   B. Ag-DDC 法

C. 微孔滤膜过滤法   D. 白田道夫法

E. 次磷酸法

15. 杂质限量常用的表示方法有   (   )

A. mol/L   B. M   C. %   D. 百万分之几

E. ng

16. 中国药典收载的古蔡法检查砷盐的基本原理是   （   ）

A. 砷盐与锌、酸作用生成 H_2S 气体

B. 砷盐与锌、酸作用生成 AsH_3 气体

C. 产生的 AsH_3 气体遇溴化汞试纸形成砷斑

D. 比较供试品砷斑与标准品砷斑的面积大小

E. 比较供试品砷斑与标准品砷斑的颜色强度

17. 检查药物中杂质   （   ）

A. 是保证人们用药安全

B. 可考核生产工艺和企业管理是否正常

C. 以保证和提高药物质量

D. 是控制药物质量的一个重要方面

E. 通常采用限度检查

18. 氯化物检查时,若溶液浑浊,可采取   （   ）

A. 过滤后再测定

B. 用含有硝酸的水洗净滤纸中 Cl^- 后过滤样品,再测定

C. 用含有盐酸的水洗净滤纸中 SO_4^{2-} 后过滤样品,再测定

D. 用干燥垂熔漏斗过滤后再测定

E. 用蒸馏水洗净滤纸后过滤样品,再测定

19. 干燥失重包括   （   ）

A. 药物表面吸附水   B. 药物结晶水

C. 中间体   D. 挥发性成分

E. 硫酸盐灰分

20. 药物在贮存过程中常引入的杂质是   （   ）

A. 中间体、副产物   B. 氧化物、潮解物、聚合物

C. 降解物、水解物   D. 分解物、霉变物

E. 异构体、残留溶剂、重金属

21. 下列检查项目中哪些不属于一般杂质检查   （   ）

A. 硫酸盐检查   B. 氯化物检查   C. 溶出度检查   D. 重金属检查

E. 溶解度检查

22. 我国药典对"熔点"测定规定如下   （   ）

A. 记录初熔至全熔时温度

B. "初熔"系指出现明显液滴时温度

C. 测定熔融分解的样品时,升温速度较一般测定慢

D. 重复测定三次,取平均值

E. 被测样品需进行干燥

23. 恒重是   （   ）

A. 连续两次干燥后的重量差值在 0.5mg 以下的重量

B. 连续两次干燥或炽灼后的重量差在 0.3mg 以下的重量

C. 第二次及以后各次的干燥时间必须在规定条件下干燥 1h 以上

D. 第二次及以后各次的炽灼时间必须在规定条件下炽灼 30min 以上

E. 干燥或炽灼 3h 后的重量

24. 紫外分光光度法鉴别药物时常用的测定方法有 （ ）

A. 测定 λ_{max} , λ_{min}

B. 在 λ_{max} 处测定一定浓度溶液的 A 值

C. 在某一波长处测定 $E_{1cm}^{1\%}$ 值

D. 测定 $A\lambda_1/A\lambda_2$ 比值

E. 经化学处理后,测定其反应产物的吸收光谱

25. IR 法常用的制样方法有 （ ）

A. 氯化钠压片法

B. 氯化钾压片法

C. 溴化钠压片法

D. 溴化钾压片法

E. 碘化钾压片法

第三章　制剂分析

一、练习思考题

1. 药物制剂分析有何特点？

2. 片剂分析包括哪些检查项目？片剂的常规检查指什么？

3. 含量均匀度的含义是什么？什么情况下要进行含量均匀度测定？

4. 制剂溶出度的含义是什么？与释放度有何区别？什么情况下要进行溶出度测定？

5. 注射剂的常规分析项目有哪些？常见附加成分有哪些？这些附加成分对哪些含量测定方法有干扰？如何排除干扰？

6. 片剂中常见赋形剂有哪几类？分别对哪些分析方法有干扰？如何排除干扰？

7. 什么叫标示量？制剂的含量限度表示方法有哪几种类型？

8. 复方制剂分析有何特点？

9. 试述分光光度法在复方制剂分析中的应用。

10. 简述导数光谱法消除干扰的原理。

11. 谈谈差示分光光度法与双波长分光光度法的原理及异同点。

12. 中药制剂分析的特点是什么？中药制剂分析前为什么要进行提取、纯化处理？

13. 中药制剂的常用鉴别试验有哪些？

14. 中药制剂主要杂质检查项目有哪些？

15. 中药含量测定项目选定的原则是什么？

16. 试述光谱法与色谱法在中药制剂含量测定中的应用。

17. 薄层扫描法影响因素较多,测定时应注意哪些问题？

18. 生化药物的特点是什么？

19. 生化药物的安全性试验包括哪些项目？

20. 什么叫生化药物？什么叫基因工程药物？

21. 试述酶活力测定法与酶分析法的区别。

22. 什么叫电泳？常用电泳法有哪几类？

23. 乳酸钙片(规格为 0.5g)的含量测定方法:精密称取本品 10 片,重量为 6.0320g,研细,精密称取片粉 0.3587g,按药典规定进行测定,消耗乙二胺四醋酸二钠滴定液(0.0501mol/L) 18.92mL。每 1mL 乙二胺四醋酸二钠滴定液(0.05mol/L)相当于 15.40mg 的 $C_6H_{10}CaO_6 \cdot 5H_2O$。计算乳酸钙含量占标示量的百分率。

24. 复方磺胺甲噁唑片中磺胺甲噁唑(SMZ)的含量测定:精密称取本品(每片含 SMZ 为 0.4g)10 片,总重量为 5.5028g。精密称取 SMZ 对照品 0.0501g、片粉 0.0756g,按双波长分光光度法测定 SMZ 含量。在 257nm 波长处测得:对照品溶液的吸收度 $A_{对}$ 为0.330,供试溶液的

吸收度 $A_{样}$ 为 0.372。在 304nm 波长处测得:对照品溶液的吸收度 $A_{对}$ 为 0.009,供试溶液的吸收度 $A_{样}$ 为 0.021。计算 SMZ 相当于标示量的百分含量。

25. 对乙酰氨基酚片剂溶出度测定:取标示量为 0.3g 的本品 6 片,依法在 1000mL 溶剂中测定溶出度。经 30min 时,取溶液 5mL 滤过,精密吸取续滤液 1mL,加 0.04% 氢氧化钠溶液稀释至 50mL,摇匀,在 257nm 波长处测得每片的吸收度分别为 0.345,0.348,0.351,0.359,0.356 和 0.333,按其百分吸收系数为 715 计算出各片的溶出量(限度为标示量的 80%),并判断其溶出度是否符合规定。

26. 取盐酸氟奋乃静片 20 片(规格 2mg),除去糖衣后精密称定(2.0312g),研细,精密称取 0.4987g(约相当于盐酸氟奋乃静 10mg),置 100mL 量瓶中,加盐酸溶液(9→1000)约 70mL,振摇,待溶解后,再稀释至刻度,滤过,精密量取续滤液 5mL,置 50mL 量瓶中,加同一溶剂稀释至刻度,摇匀,在 255nm 波长处测定吸收度,按百分吸收系数为 573 计算,其含量限度为 90.0%～110.0%。根据其含量限度,求吸收度范围。

27. 地西泮片含量均匀度测定:取本品 1 片(规格 2.5mg),置 100mL 量瓶中,加水 5mL,振摇,使药片崩解,加 0.5% 硫酸的甲醇溶液约 60mL,充分振摇,使地西泮溶解,并稀释至刻度。滤过,精密量取续滤液 10mL,置 25mL 量瓶中,用 0.5% 硫酸的甲醇溶液稀释至刻度。在 282nm 波长处测定吸收度,按其百分吸收系数为 454 计算含量。测得 10 片溶液的吸收度分别为 0.456,0.473,0.483,0.442,0.451,0.493,0.485,0.421,0.411 和 0.435。求含量均匀度是否符合规定。

28. 硫酸奎宁片的含量测定:取本品 10 片,除去糖衣后精密称定,研细,精密称出适量(约相当于硫酸奎宁 0.3g),置分液漏斗中,加氯化钠 0.5g 与 0.1mol/L 氢氧化钠溶液 10mL,混匀,精密加氯仿 50mL,振摇 10min,静置,分取氯仿层,用干燥滤纸滤过,精密量取续滤液 25mL,加醋酐 5mL 与二甲基黄指示液 2 滴,用 $HClO_4$ 滴定液(0.1mol/L)滴定至溶液显玫瑰红色,并将滴定的结果用空白试液校正。已知:除去糖衣后 10 片重 4.1170g,取片粉 0.4058g,消耗 $HClO_4$ 滴定液(0.1034mol/L)7.29mL,空白消耗 0.10mL,$(C_{20}H_{24}N_2O_2)_2 \cdot H_2SO_4 \cdot 2H_2O$ 的分子量为 782.96。求:

(1)每片含硫酸奎宁[$(C_{20}H_{24}N_2O_2)_2 \cdot H_2SO_4 \cdot 2H_2O$]多少克?

(2)若以冰醋酸为溶剂,直接非水碱量法测定硫酸奎宁的含量,每 1mL $HClO_4$ 滴定液(0.1mol/L)相当于 $(C_{20}H_{24}N_2O_2)_2 \cdot H_2SO_4$ 多少毫克?

29. 精密量取维生素 C 注射液 4mL(相当于维生素 C 0.2g),加水 15mL 与丙酮 2mL,摇匀,放置 5min,加稀醋酸 4mL 与淀粉指示液 1mL,用碘滴定液(0.1mol/L)滴定至溶液显蓝色,并持续 30s 不褪。已知:注射液规格 2mL:0.1g,消耗 0.1mol/L 碘滴定液($F=1.005$)22.45mL,维生素 C 的分子量为 176.12,问:

(1)丙酮和稀醋酸分别起什么作用?

(2)每 1mL 碘滴定液(0.1mol/L)相当于多少毫克的维生素 C?

二、选择题

(一)最佳选择题

1. 在中国药典含量均匀度检查法的一个判别式 $A+1.80S=15.0$ 中，A 是 （　　）
   A. 初试中以 mg 表示的标示量与测定均值之差
   B. 复试中以 mg 表示的标示量与测定均值之差
   C. 初试中以 100 表示的标示量与测定均值之差的绝对值
   D. 复试中以 100 表示的标示量与测定均值之差的绝对值
   E. 初试中以 100 表示的标示量与测定均值之差

2. 注射剂中常加入的抗氧剂有 （　　）
   A. 硫酸钠　　　　B. 碳酸钠　　　　C. 磷酸氢二钠　　　　D. 亚硫酸氢钠
   E. 氯化钠

3. 中国药典用碘量法测定加有亚硫酸氢钠的维生素 C 注射液。在滴定前应加入 （　　）
   A. 丙酮　　　　B. 乙醇　　　　C. 草酸　　　　D. 盐酸
   E. 氯化钠

4. 中国药典对硫酸亚铁原料药用高锰酸钾法测定，而对硫酸亚铁糖衣片用硫酸铈法，其原因是 （　　）
   A. 糖衣中的色素影响高锰酸钾法终点的观察
   B. 蔗糖本身还原高锰酸钾
   C. 蔗糖水解产生的果糖还原高锰酸钾
   D. 原料厂习惯用高锰酸钾法，而制剂厂习惯用硫酸铈法
   E. 蔗糖水解产生的葡萄糖不会还原硫酸铈而会还原高锰酸钾

5. 富马酸亚铁片的含量测定通常选用 （　　）
   A. 高锰酸钾法　　　　B. 铈量法　　　　C. 重量法　　　　D. 重氮化法
   E. 紫外法

6. 精密量取维生素 C 注射液 4mL，加水 15mL 与丙酮 2mL，摇匀，加稀醋酸 4mL 与淀粉指示剂 1mL，用碘滴定液(0.1mol/L)滴定至溶液显蓝色，已知维生素 C 注射液规格 2mL：0.1g，消耗 0.1mol/L 碘滴定液($F=1.002$)22.15mL，维生素 C 分子量为 176.12，求该注射液相当于标示量的百分含量。 （　　）
   A. 97.7%　　　　B. 9.772%　　　　C. 99.50%　　　　D. 195.4%
   E. 88.82%

7. 中国药典规定，凡检查溶出度的制剂，可不再进行 （　　）
   A. 崩解时限检查　　　　　　　　B. 主药含量测定
   C. 热原试验　　　　　　　　　　D. 含量均匀度检查
   E. 重(装)量差异检查

8. 注射液中抗氧剂亚硫酸氢钠对碘量法有干扰，可采用下列哪一试剂与其生成加成物而排除干扰？ （　　）
   A. 硼酸　　　　B. 草酸　　　　C. 甲醛　　　　D. 酒石酸
   E. 丙醇

9.中国药典收载的含量均匀度检查法,采用 （ ）

A.计数型,一次抽检法,以平均含量均值为参照值

B.计数型,二次抽检法,以平均含量均值为参照值

C.计数型,二次抽检法,以标示量为参照值

D.计量型,一次抽检法,以标示量为参照值

E.计量型,二次抽检法,以标示量为参照值

10.溶出度测定的结果判断:6片中每片的溶出量按标示量计算,均应不低于规定限度Q,除另有规定外,"Q"值应为标示量的 （ ）

A.60%　　　　　B.70%　　　　　C.80%　　　　　D.90%

E.95%

11.已知某一片剂,规格为0.3g,测得10片重3.5670g,欲称取相当于该药物0.5g的量,应取片粉多少克? （ ）

A.0.4205　　　　B.0.5945　　　　C.0.5000　　　　D.0.3000

E.0.5

12.一阶导数光谱法测定混合物含量可消除 （ ）

A.曲线干扰　　　B.抛物线干扰　　　C.线性干扰　　　D.无关吸收干扰

E.有关吸收干扰

13.在用反相HPLC法分离测定B族维生素时,常加入己烷磺酸钠,其目的是 （ ）

A.调节溶液的pH值,使样品充分游离

B.与样品离子反应生成离子对,改善色谱行为

C.防止样品被氧化

D.络合样品中微量的金属离子

E.抑制B族维生素电离

14.维生素B_{12}注射液规格为1mL:0.1mg,含量测定方法如下:精密量取本品7.5mL,置25mL量瓶中,加蒸馏水稀释至刻度,混匀,置1cm石英池中,以蒸馏水为空白,在(361±1)nm波长处测得吸收度为0.593,以$E_{1cm}^{1\%}$为207,计算得维生素B_{12}相当于标示量的百分含量为 （ ）

A.90%　　　　　B.92.5%　　　　C.95.5%　　　　D.97.5%

E.99.5%

15.总灰分是指 （ ）

A.中药材所带的泥土、砂石等不溶性物质

B.药材或制剂经加热炽灼灰化遗留的无机物

C.药材或制剂经加热炽灼灰化遗留的有机杂质

D.药物中遇硫酸氧化生成硫酸盐的无机杂质

E.中药生理灰分

16.电泳法适用于 （ ）

A.极性大的组分的分离　　　　　　　　B.带电组分的分离

C.中性物质的分离　　　　　　　　　　D.极性小的物质的分离

E.游离药物的分离

17.酶分析法是 （ ）

A. 测定酶的活力

B. 测定一个被酶催化的化学反应速度

C. 测定反应产物的量

D. 测定 K_m 值

E. 以酶为分析工具,测定酶的底物或辅酶等的量

18. 烟酸片的含量测定:取本品 20 片,精密称定重量为 7.1680g,研细,取片粉 0.3729g,加新沸放冷的水 50mL,加热使溶解,放冷,用氢氧化钠滴定液(0.1mol/L)滴定,消耗 25.20mL,每 1mL NaOH 滴定液(0.1mol/L)相当于 12.31mg 烟酸,已知烟酸片规格 0.3g,NaOH 滴定液(0.1mol/L)的 $F=1.005$,计算每片含烟酸的量   （　　）

    A. 83.60%　　　　　B. 0.2996g　　　　　C. 99.38%　　　　　D. 0.8360g

    E. 0.9938g

19. HPLC 测定复方 SMZ 片中 SMZ 含量,以 SG 为内标,测得标准液中:SMZ 峰高 14.90cm,浓度 8.0mg/mL,SG 峰高 13.80cm,浓度 4.0mg/mL。样品液中 SMZ 峰高 11.92cm,SG 峰高 16.20cm,浓度 4.0mg/mL。样品液中 SMZ 的浓度为(进样量均为 5μL)   （　　）

    A. 3.668mg/mL　　　　　　　　　　B. 6.356mg/mL

    C. 5.45mg/mL　　　　　　　　　　D. 11.74mg/mL

    E. 2.935mg/mL

20. 用旋光法测得 10% 葡萄糖(以无水计)注射液的旋光度为 +9.99°,已知葡萄糖的 $[\alpha]_D^t=+52.75°$,测定管长为 200mm,该注射液含量为相当于标示量的百分之几?   （　　）

    A. 9.47%　　　　　B. 9.99%　　　　　C. 104.2%　　　　　D. 94.9%

    E. 94.7%

21. 旋光法测定 5% 葡萄糖注射液含量,取注射液适量,用 10cm 的旋光管,依法测定。测得 $\alpha=+2.45°$,已知 $[\alpha]_D^t=+52.75°$,计算该注射液中葡萄糖($C_6H_{12}O_6 \cdot H_2O$ 的分子量为 198.17)的百分含量   （　　）

    A. 5.11%　　　　　B. 4.64%　　　　　C. 92.9%　　　　　D. 102.2%

    E. 9.194%

22. 干酵母片含量测定:取干酵母片粉 0.5507g,依法测定,样品消耗硫酸滴定液(0.05mol/L,$F=1.029$)14.28mL,空白消耗 0.08mL。已知 10 片干酵母重 5.0060g,规格 0.3g,每 1mL 硫酸滴定液(0.05mol/L)相当于 1.401mg 的氮,求干酵母片中蛋白质含量为标示量的百分数(蛋白质含氮量为 16%)   （　　）

    A. 99.25%　　　　　B. 9.925%　　　　　C. 37.68%　　　　　D. 38.8%

    E. 38.77%

23. 葡萄糖氯化钠注射液每升含葡萄糖 50g 和氯化钠 9g,分别采用旋光法和银量法测定含量

（1）葡萄糖含量测定:旋光管长 2dm,测得旋光度 +4.90°,空白读数 +0.02°,比旋度 +52.75°。

（2）氯化钠含量测定:精密吸取 20.00mL,依法测定,消耗硝酸银滴定液(0.1mol/L,$F=1.009$)29.05mL。

求该注射液中葡萄糖($C_6H_{12}O_6 \cdot H_2O$ 的分子量为 198.17)与氯化钠(NaCl 的分子量为 58.44)分别相当于标示量的百分含量?   （　　）

A. 4.91% 和 0.86%   B. 4.47% 和 0.86%
C. 101.8% 和 95.2%   D. 92.9% 和 95.2%
E. 101.8% 和 0.86%

24. 生化药物是指   (   )
    A. 由微生物发酵制得或半合成的生物活性物质
    B. 由免疫反应制得的生物活性物质
    C. 从动物中提取分离的天然生物活性物质
    D. 从植物中提取分离的天然生物活性物质
    E. 从动、植物和微生物等生物体中提取分离的天然生物活性物质，以及用化学半合成
       或用现代生物技术制得的生命基本物质

(二)配伍选择题

    A. 应该测定片剂中的主药   B. 应该测定片剂中的有关物质
    C. A 和 B 均应测   D. A 和 B 均不测
    E. 红外光谱测定

 1. 含量测定   (   )
 2. 稳定性考察   (   )
 3. 杂质检查   (   )
 4. 干燥失重   (   )
 5. 溶出度测定   (   )

    A. 赋形剂糖类   B. 辅料氯化钠
    C. 赋形剂硬脂酸镁类   D. 溶剂油
    E. 辅料枸橼酸

 6. 对中和法有干扰   (   )
 7. 对高锰酸钾法有干扰   (   )
 8. 对高氯酸滴定法有干扰   (   )
 9. 对 EDTA 法有干扰   (   )
10. 对紫外分光光度法测定有干扰   (   )

    A. 碘量法测定含量时先加入甲醛
    B. 碘量法测定含量时先加入丙酮
    C. 用氯仿和硫酸溶解样品后络合滴定法测定含量
    D. 荧光分光光度法测定含量
    E. 用紫外法测定含量时，需选择合适波长进行测定

11. 维生素 C 注射液中含有亚硫酸氢钠   (   )
12. 氧化锌软膏   (   )
13. 复方炔诺酮片中炔雌醇测定   (   )
14. 安乃近注射液中含有焦亚硫酸钠   (   )
15. 盐酸氯丙嗪注射液中含有维生素 C   (   )

    A. 异烟肼片(5mg/片)   B. 磺胺嘧啶片(0.2g/片)
    C. 胰蛋白酶   D. 黄连
    E. 人参口服液

16. 活性成分以效价计算 （　　）

17. 测定总皂甙含量 （　　）

18. 需做重金属检查 （　　）

19. 采用显微鉴别 （　　）

20. 需做含量均匀度试验 （　　）

    A. 含量均匀度   B. 硫酸盐灰分

    C. 总灰分和酸不溶性灰分   D. 安全性

    E. 溶出度

21. 小规格片剂需检查 （　　）

22. 中药材需检查 （　　）

23. 难溶性药物制剂需检查 （　　）

24. 合成原料药需检查 （　　）

25. 生化药物制剂需检查 （　　）

（三）比较选择题

    A. 维生素 C 注射液   B. 复方 APC 片中咖啡因

    C. 两者均是   D. 两者均不是

1. 碘量法测定含量 （　　）

2. 直接碘量法 （　　）

3. 用硫代硫酸钠滴定液滴定 （　　）

4. 滴定前须加 HCl 调节溶液 pH 至 1～2 （　　）

5. 需过滤后再滴定 （　　）

    A. 复方氢氧化铝片中 $Al(OH)_3$ B. 复方氢氧化铝片中三硅酸镁

    C. 两者均是   D. 两者均不是

6. 含量测定采用非水碱量法 （　　）

7. 含量测定采用络合滴定法 （　　）

8. 在 pH 6 的溶液中用 EDTA 滴定液滴定 （　　）

9. 在 pH 10 左右的溶液中用 EDTA 滴定液滴定 （　　）

10. 含量以另一种组成形式表示 （　　）

    A. 铈量法   B. 高锰酸钾法   C. 两者均是   D. 两者均不是

11. 可用于片剂和原料药的含量测定 （　　）

12. 在硫酸酸性溶液中进行滴定 （　　）

13. 以滴定剂自身颜色变化指示终点 （　　）

14. 配制标准液时需先配成浓溶液，用时再稀释 （　　）

15. 糖类赋形剂对其有干扰 （　　）

    A. 双波长分光光度法   B. 差示分光光度法

    C. 两者均是   D. 两者均不是

16. 消除干扰的方法 （　　）

17. 测定两波长处的吸收度差 （　　）

18. 以一种样品液为空白对照，测定另一种相同浓度的样品液的吸收度 （　　）

19. 波长选择时需寻找干扰物的等吸收波长 （　　）

20. 干扰吸收必须是线性的 （   ）

    A.溶出度　　　　　B.均匀度　　　　　C.两者均是　　　　D.两者均不是

21. 记数型、一次抽检法 （   ）

22. 记数型、二次抽检法 （   ）

23. 记量型、以标示量为参照值 （   ）

24. 记量型、二次抽检法 （   ）

25. 评价片剂的质量 （   ）

    A.硫酸盐灰分　　　　B.总灰分　　　　C.两者均是　　　　D.两者均不是

26. 杂质检查项目 （   ）

27. 即炽灼残渣 （   ）

28. 加硫酸,高温炽灼 （   ）

29. 指药物本身所含的无机盐和外表黏附的泥沙等无机杂质 （   ）

30. 指酸不溶性杂质 （   ）

(四)多项选择题

1. 在注射剂的含量测定中有时要考虑附加剂的影响。常用的附加剂有 （   ）

    A.黏合剂　　　　　B.抗氧剂　　　　　C.防腐剂　　　　　D.糖浆剂

    E.润滑剂

2. 在建立复方制剂分析方法的工作中,需要考虑 （   ）

    A.分析方法的精密度、准确度、线性与范围

    B.选择性

    C.通用性(指在不同条件下结果的再现程度)

    D.分析速度

    E.灵敏性

3. 对加有亚硫酸氢钠这类抗氧剂的制剂进行含量测定时,下列哪些容量分析方法受干扰

（   ）

    A.银量法　　　　　B.碘量法　　　　　C.铈量法　　　　　D.重氮化法

    E.络合滴定法

4. 制剂分析具有下列特点 （   ）

    A.制剂中的赋形剂、附加剂等对主药含量测定有干扰,复方制剂中各有效成分间可能
      相互干扰

    B.检测项目与原料药不同。药典规定各种制剂均应符合制剂通则的要求,对某些固体
      制剂还需进行含量均匀度检查和溶出度测定

    C.含量限度范围一般较宽

    D.含量测定结果一般以标示量的百分数表示

    E.所选用的分析方法一定要灵敏、准确

5. 当注射剂中含有 $NaHSO_3$、Na_2SO_3 等抗氧剂干扰测定时,可以采用 （   ）

    A.加入丙酮作掩蔽剂　　　　　　　　B.加入甲酸作掩蔽剂

    C.加入甲醛作掩蔽剂　　　　　　　　D.加盐酸酸化,加热使分解

    E.加入氢氧化钠,加热使分解

6. 片剂中常用的赋形剂有 （   ）

A. 抗氧剂类   B. 糖类

C. 硬脂酸镁类   D. 氯化钠等无机盐类

E. 滑石粉类

7. 片剂的标示量即   （　）

A. 百分含量   B. 相对百分含量

C. 规格量   D. 每片平均含量

E. 生产时的处方量

8. 用非水滴定法测定片剂中主药含量时,排除硬脂酸镁的干扰可采用   （　）

A. 有机溶剂提取法   B. 加入还原剂法

C. 加入掩蔽剂法   D. 加入氧化剂法

E. 生物碱盐以水提取,碱化后,再用氯仿提取,蒸干氯仿后,采用非水滴定法

9. 需作含量均匀度检查的药品有   （　）

A. 主药单剂含量在 10mg 以下的片剂或胶囊剂

B. 主药单剂含量小于 2mg 的其他制剂

C. 溶解性能差,或体内吸收不良的口服固体制剂

D. 主药含量小于每片重量 5% 的片剂

E. 主药含量小于 5mg 的注射剂和糖浆剂

10. 注射剂一般检查项目有   （　）

A. 崩解时限   B. 澄明度   C. 装量限度   D. 热原试验

E. 无菌试验

11. 片剂的检查项目有   （　）

A. 澄明度   B. 一般杂质检查

C. 崩解时限   D. 制剂生产和贮存过程中引入的杂质

E. 重量差异

12. 乳酸钠林格注射液为复方制剂,含有乳酸钠、氯化钠、氯化钾和氯化钙,各成分含量测

定方法为   （　）

A. 离子交换法   B. 银量法   C. 铈量法   D. 络合滴定法

E. 原子吸收分光光度法

13. 制剂与原料药分析的不同在于   （　）

A. 检查项目不同   B. 制剂含量测定要考虑附加成分影响

C. 制剂要作常规检查   D. 复方制剂还要考虑各主成分间的干扰

E. 含量计算与表示方法不同

14. 中国药典收载的溶出度测定法有   （　）

A. 转篮法   B. 浆法   C. 循环法   D. 崩解仪法

E. 渗透膜法

15. 影响片剂溶出度的因素有   （　）

A. 药物本身的粒子大小   B. 制剂中所含赋形剂

C. 压片时的压力大小   D. 贮存期

E. 主药含量大小

16. 中药制剂的特点   （　）

A. 组成复杂   B. 有效成分含量低

C. 分析前需经过提纯分离   D. 贮存过程易发生吸潮、霉变

E. 有效成分含量受药材质量等因素影响

17. 中药的提取方法有   （   ）

A. 萃取法   B. 冷浸法   C. 水蒸气蒸馏法   D. 超声提取法

E. 色谱法

18. 生化药物需检查   （   ）

A. 热原试验   B. 过敏试验   C. 无菌试验   D. 异常毒性试验

E. 含量均匀度试验

19. 常用电泳法有   （   ）

A. 聚丙烯酰胺凝胶电泳   B. 纸电泳

C. 醋酸纤维素薄膜电泳   D. 毛细管凝胶电泳

E. SDS 聚丙烯酰胺凝胶电泳

20. 注射用油除测定物理常数外,尚需进行   （   ）

A. 微生物检查   B. 酸值测定   C. 皂化值测定   D. 过氧化物检查

E. 碘值测定

21. 中药注射剂的有关物质检查包括   （   ）

A. 蛋白质   B. 鞣质   C. 树脂   D. 草酸盐

E. 钾离子

22. 中药制剂的检查项目有   （   ）

A. 水分、灰分   B. 重金属、砷盐

C. 有机物质、有机溶剂、氯化物   D. 相对密度、pH、折光率

E. 残留农药、残留有机溶剂

23. 中药制剂的鉴别方法有   （   ）

A. 显微鉴别   B. 薄层色谱   C. 化学鉴别   D. 指纹图谱

E. 红外图谱

24. 中药制剂的薄层色谱鉴别,需采用什么做对照   （   ）

A. 标准制剂   B. 药材对照品   C. 样品稀释液   D. 有效成分对照品

E. 杂质对照品

25. 生化药物与基因工程药物具有下列特点   （   ）

A. 分子量大且不确定   B. 含量测定方法主要是酶法

C. 需进行安全性试验   D. 需进行分子量测定

E. 结构确证难

第四章　巴比妥类药物分析

一、练习思考题

1. 试述巴比妥类药物的结构与理化性质的关系。

2. 如何利用巴比妥类药物的紫外吸收光谱特征来区别不同类型的巴比妥和进行含量测定？

3. 巴比妥类药物的鉴别试验主要有哪些？其原理是什么？

4. 银量法测定巴比妥类药物的原理是什么？历版药典对该法进行了哪些改进？

5. 试述巴比妥类药物的银量法与沉淀滴定法中的银量法的异同点？

6. 说明溴量法测定司可巴比妥含量的原理、滴定度和含量计算。

7. 什么叫差示紫外分光光度法？说明其含量测定原理。

8. 如何区别硫喷妥钠、苯巴比妥、司可巴比妥和异戊巴比妥？

9. 司可巴比妥钠的澄清度检查中溶解样品的水为什么要事先煮沸？

10. 司可巴比妥钠胶囊含量测定：精密称取内容物 0.1385g，置碘量瓶中，加水 10mL，振摇使溶解，精密加溴滴定液（0.1mol/L）25mL，再加盐酸 5mL，立即密塞并振摇 1min，暗处静置 15min 后，加碘化钾试液 10mL，立即密塞，摇匀，用硫代硫酸钠滴定液（0.1mol/L，$F=0.992$）滴定，至近终点时加淀粉指示液，继续滴定至蓝色消失，并将滴定结果用空白试验校正。已知：样品消耗硫代硫酸钠滴定液（0.1mol/L）17.05mL，空白试验消耗 25.22mL，每 1mL 溴滴定液（0.1mol/L）相当于 13.01mg 的司可巴比妥钠。问：

(1) 溴滴定液是如何配制的？在本方法中需要标定吗？在滴定反应中，加盐酸后溴滴定液起了怎样的化学反应？

(2) 空白试验在本方法中起什么作用？

(3) 为什么要待近终点时加入淀粉指示液？

(4) 计算本品相当于标示量的百分含量（规格 0.1g，20 粒胶囊内容物重 2.7506g）。

二、选择题

(一) 最佳选择题

1. 巴比妥类药物在吡啶溶液中与铜离子作用，生成的络合物颜色通常为　　　　　　　（　　）

　　A. 红色　　　　　　　B. 紫色　　　　　　　C. 黄色　　　　　　　D. 蓝绿色

　　E. 蓝色

2. 用银量法测定巴比妥类药物含量，下列哪一种方法是正确的？　　　　　　　　　（　　）

　　A. 将检品溶于硝酸溶液，加入过量硝酸银滴定液，剩余硝酸银用硫氰酸铵滴定液回滴，

以铁盐为指示剂

    B. 将检品溶于水,用硝酸银标准液滴定,以铬酸钾为指示剂

    C. 将检品溶于弱碱性溶液中,用硝酸银标准液滴定,以荧光黄为指示剂

    D. 将检品溶于氢氧化钠溶液中,用硝酸银标准液滴定,以产生的浑浊指示终点

    E. 将检品溶于甲醇,加入适量碳酸钠溶液,用硝酸银标准液滴定,以电位法指示终点

3. 巴比妥类药物含量测定可采用非水滴定法,最常用的溶剂为 （　　）

    A. 甲醇-冰醋酸 　　　　B. 醋酐 　　　　C. 二甲基甲酰胺 　　　D. 苯-乙醇

    E. 乙醚-乙酸乙酯

4. 巴比妥类药物在吡啶溶液中与铜离子作用,生成配位化合物,显绿色的药物是 （　　）

    A. 苯巴比妥 　　　　　B. 异戊巴比妥 　　　　C. 司可巴比妥 　　　D. 巴比妥

    E. 硫喷妥钠

5. 银量法测定巴比妥类药物的含量,现版中国药典采用的指示终点方法是 （　　）

    A. 吸附指示剂法

    B. 过量 Ag^+ 与巴比妥类药物形成二银盐沉淀

    C. K_2CrO_4 指示剂法

    D. 永停法

    E. 电位滴定法

6. 银量法测定巴比妥类药物须在适当的碱性溶液中进行,该碱性溶液为 （　　）

    A. 碳酸钠溶液 　　　　　　　　　　　　B. 碳酸氢钠溶液

    C. 新配制的碳酸钠溶液 　　　　　　　　D. 新配制的碳酸氢钠溶液

    E. 新配制的 3% 无水碳酸钠溶液

7. 巴比妥类药物在 pH13 和 pH10 溶液中,紫外最大吸收均为 240nm 的药物是 （　　）

    A. 苯巴比妥 　　　　　B. 硫喷妥钠 　　　　C. 己锁巴比妥 　　　D. 异戊巴比妥

    E. 巴比妥酸

8. 用银量法测定巴比妥类药物的含量时,指示终点的原理是 （　　）

    A. 过量的滴定剂使巴比妥类药物形成一银盐沉淀

    B. 过量的滴定剂使一银盐混浊恰好溶解

    C. 过量的滴定剂与巴比妥类药物的一银盐作用,形成二银盐浑浊

    D. 滴定至所有的巴比妥类药物全部成为二银盐沉淀

    E. 过量的滴定剂使荧光黄指示剂变色

9. 苯巴比妥在碱性溶液中与硝酸汞作用 （　　）

    A. 产生白色升华物 　　　　　　　　　　B. 产生紫色沉淀

    C. 产生绿色沉淀 　　　　　　　　　　　D. 产生白色沉淀

    E. 以上结果均不是

10. 溴量法测定药物含量时一般采用剩余滴定法,在酸性溶液中与药物发生作用的标准溶液是 （　　）

    A. $KBrO_3$ 溶液 　　　　　　　　　　　B. $KBr + KBrO_3$ 溶液

    C. $Br_2 + KBr$ 溶液 　　　　　　　　　D. $Na_2S_2O_3$ 溶液

    E. I_2 溶液

11. 差示光谱法测定药物含量时,测定的是 （　　）

A. 某一波长处,同一物质在两种不同介质中的△A 值

B. 某一物质在两个波长处(为另一物质的等吸收波长)的△A 值

C. 样品与空白试剂的△A 值

D. 最大与最小吸收度的△A 值

E. 两种成分的吸收度比值

12. 下列药物哪个能使溴试液褪色？   （　　）

A. 异戊巴比妥　　　　B. 司可巴比妥　　　　C. 苯巴比妥　　　　D. 巴比妥酸

E. 环己巴比妥

13. 注射用硫喷妥钠($C_{11}H_{17}N_2NaO_2S$ 的分子量为 264.33)的含量测定:精密称取内容物适量(约相当于硫喷妥钠 0.25g),置 500mL 量瓶中,加水稀释至刻度,摇匀,量取此液适量,用 0.4%氢氧化钠溶液定量稀释制成每 1mL 中约含 5μg 的溶液;另取硫喷妥($C_{11}H_{18}N_2O_2S$ 的分子量为 242.33)对照品,精密称定,加 0.4%氢氧化钠溶液溶解并定量稀释制成每 1mL 中约含 5μg 的溶液。在 304nm 波长处分别测定吸收度,已知:称取本品内容物 0.2658g,对照品浓度为 5.05μg/mL,测得样品的吸收度为 0.446,对照品的吸收度为 0.477,本品规格 0.5g,5 支内容物重 2.6481g。计算本品相当于标示量的百分含量   （　　）

A. 94.1%　　　　B. 94.4%　　　　C. 103.0%　　　　D. 97.76%

E. 102.6%

14. 精密称取苯巴比妥钠 0.2071g,依法用硝酸银滴定液（0.1001mol/L）滴定,消耗 8.02mL,每 1mL 硝酸银滴定液（0.1mol/L）相当于 25.75mg 的苯巴比妥纳,计算含量。

（　　）

A. 99.8%　　　　B. 94.4%　　　　C. 98%　　　　D. 97.76%

E. 98.6%

15. 司可巴比妥钠的含量测定:精密称取 0.1053g,置 250mL 碘量瓶中,加水 10mL,振摇使溶解,精密加入溴滴定液（0.05mol/L）25mL,再加盐酸 5mL,密塞振摇,暗处放置 15min,加碘化钾试液 10mL 摇匀,用硫代硫酸钠滴定液（0.1mol/L）滴定,做空白校正。1mL 溴滴定液相当于 13.01mg 的司可巴比妥钠。已知样品消耗硫代硫酸钠滴定液（0.1mol/L）17.10mL.空白消耗硫代硫酸钠滴定液（0.1mol/L）25.12mL,0.1mol/L 的硫代硫酸钠滴定液的 F 值＝1.003,计算样品的百分含量   （　　）

A. 98.5%　　　　B. 100.5%　　　　C. 97.2%　　　　D. 99.4%

E. 98.6%

(二)配伍选择题

A. 苯巴比妥　　　　B. 司可巴比妥　　　　C. 硫代巴比妥　　　　D. 己锁巴比妥

E. 巴比妥酸

1. 甲醛硫酸试验,界面显玫瑰红色环   （　　）

2. 亚硝酸钠-硫酸试验,显橙黄色   （　　）

3. 在强碱性(pH13)溶液中于 240nm 处有最大吸收   （　　）

4. 可使高锰酸钾试液退色   （　　）

5. 与吡啶-硫酸酮反应,显绿色   （　　）

合适溶剂:

A. 二甲基甲酰胺　　　　B. 水　　　　C. 碳酸钠溶液　　　　D. 盐酸性溶液

E. 氢氧化钠溶液

6. 巴比妥类药物的非水滴定 （　　）

7. 氯化物的银量法测定 （　　）

8. 巴比妥类药物的银量法测定 （　　）

9. 巴比妥类药物的紫外测定 （　　）

10. 巴比妥类药物的溴量法测定 （　　）

(三)比较选择题

A. 苯巴比妥　　　　　B. 司可巴比妥　　　　C. 两者均是　　　　D. 两者均不是

1. 中国药典采用银量法测定含量 （　　）

2. 中国药典采用溴量法测定含量 （　　）

3. 在 pH13 溶液中于 240nm 处有最大吸收 （　　）

4. 非水碱量法测定含量 （　　）

5. 与碱共热产生 NH_3 气体 （　　）

A. 硫酸-亚硝酸钠反应　　　　　　B. 焰色反应

C. 两者均有　　　　　　　　　　D. 两者均没有

6. 苯巴比妥钠 （　　）

7. 硫喷妥钠 （　　）

8. 异戊巴比妥 （　　）

9. 苯巴比妥 （　　）

10. 司可巴比妥 （　　）

A. 硫喷妥钠　　　　　B. 司可巴比妥　　　　C. 两者均有　　　　D. 两者均没有

11. 在酸性溶液中有两个紫外吸收波长 （　　）

12. 在碱性溶液中有紫外吸收 （　　）

13. 与亚硝酸钠作用产生白色沉淀 （　　）

14. 在碱性条件下与铅离子作用生成白色沉淀 （　　）

15. 使碘试液褪色 （　　）

(四)多项选择题

1. 异戊巴比妥可采用哪些方法测定含量？ （　　）

A. 非水滴定法　　　　　　　　　B. 溴量法

C. 银量法　　　　　　　　　　　D. 水-醇溶液中的酸量法

E. 紫外分光光度法

2. 5,5-取代巴比妥类药物具备下列性质 （　　）

A. 弱碱性　　　　　　　　　　　B. 弱酸性

C. 与氢氧化钠试液共沸产生氨气　D. 与吡啶硫酸铜试液作用显紫色

E. 在碱性溶液中发生二级电离,具紫外吸收

3. 巴比妥类药物在适当的 pH 溶液中,与某些试剂作用发生下列发应 （　　）

A. 在碱性溶液中与钴盐反应,生成紫堇色产物

B. 在酸性溶液中与硫酸铜试液反应,生成蓝紫色配合物

C. 与硝酸汞试液反应,产生白色沉淀

D. 在碱性溶液中与过量硝酸银试液反应,生成白色沉淀

E. 在酸性溶液中与亚硝酸钠试液反应,产生重氮盐

4. 司可巴比妥钠的鉴别及含量测定方法有 （   ）

A. 焰色反应进行鉴别

B. 测定熔点进行鉴别

C. 溴量法测定含量

D. 用二甲基甲酰胺为溶剂,甲醇钠的甲醇溶液为滴定剂进行非水滴定

E. 用冰醋酸为溶剂,高氯酸的冰醋酸溶液为滴定剂进行非水滴定

5. 巴比妥类药物的鉴别方法有 （   ）

A. 与钡盐反应生成白色化合物

B. 与镁盐反应生成红色化合物

C. 与银盐反应生成白色沉淀

D. 与铜盐反应生成有色产物

E. 与氢氧化钠反应生成白色沉淀

6. 根据指示剂不同,银量法有 （   ）

A. 铁铵矾指示剂法   B. 硫氰酸铵指示剂法

C. 吸附指示剂法   D. 铬酸钾指示剂法

E. 酸性染料指示剂法

7. 影响银量法测定巴比妥类药物含量的因素有 （   ）

A. 测定温度   B. 取样量大小

C. 碳酸钠溶液的纯度   D. 终点观察误差

E. 标准液浓度

8. 溴量法测定中为什么要做空白 （   ）

A. 消除干扰   B. 克服温度影响

C. 校正溴标准液浓度   D. 一般常规

E. 计算方便

9. 溴量法测定含量时应注意 （   ）

A. 防止溴、碘的挥发   B. 做空白

C. 淀粉指示剂近终点时加入   D. 在弱碱性溶液中进行

E. 碘量瓶中进行

10. 巴比妥类药物的特殊杂质检查项目有 （   ）

A. 酸度   B. 炽灼残渣

C. 比旋度   D. 中性或碱性物质

E. 乙醇溶液的澄清度

第五章 芳酸类药物分析

一、练习思考题

1.试述水杨酸类药物的结构与分析方法的关系。

2.根据阿司匹林的合成工艺及化学结构,说明阿司匹林特殊杂质检查项目的制订依据与检查原理。

3.乙酰水杨酸及其片剂中的游离水杨酸是如何引入的?其检查原理如何?

4.中国药典对乙酰水杨酸片含量测定为什么采用两步滴定法?第一步滴定的氢氧化钠量是否要精确读取?

5.用中和法测定乙酰水杨酸的含量,怎样才能防止乙酰水杨酸的水解?

6.用水解后剩余滴定法测定乙酰水杨酸含量时要进行同样条件下的空白试验,这是为什么?

7.试述柱分配层析法检查阿司匹林片剂中游离水杨酸的方法和原理。

8.对氨基水杨酸中的主要特殊杂质是什么?试述检查这种杂质的方法和原理。

9.双相滴定法的原理是什么?

10.设计水杨酸钠和氯贝丁酯的含量测定方法。

11.如何用化学方法区别乙酰水杨酸、对氨基水杨酸、苯甲酸和羟苯乙酯?

12.试述溴量法测定对氨基水杨酸钠的原理,并计算 1mL 溴滴定液(0.1mol/L)相当于多少毫克的 $C_7H_6NNaO_3 \cdot 2H_2O$（M＝211.14）?

13.用化学法区别水杨酸、苯甲酸和氯贝丁酯。

14.对氨基水杨酸钠中间氨基酚的检查:称取本品 3.0g,置 50mL 烧杯中,加入无水乙醚 25mL,用玻棒搅拌 1min,注意将乙醚液滤入分液漏斗中,不溶物再用无水乙醚提取 2 次,每次 25mL,乙醚液滤入同一分液漏斗中,加水 10mL 与甲基橙指示液 1 滴。振摇后,用盐酸滴定液 (0.02mol/L)滴定,并将滴定结果用空白试验校正,消耗盐酸滴定液(0.02mol/L)不得过 0.30mL。问:

(1)无水乙醚提取什么?

(2)盐酸滴定液滴定什么?

(3)为何选用甲基橙作指示剂?

(4)间氨基酚(分子量为109)的限量是多少?

15.氯贝丁酯含量测定:取本品 2g,精密称定(2.0631g),加中性乙醇 10mL 与酚酞指示液数滴,滴加氢氧化钠滴定液(0.1mol/L)至显粉红色(0.25mL),再精密加氢氧化钠滴定液 (0.5mol/L)20mL,加热回流 1 小时至油珠完全消失,放冷,加酚酞指示液数滴,用盐酸滴定液 (0.5mol/L,F＝0.995)滴定(消耗 3.36mL),将滴定结果用空白试验校正(消耗 20.34mL)。每

1mL 氢氧化钠滴定液(0.5mol/L)相当于 121.4mg 的氯贝丁酯。问:

(1)为什么采用两步滴定法测定含量?

(2)1 分子氯贝丁酯消耗几分子氢氧化钠?

(3)中性乙醇对什么显中性?怎样制备?为什么要采用中性乙醇作为溶剂?

(4)计算含量。

16.取利尿酸($C_{13}H_{12}Cl_2O_4$)约 0.15g,精密称定,置碘量瓶中,加冰醋酸 40mL 溶解后,精密加入溴滴定液(0.1mol/L)25mL,加盐酸 3mL,立即密塞,摇匀,在暗处放置 1h,注意微开瓶塞,加碘化钾试液 10mL,立即密塞,摇匀,再加水 100mL,用硫代硫酸钠滴定液(0.1mol/L)滴定,加淀粉指示液 2mL,继续滴定至蓝色消失,将滴定结果用空白试验校正。已知:利尿酸取样量为 0.1510g,硫代硫酸钠滴定液(0.1mol/L)$F=1.001$,样品消耗硫代硫酸钠滴定液12.50mL,空白消耗硫代硫酸钠滴定液 22.33mL。每 1mL 溴滴定液(0.1mol/L)相当于 15.16mg 的 $C_{13}H_{12}Cl_2O_4$(M=303.14)。问:

(1) 为何要进行空白试验?

(2) 15.16mg 是怎样求得的?

(3) 计算利尿酸的含量。

二、选择题

(一)最佳选择题

1.两步滴定法测定阿司匹林片是因为 (   )

A.片剂中有其他酸性物质　　　　　　B.片剂中有其他碱性物质

C.需用碱定量水解　　　　　　　　　D.阿司匹林具有酸碱两性

E.使滴定终点明显

2.某药与 Na_2CO_3 共热,酸化后有白色沉淀产生,加乙醇和硫酸,共热,有香气产生,此药可能是 (   )

A.对氨基水杨酸钠　　B.对氨基苯甲酸　　C.苯甲酸钠　　D.乙酰水杨酸

E.普鲁卡因

3.两步滴定法测定阿司匹林的含量时,每 1mL 氢氧化钠溶液(0.1mol/L)相当于阿司匹林(分子量为 180.16)的质量是 (   )

A.18.02mg　　　　B.180.2mg　　　　C.90.08mg　　　　D.45.04mg

E.450.0mg

4.用双相滴定法测定含量的药物为 (   )

A.阿司匹林　　　　B.对乙酰氨基酚　　C.水杨酸　　　　D.苯甲酸

E.苯甲酸钠

5.鉴别水杨酸及其盐类,最常用的试液是 (   )

A.碘化钾　　　　　B.碘化汞钾　　　　C.三氯化铁　　　　D.硫酸亚铁

E.亚铁氰化钾

6.取乙酰水杨酸 1.5040g,准确加入氢氧化钠滴定液(0.5mol/L)50.0mL,水浴上煮沸15min,放冷后以酚酞为指示剂,用硫酸滴定液(0.25mol/L,$F=1.004$)滴定,并将滴定结果用

酸滴定液(0.25mol/L，$F=1.004$)17.05mL，空白消耗 49.95mL，本品含量为 （ ）

 A. 49.46%   B. 51.11%   C. 95.9%   D. 100.3%

 E. 98.9%

7. 阿司匹林片规格为 0.3g，含阿司匹林($M=180.2$)应为标示量的 95%～105%，现用氢氧化钠滴定液(0.1mol/L)滴定本品一片，应消耗氢氧化钠滴定液(0.1mol/L)多少毫升？ （ ）

 A. 16.65mL   B. 15.82～16.65mL

 C. 17.48mL   D. 15.82～17.48mL

 E. 仅上述已知条件无法确定出毫升数

8. 用柱分配层析-紫外分光光度法，检查乙酰水杨酸中水杨酸等杂质时，采用含有三氯化铁-尿素试液的硅藻土为固定相，用氯仿洗脱时 （ ）

 A. 水杨酸被洗脱   B. 乙酰水杨酸被洗脱

 C. 其中杂质被洗脱   D. 尿素被洗脱

 E. 三氯化铁被洗脱

9. 双相滴定是指 （ ）

 A. 双步滴定   B. 水和乙醇中的滴定

 C. 水和与水不相混溶的有机溶剂中的滴定

 D. 分两次滴定   E. 酸碱回滴定

10. 柱分配层析-紫外分光光度法测定乙酰水杨酸含量时，以加有碳酸氢钠的硅藻土为固定相，用氯仿洗脱的是 （ ）

 A. 乙酰水杨酸   B. 水杨酸

 C. 中性或碱性杂质   D. 水杨酸和乙酰水杨酸

 E. 酸性杂质

11. 苯甲酸钠的含量测定，中国药典采用双相滴定法，其所用溶剂体系为 （ ）

 A. 水-乙醇   B. 水-冰醋酸   C. 水-氯仿   D. 水-乙醚

 E. 水-丙酮

12. 丙磺舒的酸度检查：取本品 2.0g，加新沸过的冷水 100mL，置水浴上加热 5min，并时时振摇，放冷，滤过；取滤液 50mL，加酚酞指示剂数滴，用氢氧化钠滴定液(0.1mol/L)滴定，消耗氢氧化钠滴定液(0.1mol/L)不得过 0.25mL。丙磺舒中酸度限量为多少(mmol/g)？

                        （ ）

 A. 0.025   B. 0.013   C. 0.25   D. 0.125

 E. 0.0125

13. 在本类药物的酸碱滴定中，要求采用中性乙醇做溶剂，所谓"中性"是指 （ ）

 A. pH＝7   B. 对所用指示剂显中性

 C. 除去酸性杂质的乙醇   D. 对甲基橙显中性

 E. 相对被测物而言

14. 阿司匹林肠溶片(规格 0.3g)中游离水杨酸的检查：取本品 5 片，研细，用乙醇 30mL 分次研磨，移入 100mL 量瓶中，加水至刻度，立即过滤，精密量取滤液 2mL，置 50mL 纳氏比色管中，用水稀释至 50mL 立即加新制的稀硫酸铁铵溶液 3mL，摇匀，30s 内如显色，与对照液(精密量取 0.01% 水杨酸溶液 4.2mL，加乙醇 3mL，0.05% 酒石酸溶液 1mL，用水稀释至

50mL,再加新制的稀硫酸铁铵溶液 3mL,摇匀)比较,不得更深。该片剂中游离水杨酸的限量为 （　　）

  A.0.84% B.1.68% C.0.14% D.1.4% E.8.4%

  15.溴量法测定对氨基水杨酸钠含量时 1mL 溴滴定液(0.1mol/L)相当于多少毫克的对氨基水杨酸钠(M=175.14)? （　　）

  A.4.378   B.2.919   C.5.838   D.17.51

  E.8.757

  (二)配伍选择题

  A.在中性溶液中与三氯化铁反应形成赭色沉淀

  B.在弱酸性溶液中与三氯化铁反应显紫堇色

  C.与碳酸钠溶液共热,加过量硫酸析出白色沉淀

  D.与盐酸羟胺、三氯化铁反应显紫色

  E.氯仿溶液中显绿色荧光

1.甲芬那酸 （　　）

2.水杨酸 （　　）

3.苯甲酸 （　　）

4.氯贝丁酯 （　　）

5.阿司匹林 （　　）

下列有关物质归属于:

  A.泛影酸   B.乙酰水杨酸

  C.对氨基水杨酸钠   D.布洛芬

  E.氯贝丁酯

6.间氨基酚 （　　）

7.水杨酸 （　　）

8.溶液的澄清度 （　　）

9.对氯酚 （　　）

10.氨基化合物 （　　）

中国药典含量测定方法:

  A.直接酸量法   B.重氮化法

  C.碱水解后酸回滴定   D.双相滴定法

  E.两步滴定法

11.氯贝丁酯 （　　）

12.苯甲酸钠 （　　）

13.丙磺舒 （　　）

14.羟苯乙酯 （　　）

15.乙酰水杨酸片 （　　）

  (三)比较选择题

  A.对氨基水杨酸钠 B.水杨酸 C.两者均是 D.两者均不是

1.水解后剩余酸碱滴定法 （　　）

1. 水解后剩余酸碱滴定法 （　　）
2. 直接酸量法 （　　）
3. 亚硝酸钠测定法 （　　）
4. 紫外分光光度法 （　　）
5. 氧瓶燃烧破坏后重量法 （　　）

   A. 直接中和滴定法　　　　B. 两步滴定法　　　　C. 两者均可　　　　D. 两者均不可

6. 阿司匹林片 （　　）
7. 阿司匹林原料药 （　　）
8. 羟苯乙酯 （　　）
9. 苯甲酸 （　　）
10. 血浆中阿司匹林的浓度测定 （　　）

   A. 甲芬那酸　　　　B. 乙酰水杨酸　　　　C. 两者均是　　　　D. 两者均不是

11. 水解后与三氯化铁试液反应,产生紫色 （　　）
12. 水解后有重氮化-偶合反应 （　　）
13. 检查铜盐 （　　）
14. 含量测定采用中性乙醇溶解后用氢氧化钠滴定 （　　）
15. 检查碳酸钠试液中不溶性物质 （　　）

   A. 乙酰水杨酸片　　　　B. 氯贝丁酯　　　　C. 两者均是　　　　D. 两者均不是

16. 含量测定采用两步滴定法 （　　）
17. 两步滴定法中,1分子药物与2分子氢氧化钠相当 （　　）
18. 特殊杂质水杨酸 （　　）
19. 特殊杂质对氯酚 （　　）
20. 可用紫外法测定含量 （　　）

(四)多项选择题

1. 乙酰水杨酸中的游离水杨酸 （　　）
  A. 是在贮存中氧化产生的
  B. 是在贮存中水解产生的
  C. 可与硫酸铁铵溶液形成紫堇色加以检出
  D. 可将其水溶液滴于石蕊试纸上进行检出
  E. 可氧化成醌型有色物质

2. 需检查游离水杨酸的药物有 （　　）
  A. 丙磺舒　　　　B. 乙酰水杨酸　　　　C. 双水杨酯　　　　D. 水杨酸钠
  E. 对氨基水杨酸钠

3. 两步滴定法测定乙酰水杨酸片含量时,第一步消耗的 NaOH 的作用是 （　　）
  A. 中和乙酰水杨酸分子中的游离酸　　　　B. 水解酯键
  C. 中和游离水杨酸　　　　D. 中和片剂中可能加入的有机酸
  E. 中和游离醋酸

4. 下列药物中属于芳酸类药物的有 （　　）
  A. 水杨酸　　　　B. 乙酰水杨酸　　　　C. 苯甲酸钠　　　　D. 水杨酸甲酯
  E. 枸橼酸

5. 乙酰水杨酸制剂可采用的含量测定方法有 （　　）

A. 非水滴定法　　　　　　　　　　　　B. 水解后剩余滴定法

C. 两步滴定法　　　　　　　　　　　　D. 柱色谱法

E. 双相滴定法

6. 药用芳酸一般为弱酸,其酸性 （　　）

A. 较碳酸弱　　　　B. 较盐酸弱　　　　C. 较酚类强　　　　D. 较醇类强

E. 较碳酸强

7. 乙酰水杨酸原料需要作澄清度检查,这项检查主要是检查 （　　）

A. 酚类杂质　　　　B. 游离水杨酸　　　　C. 游离乙酸　　　　D. 苯酯类杂质

E. 苯甲酸

8. 可直接用氢氧化钠滴定液滴定的药物有 （　　）

A. 氨甲苯酸　　　　B. 水杨酸钠　　　　C. 布洛芬　　　　D. 甲芬那酸

E. 乙酰水杨酸

9. 在适当的条件下可与三氯化铁反应产生有色溶液(或沉淀)的药物有 （　　）

A. 枸橼酸　　　　B. 乙酰水杨酸　　　　C. 贝诺酯　　　　D. 对氨基水杨酸

E. 丙磺舒

10. USP 采用离子对 HPLC 法检查杂质间氨基酚的限量 （　　）

A. 此杂质为对氨基水杨酸钠在生产、贮藏过程中产生的特殊杂质

B. 采用的反离子为季铵盐

C. 加入的反离子与间氨基酚中氨基作用

D. 采用的反离子为烷基磺酸盐

E. 采用离子对方法是为了增加被测物在流动相中的溶解度

11. 氢氧化钠标准溶液的配制和标定要求 （　　）

A. 先配成饱和溶液

B. 静置数日后,取上清液适量,用新沸放冷的水稀释至所需浓度

C. 贮藏在塑料瓶中

D. 用基准邻苯二甲酸氢钾进行标定

E. 标定过程中需加热煮沸

12. 溴量法测定对氨基水杨酸钠 （　　）

A. 为中国药典的法定方法

B. 1 摩尔对氨基水杨酸钠与 3 摩尔 Br 相当

C. 做空白试验

D. 加冰醋酸目的是溶解生成的溴代物

E. 反应在盐酸酸性条件下进行是为了避免溴挥发

13. 水解后剩余滴定法测定乙酰水杨酸含量的步骤如下:称取检品适量,加过量氢氧化钠液,加热回流,放冷,用硫酸液滴定剩余的氢氧化钠,以酚酞为指示剂,结果用空白试验校正。做空白试验的主要目的是 （　　）

A. 消除游离水杨酸的影响　　　　　　　B. 消除测定操作中的一些因素的影响

C. 校正氢氧化钠的浓度　　　　　　　　D. 消除容器的影响

E. 消除溶剂的影响

第六章　芳胺类药物分析

一、练习思考题

1. 根据胺类药物的结构，可把该类药物分为几类？各类药物的结构特征是什么？

2. 试述重氮化反应原理及影响重氮化反应的主要因素。

3. 用亚硝酸钠法测定芳胺类药物时，为什么要加溴化钾？解析其作用原理。

4. 亚硝酸钠滴定法中为什么要加过量盐酸？

5. 重氮化法指示终点的方法有哪些？

6. 试述永停滴定法指示终点的原理。

7. 具有怎样结构的药物有重氮化-偶合反应？

8. 如何用化学方法区别普鲁卡因和丁卡因？

9. 苯乙胺类药物具有怎样的结构和理化性质？

10. 对乙酰氨基酚中对氨基酚是如何产生的？中国药典采用什么方法检查？

11. 盐酸丁卡因和盐酸利多卡因的含量测定为什么不用亚硝酸钠法？

12. 紫外分光光度法测定药物含量的方法主要有哪几种？各有何优缺点？

13. 怎样检查肾上腺素中的酮体杂质？

14. 有三瓶药物，它们是对乙酰氨基酚、肾上腺素和盐酸苯海拉明，因标签掉了，请区别之。

15. 试述溴量法测定盐酸去氧肾上腺素的原理、滴定当量和含量计算。

16. 什么叫阴离子表面活性剂滴定法？

17. 解释盐酸普鲁卡因水解产物反应鉴别原理。

18. USP 测定对乙酰氨基酚的含量：取本品 120mg 置 500mL 量瓶中，加甲醇 100mL 溶解，加水至刻度，取此液 5mL，置 100mL 量瓶中，加水至刻度，作为供试液。另用相同溶剂配成 12μg/mL 的标准溶液，于 244nm 处，以水为空白测定吸收度，按 $10C(A_{样}/A_{标})$ 计算供试品中对乙酰氨基酚的含量(mg)。式中 C 为标准液浓度(μg/mL)，10 是如何得来的？

19. 非水碱量法测定重酒石酸去甲肾上腺素含量，测定时室温 20℃。精密称取本品 0.2160g，加冰醋酸 10mL 溶解后，加结晶紫指示液 1 滴，用高氯酸滴定液(0.1mol/L)滴定，至溶液显蓝绿色，并将滴定结果用空白试验校正。已知：高氯酸滴定液(0.1mol/L)的 $F=1.027$ (23℃)，冰醋酸体积膨胀系数为 1.1×10^{-3}/℃，每 1mL 高氯酸滴定液(0.1mol/L)相当于 31.93mg 的 $C_8H_{11}NO\cdot C_4H_4O_6$，样品消耗高氯酸滴定液体积为 6.50mL，空白消耗 0.02mL。问：

(1) 样品测定时高氯酸滴定液(0.1mol/L)的 F 值是 1.027 吗？为什么？

(2) 求重酒石酸去甲肾上腺素的百分含量。

二、选择题

(一)最佳选择题

1. 中国药典中含芳伯氨基的药品大多采用下列哪种方法进行含量测定？　　　　（　　）

    A. 氧化还原电位滴定法　　　　　　　　　B. 非水溶液中和法

    C. 用永停法指示等当点的重氮化滴定法　　D. 用电位法指示等当点的银量法

    E. 用硫化银薄膜电极指示等当点的银量法

2. 非那西丁含量测定：精密称取本品 0.3630g，加稀盐酸回流 1h 后，放冷，用亚硝酸钠滴定液（0.1010mol/L）滴定，消耗 20.00mL。每 1mL 亚硝酸钠滴定液（0.1mol/L）相当于 17.92mg 的 $C_{10}H_{13}NO_2$，计算非那西丁的含量。　　　　　　　　　　　　　　（　　）

    A. 95.6%　　　　　B. 96.6%　　　　　C. 97.6%　　　　　D. 98.6%

    E. 99.7%

3. 中国药典所收载的亚硝酸钠滴定法中指示终点的方法为　　　　　　　　　（　　）

    A. 电位法　　　　　　　　　　　　　　　B. 永停法

    C. 外指示剂法　　　　　　　　　　　　　D. 不可逆指示剂法

    E. 电导法

4. 在亚硝酸钠滴定法中，加 KBr 的作用是在被测溶液中　　　　　　　　　（　　）

    A. 添加 Br^-　　　　　　　　　　　　　　B. 生成 $NO^+ \cdot Br^-$

    C. 生成 HBr　　　　　　　　　　　　　　D. 生成 Br_2

    E. 抑制反应进行

5. 对乙酰氨基酚的含量测定方法为：取本品约 40mg，精密称定，置 250mL 量瓶中，加 0.4% 氢氧化钠溶液 50mL 溶解后，加水至刻度，摇匀，精密量取 5mL，置 100mL 量瓶中，加 0.4% 氢氧化钠溶液 10mL，加水至刻度，摇匀，照分光光度法，在 257nm 的波长处测定吸收度，按 $C_8H_9NO_2$ 的吸收系数（$E_{1cm}^{1\%}$）为 715 计算，即得。若样品称样量为 m(g)，测得的吸收度为 A，则含量百分率的计算式为　　　　　　　　　　　　　　　　　　　　　　　（　　）

    A. $\dfrac{A}{715} \times \dfrac{250}{5} \times \dfrac{1}{m} \times 100\%$　　　　　　B. $\dfrac{A}{715} \times \dfrac{100}{5} \times 250 \times \dfrac{1}{m} \times 100\%$

    C. $A \times 715 \times \dfrac{250}{5} \times \dfrac{1}{m} \times 100\%$　　　　　D. $A \times 715 \times \dfrac{100}{5} \times 250 \times \dfrac{1}{m} \times 100\%$

    E. $\dfrac{A}{715} \times \dfrac{1}{m} \times 100\%$

6. 下列哪个药物不能用亚硝钠法测定含量？　　　　　　　　　　　　　　（　　）

    A. 盐酸丁卡因　　　　　　　　　　　　　B. 盐酸普鲁卡因

    C. 苯佐卡因　　　　　　　　　　　　　　D. 盐酸普鲁卡因胺

    E. 对乙酰氨基酚

7. 永停法采用的电极是　　　　　　　　　　　　　　　　　　　　　　　（　　）

    A. 玻璃电极-甘汞电极　　　　　　　　　　B. 两根铂电极

    C. 铂电极-甘汞电极　　　　　　　　　　　D. 玻璃电极-铂电极

    E. 银电极-甘汞电极

8. 在重氮化反应中，溴化钾的作用是　　　　　　　　　　　　　　　　　（　　）

A.抗氧剂   B.稳定剂

C.离子强度剂   D.加速重氮化反应

E.终点辅助剂

9.在永停滴定法中,根据滴定剂和被测物电位是否可逆可分为几种情况。当滴定剂属可逆

电对,被测物属不可逆电对时,得到的电流变化图如图 6-1 所示。   （ ）

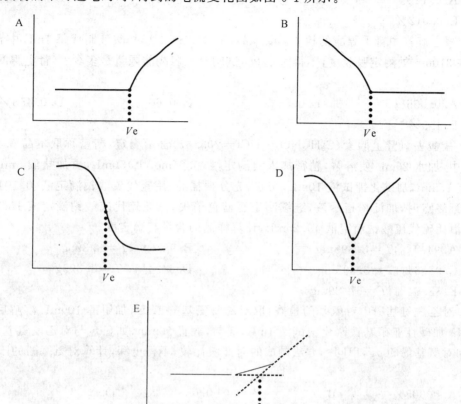

图 6-1 永停滴定电流变化示意图

10.盐酸丁卡因在酸性溶液中与亚硝酸钠作用生成   （ ）

A.重氮盐   B.N-亚硝基化合物

C.亚硝基苯化合物   D.偶氮氨基化合物

E.偶氮染料

11.在酸性条件下进行重氮化-偶合比色测定时,最常用的偶合试剂是   （ ）

A.β-萘酚   B.变色酸

C.N-(1-萘基)-乙二胺   D.对二甲氨基苯甲醛

E.香草醛

12.重氮化法测定对乙酰氨基酚含量时须在盐酸酸性溶液中进行,以下哪个说法是错误

的?   （ ）

A.可加速反应进行   B.胺类的盐酸盐溶解度较大

C.形成的重氮盐化合物稳定   D.防止偶氮氨基化合物的生成

E.使与芳伯氨基成盐,加速反应进行

13. 盐酸普鲁卡因注射液中对氨基苯甲酸(PABA)的检查：取本品，加乙醇制成2.5mg/mL的溶液，作为供试液，另取 PABA 对照品，加乙醇制成 $60\mu g/mL$ 的溶液，作为对照液，取供试液 $10\mu L$，对照液 $5\mu L$。分别点于同一薄层板上，展开，用对二甲氨基苯甲醛溶液显色，供试液所显杂质斑点颜色，不得比对照液所显斑点更深。PABA 的限量是多少？　　（　　）

    A. 0.12%　　　　　B. 2.4%　　　　　C. 1.2%　　　　　D. 0.24%

    E. 0.012%

14. 肾上腺素中肾上腺酮的检查：取本品，加 0.05mol/L 盐酸液制成每 1mL 中含 2mg 的溶液，在 310nm 处测定吸收度，不得过 0.05，试问肾上腺酮的限量是多少？（肾上腺酮 $E_{1cm\,310nm}^{1\%}$ =453）　　（　　）

    A. 0.055%　　　　　B. 0.55%　　　　　C. 0.60%　　　　　D. 0.453%

    E. 4.5%

15. 盐酸去氧肾上腺素($C_9H_{13}NO_2 \cdot HCl$ =203.67)含量测定：精密称取本品 0.1112g，置碘量瓶中，加水 20mL 使溶解，精密加入溴滴定液(0.05mol/L)50mL，再加盐酸 5mL，立即密塞，放置 15min，加碘化钾试液 10mL，密塞，充分振摇后，用硫代硫酸钠滴定液(0.1045mol/L)滴定至近终点时，加淀粉指示液，继续滴定至蓝色消失，消耗硫代硫酸钠滴定液 18.33mL，空白滴定消耗硫代硫酸钠滴定液 49.25mL，计算样品的含量与滴定度。　　（　　）

    A. 94.4%，T=3.395mg　　　　　　　B. 98.6%，T=3.395g

    C. 98.6%，T=3.395mg　　　　　　　D. 94.4%，T=3.395g

    E. 33.64%，T=67.89mg

16. 对乙酰氨基酚中对氨基酚检查：取对乙酰氨基酚 1.0g，加甲醇 100mL 溶解后，取此溶液 25mL，加碱性亚硝基铁氰化钠试液 1mL，摇匀，放置 30min，如显色与对乙酰氨基酚对照品 1.0g，加对氨基酚 $50\mu g$，用同一方法制成的对照液比较，不得更深，计算对氨基酚的限量。

    （　　）

    A. 0.005%　　　B. 0.2%　　　C. 0.05%　　　D. 0.02%　　　E. 0.5%

17. 药物分子中具有下列哪一基团才能在酸性溶液中直接用亚硝酸钠液滴定？　　（　　）

    A. 芳伯氨基　　　　B. 硝基　　　　C. 芳酰胺基　　　　D. 酚羟基

    E. 三甲胺基

18. 下列药物中哪个属于芳烃胺类药物？　　（　　）

    A. 盐酸苯乙双胍　　　B. 氧烯洛尔　　　C. 盐酸卡替洛尔　　　D. 盐酸利多卡因

    E. 醋氨苯砜

(二)配伍选择题

    A. 对乙酰氨基酚　　　　　　　　　　B. 苯佐卡因

    C. 盐酸普鲁卡因　　　　　　　　　　D. 肾上腺素

    E. 盐酸普鲁卡因胺

1. 水解后有重氮化-偶合反应　　　　　　　　　　　　　　　（　　）

2. 水解后与碘作用产生碘仿　　　　　　　　　　　　　　　（　　）

3. 与甲醛-硫酸反应产生红色　　　　　　　　　　　　　　　（　　）

4. 在红外图谱中 1540cm^{-1} 处有强吸收　　　　　　　　　（　　）

5. 在红外图谱中约 1700cm^{-1} 处有强吸收　　　　　　　　（　　）

特殊杂质检查原理：

A. 紫外吸收性质的差异　　　　　B. 与显色剂选择作用的差异
C. 色谱行为差异　　　　　　　　D. 酸碱性质差异
E. 氧化还原性质差异

6. 盐酸普鲁卡因中对氨基苯甲酸检查　　　　　　　　　　（　　）
7. 对乙酰氨基酚中对氨基酚的检查　　　　　　　　　　　（　　）
8. 酮体的检查　　　　　　　　　　　　　　　　　　　　（　　）
9. 对乙酰氨基酚的有关物质检查　　　　　　　　　　　　（　　）
10. 酸度检查　　　　　　　　　　　　　　　　　　　　　（　　）

A. 纸层析-分光光度法测定　　　　B. TLC 法
C. 亚硝基铁氰化钠比色法　　　　　D. HPLC 法
E. 使高锰酸钾退色

11. 盐酸卡替洛尔中有关物质检查　　　　　　　　　　　　（　　）
12. 盐酸苯乙双胍中有关双胍的检查　　　　　　　　　　　（　　）
13. 对乙酰氨基酚中对氨基酚的检查　　　　　　　　　　　（　　）
14. 氧烯洛尔的鉴别反应　　　　　　　　　　　　　　　　（　　）
15. 肾上腺素注射液的含量测定　　　　　　　　　　　　　（　　）

(三)比较选择题

A. 对氨基水杨酸钠　　B. 乙酰氨基酚　　C. 两者均是　　　D. 两者均不是

1. 与三氯化铁反应产生紫色　　　　　　　　　　　　　　（　　）
2. 盐酸直接滴定法测定含量　　　　　　　　　　　　　　（　　）
3. 用重氮化法测定含量　　　　　　　　　　　　　　　　（　　）
4. 检查间氨基酚　　　　　　　　　　　　　　　　　　　（　　）
5. 检查对氨基酚　　　　　　　　　　　　　　　　　　　（　　）

A. 盐酸利多卡因　　　B. 盐酸丁卡因　　C. 两者均能　　　D. 两者均不能

6. 具有碘仿反应　　　　　　　　　　　　　　　　　　　（　　）
7. 采用非水滴定法测定含量　　　　　　　　　　　　　　（　　）
8. 与亚硝酸钠作用产生白色沉淀　　　　　　　　　　　　（　　）
9. 能与重金属离子反应产生颜色　　　　　　　　　　　　（　　）
10. 能与三氯化铁反应显色　　　　　　　　　　　　　　　（　　）

A. 氧烯洛尔　　　B. 盐酸异丙肾上腺素　C. 两者均是　　D. 两者均不是

11. 属苯乙胺类　　　　　　　　　　　　　　　　　　　　（　　）
12. 属芳氧丙醇胺类　　　　　　　　　　　　　　　　　　（　　）
13. 非水法测定含量　　　　　　　　　　　　　　　　　　（　　）
14. 具重氮化-偶合反应　　　　　　　　　　　　　　　　（　　）
15. 易被氧化　　　　　　　　　　　　　　　　　　　　　（　　）

(四)多项选择题

1. 属于苯乙胺类药物的有　　　　　　　　　　　　　　　（　　）

A. 苯海拉明　　　　　　　　　　　B. 醋氨苯砜
C. 盐酸麻黄碱　　　　　　　　　　D. 异丙肾上腺素

E. 盐酸普鲁卡因

2. 异丙肾上腺素可用下列哪些方法进行鉴别? （   ）

    A. 氧化反应   B. 三氯化铁反应

    C. 甲醛-硫酸反应   D. 戊烯二醛反应

    E. 香草醛反应

3. 重氮化法指示终点的方法有 （   ）

    A. 永停法   B. 外指示剂法   C. 内指示剂法   D. 电位法

    E. 示波极谱法

4. 盐酸普鲁卡因常用的鉴别反应有 （   ）

    A. 重氮化-偶合反应   B. 红外光谱法   C. 氧化反应   D. 碘仿反应

    E. 水解产物反应

5. 影响重氮化反应的因素有 （   ）

    A. 药物的化学结构   B. 酸及酸度

    C. 芳伯氨基的碱性强弱   D. 反应温度

    E. 滴定速度

6. 重氮化反应要求在强酸性介质中进行,这是因为 （   ）

    A. 防止亚硝酸挥发   B. 可加速反应的进行

    C. 重氮化合物在酸性溶液中较稳定   D. 可使反应平稳进行

    E. 可防止生成偶氮氨基化合物

7. 下列哪些药物不能与亚硝酸钠、β-萘酚作用产生猩红色沉淀? （   ）

    A. 对氨基水杨酸钠   B. 盐酸丁卡因

    C. 肾上腺素   D. 麻黄碱

    E. 对乙酰氨基酚

8. 下列药物中能与亚硝酸钠反应的有 （   ）

    A. 苯佐卡因   B. 普鲁卡因

    C. 盐酸去氧肾上腺素   D. 盐酸苯海拉明

    E. 盐酸丁卡因

9. 对乙酰氨基酚的含量测定方法有 （   ）

    A. 紫外分光光度法   B. 非水溶液滴定法

    C. 亚硝酸钠滴定法   D. 重氮化-偶合比色法

    E. 高效液相法

10. 苯乙胺类药物含量测定方法有 （   ）

    A. 非水溶液滴定法   B. 溴量法

    C. 荧光分光光度法   D. 高效液相法

    E. 阴离子表面活性剂法

11. 盐酸普鲁卡因具有下列性质 （   ）

    A. 具有芳伯氨基   B. 与芳醛缩合成喜夫氏碱

    C. 显重氮化-偶合反应   D. 具有酯键,可水解

    E. 烃胺侧链具碱性

第七章 杂环类药物分析

一、练习思考题

1. 根据异烟肼的结构,简述其鉴别和含量测定方法。

2. 试述异烟肼中游离肼的检查方法和各方法的检查原理。

3. 说明溴酸钾法测定异烟肼的原理与滴定度的计算。

4. 吩噻嗪类药物具有怎样的结构特征?

5. 说明铈量法测定吩噻嗪类药物的反应原理、滴定当量与终点判断。

6. 钯离子比色法能否用于含有氧化产物砜或亚砜混合物中吩噻嗪类药物的含量测定?

7. 吩噻嗪类药物的几种含量测定方法分别利用了其哪些性质?原料和制剂分别以什么方法为主进行测定?

8. 苯骈二氮杂䓬类药物具有怎样的化学性质?

9. 用化学方法区别氯氮䓬和地西泮。

10. 氯氮䓬鉴别方法之一是:取本品约 10mg,加盐酸溶液(1→2)15mL,缓缓煮沸 15min,放冷,加 0.1mol/L 亚硝酸钠液数滴,滴加碱性 β-萘酚试液数滴,即显橙红色沉淀。说明上述鉴别原理。

11. 苯骈二氮杂䓬类药物的含量测定主要采用什么方法?

12. 奥沙西泮中有关物质检查:取本品,加丙酮制成每 1mL 含 5mg 的溶液,作为供试品溶液,精密量取适量,分别加丙酮稀释成每 1mL 含 $10\mu g$ 的对照液(1)和含 $5\mu g$ 的对照液(2)取上述三种溶液各 $20\mu L$,分别点于同一硅胶 HF_{254} 薄层板上,依法测定。供试品溶液如显杂质斑点,其荧光强度与对照溶液(1)的主斑点比较,不得更强;并与对照溶液(2)比较,荧光强度超过的斑点不得多于 1 个。

(1) 硅胶 HF_{254} 中 H、F 和 254 分别代表什么意思?

(2) 允许的最大一个杂质限量是多少?其他杂质的限量是多少?

13. 地西泮片中有关物质检查:取本品细粉 2.0g(相当于地西泮 200mg),加丙酮 5mL 溶解,滤过,取滤液作为供试液;精密量取适量,加丙酮稀释成每 1mL 含 0.20mg 的溶液,作为对照液。吸取上述溶液各 $5\mu L$,分别点于同一硅胶 GF_{254} 薄层板上,依法测定。供试品溶液如显杂质斑点,与对照溶液的主斑点比较,不得更深。

(1)硅胶 GF_{254} 中 G、F 和 254 分别代表什么意思?

(2)计算杂质限量。

二、选择题

（一）最佳选择题

1. 异烟肼加氨制硝酸银试液即发生气泡与黑色混浊，并在试管壁上形成银镜。这是由于其分子结构中有　　　　　　　　　　　　　　　　　　　　　　（　　）
   A. 酰肼基　　　　　　　B. 吡啶环　　　　　　C. 叔胺氮　　　　　D. 共轭系统
   E. 酰胺基

2. 用铈量法测定盐酸氯丙嗪的步骤如下：检品适量，溶于稀硫酸后立即用硫酸铈滴定液（0.1mol/L）滴定至形成的红色消失。终点指示原理是　　　　　　　　　（　　）
   A. 硫酸铈与盐酸氯丙嗪形成配合物
   B. 硫酸铈被氧化
   C. 盐酸氯丙嗪溶于稀硫酸立即显红色，与硫酸铈反应完全后红色消失
   D. 盐酸氯丙嗪被还原
   E. 分步氧化：盐酸氯丙嗪分子在滴定过程中先失去一个电子形成红色的自由基，到达等当点时，全部氯丙嗪分子失去两个电子，红色消失

3. 中国药典采用什么方法测定异烟肼含量？　　　　　　　　　　　　　　　（　　）
   A. 剩余碘量法　　　　B. 溴量法　　　　　　C. 铈量法　　　　　D. 比色法
   E. 溴酸钾法

4. 下列药物中，哪一个药物加氨制硝酸银能产生银镜反应？　　　　　　　　（　　）
   A. 地西泮　　　　　　B. 阿司匹林　　　　　C. 异烟肼　　　　　D. 苯佐卡因
   E. 苯巴比妥

5. 硫酸-荧光反应为地西泮的特征鉴别反应之一。地西泮加硫酸溶解后，在紫外光下显
   　　　　　　　　　　　　　　　　　　　　　　　　　　　　　　　　　　（　　）
   A. 红色荧光　　　　　B. 橙色荧光　　　　　C. 黄绿色荧光　　　D. 淡蓝色荧光
   E. 紫色荧光

6. 有氧化产物存在时，吩噻嗪类药物的鉴别或含量测定方法可选择　　　　　（　　）
   A. 非水溶液滴定法　　　　　　　　　B. 紫外分光光度法
   C. 荧光分光光度法　　　　　　　　　D. 钯离子比色法
   E. 酸碱滴定法

7. 盐酸异丙嗪注射液的含量测定，选择在 299nm 波长处测定，其原因是　　（　　）
   A. 299nm 处是它的最大吸收波长　　　B. 为了排除其氧化产物的干扰
   C. 为了排除抗氧剂的干扰　　　　　　D. 在 299nm 处，它的吸收值最稳定
   E. 在 299nm 处测定误差最小

8. 铈量法测定氯丙嗪含量时，终点颜色变化　　　　　　　　　　　　　　　（　　）
   A. 由淡红色→淡蓝色　　B. 由无色→红色　　　C. 由黄色→绿色　　D. 蓝色褪去
   E. 红色褪去

9. 用溴酸钾法测定异烟肼含量时，1摩尔溴酸钾与几摩尔异烟肼相当？　　（　　）
   A. 1/6　　　　　　　　B. 1/3　　　　　　　　C. 3/2　　　　　　　D. 1/2
   E. 2

10. 某药物遇香草醛,生成黄色结晶,此药物是 （　　）

    A. 苯巴比妥　　　　　B. 异烟肼　　　　　C. 奋乃静　　　　　D. 尼可刹米

    E. 氯氮䓬

11. 苯骈噻嗪类药物在冰醋酸和醋酸汞介质中用高氯酸标准液滴定时,会产生红色氧化物,干扰终点观察,采用什么方法可消除干扰?

    A. 电位法指示终点　　B. 加氯化汞　　　　C. 改变溶液 pH　　　D. 加维生素 C

    E. 做空白

12. 精密量取盐酸氯丙嗪注射液(规格 2mL:50mg)4.0mL,用 0.1mol/L 盐酸溶液稀释至500mL。精密量取此液 20mL,加氨溶液碱化,乙醚提取(20mL×4 次),合并醚液,通空气驱除残余的乙醚后,加稀盐酸稀释至 500mL,作为样品测定液。另取盐酸氯丙嗪对照品,用 0.1mol/L 盐酸溶液稀释至 $8\mu g/mL$,作为对照液。以 0.1mol/L 盐酸溶液为空白,在 λ_{254nm} 和 λ_{277nm} 处测定对照液和样品测定液的吸收度,测得样品测定液的吸收度为 $A_{254}=0.397,A_{277}=0.017$;对照液的吸收度为 $A_{254}=0.405,A_{277}=0.005$,则此注射液每 1mL 中盐酸氯丙嗪的含量(mg/mL)为

    A. 23.75　　　　　　B. 95.0%　　　　　C. 47.5　　　　　D. 7.6

    E. 8.4%

13. 非水法滴定苯骈噻嗪类药物时,$HClO_4$ 与 （　　）

    A. 母核上氮原子作用　　　　　　　　B. 侧链上氮原子作用

    C. 分子中所有氮原子作用　　　　　　D. 未被氧化的分子作用

    E. 抗氧剂有作用

14. 盐酸氯丙嗪片含量测定方法如下:取 10 片,去糖衣后,精密称定,研细,精密称取适量,置 100mL 量瓶中,加盐酸溶液(9→1000)70mL,振摇使溶解,并稀释至刻度,摇匀,滤过,精密量取续滤液 5mL,置另一 100mL 量瓶中,用同一溶剂稀释至刻度,摇匀,于 254nm 波长处测定吸收度,按吸收系数 $E_{cm}^{1\%}=915$,计算每片含量(mg)。已知:称取片粉重量0.0203g,10 片重0.5130g,测得吸收度为 0.450,片剂规格25mg。 （　　）

    A. 99.4%　　　　　　B. 98.4%　　　　　C. 4.84　　　　　D. 48.50

    E. 24.86

15. 精密称取异烟肼 0.2545g,置 100mL 容量瓶中,加水溶解并稀释至刻度,摇匀。精密量取 25mL,加水 50mL 与盐酸 20mL,加甲基橙指示液 1 滴,用溴酸钾滴定液(0.01667mol/L)缓缓滴定至粉红色消失。已知:异烟肼分子量为 137.14,消耗溴酸钾滴定液(0.01685mol/L)18.30mL,计算异烟肼的滴定度(T)和含量(%)?

    A. $T=2.286$,含量=65.8%　　　　　　B. $T=3.429$,含量=66.5%

    C. $T=2.311$,含量=99.7%　　　　　　D. $T=3.429$,含量=99.7%

    E. $T=1.524$,含量=99.7%

(二)配伍选择题

    A. 异烟肼　　B. 尼可刹米　　C. 氯丙嗪　　D. 地西泮　　E. 奥沙西泮

1. 与硝酸作用产生红色 （　　）

2. 水解后有重氮化-偶合反应 （　　）

3. 与氢氧化钠共热,产生的气体可使红色石蕊试纸变蓝 （　　）

4. 加氨制 $AgNO_3$ 产生气泡、黑色浑浊和银镜反应　　　　　　　　（　　）

5. 加酸水解后与茚三酮作用产生紫色　　　　　　　　　　　　　（　　）

下列滴定中 1 摩尔被测物相当于几摩尔滴定液：

  A. 4　　　　　　　　B. 2/3　　　　　　　C. 2　　　　　　　　D. 1

  E. 1/2

6. 溴量法测定异烟肼　　　　　　　　　　　　　　　　　　　　（　　）

7. 铈量法测定盐酸氯丙嗪　　　　　　　　　　　　　　　　　　（　　）

8. 非水碱量法测定地西泮　　　　　　　　　　　　　　　　　　（　　）

9. 溴酸钾法测定异烟肼　　　　　　　　　　　　　　　　　　　（　　）

10. 非水碱量法测定盐酸硫利达嗪　　　　　　　　　　　　　　　（　　）

  A. HPLC 法测定有关物质　　　　　　　B. 水解后有重氮化-偶合反应

  C. 与香草醛缩合呈黄色　　　　　　　　D. 水解后与茚三酮呈色

  E. 非水碱量法测定含量（加醋酸汞处理）

11. 盐酸硫利达嗪　　　　　　　　　　　　　　　　　　　　　　（　　）

12. 硝苯地平　　　　　　　　　　　　　　　　　　　　　　　　（　　）

13. 奥沙西泮　　　　　　　　　　　　　　　　　　　　　　　　（　　）

14. 地西泮　　　　　　　　　　　　　　　　　　　　　　　　　（　　）

15. 异烟肼　　　　　　　　　　　　　　　　　　　　　　　　　（　　）

（三）比较选择题

  A. 氯氮草　　　　　　　B. 地西泮　　　　C. 两者均是　　　　D. 两者均不是

1. 具有硫氮杂蒽母核　　　　　　　　　　　　　　　　　　　　（　　）

2. 用氧瓶燃烧法破坏后，显氯化物反应　　　　　　　　　　　　（　　）

3. 水解后呈芳伯胺反应　　　　　　　　　　　　　　　　　　　（　　）

4. 与三氯化锑反应生成紫红色　　　　　　　　　　　　　　　　（　　）

5. 溶于硫酸后，在紫外光下显黄绿色荧光　　　　　　　　　　　（　　）

  A. 尼可刹米　　　　　　B. 盐酸三氟拉嗪　　C. 两者均是　　　D. 两者均不是

6. 采用非水滴定法测定含量　　　　　　　　　　　　　　　　　（　　）

7. 属于吡啶类药物　　　　　　　　　　　　　　　　　　　　　（　　）

8. 氧瓶燃烧破坏后，用茜素氟蓝比色法测定含量　　　　　　　　（　　）

9. 在硫酸溶液中具荧光　　　　　　　　　　　　　　　　　　　（　　）

10. 与氢氧化钠试液一起加热，释放出的气体可使红色石蕊试纸变蓝色（　　）

  A. 差示分光光度法　　B. 双波长分光光度法　　C. 两者均是　　D. 两者均不是

11. 选择两个合适的波长，测定两波长处吸收度差　　　　　　　　（　　）

12. 选择被测物的等吸收点作为参比波长　　　　　　　　　　　　（　　）

13. 测定被测物在两种不同处理的溶液中的吸收度差　　　　　　　（　　）

14. 消除干扰的一种方法　　　　　　　　　　　　　　　　　　　（　　）

15. 简称 $\triangle A$ 法　　　　　　　　　　　　　　　　　　　　　（　　）

  A. 硝苯地平　　　　　　B. 盐酸异丙嗪　　　C. 两者均是　　　　D. 两者均不是

16. 铈量法测定含量，以邻二氮菲为指示剂　　　　　　　　　　　（　　）

17. 可用钯离子比色法测定含量　　　　　　　　　　　　　　　　（　　）

18. 含吡啶结构 （　　）

19. HPLC 法检查有关物质 （　　）

20. 水解后具重氮化-偶合反应 （　　）

(四)多项选择题

1. 根据吩噻嗪类药物的分子结构与性质,可用下列方法进行含量测定 （　　）

    A. 非水碱量法   B. 紫外分光光度法   C. 铈量法   D. 比色法

    E. 非水酸量法

2. 苯骈二氮杂草类药物的含量测定方法有 （　　）

    A. 中和法   B. 非水滴定法   C. 紫外法   D. 旋光法

    E. 铈量法

3. 用于吡啶类药物鉴别的开环反应有 （　　）

    A. 茚三酮反应   B. 戊烯二醛反应   C. 坂口反应   D. 硫色素反应

    E. 二硝基氯苯反应

4. 异烟肼的鉴别反应有 （　　）

    A. 戊烯二醛反应   B. 三氯化铁反应   C. 香草醛缩合反应   D. 银镜反应

    E. 二硝基氯苯反应

5. 异烟肼中游离肼的检查方法有 （　　）

    A. TLC   B. 比浊法   C. 比色法   D. 紫外法

    E. 差示分光光度法

6. 铈量法测定苯骈噻嗪类药物含量,用下列什么方法指示终点? （　　）

    A. 永停滴定法   B. 淀粉指示剂法

    C. 电导法   D. 被测物自身颜色变化

    E. 电位法

7. 吩噻嗪类药物具有下列性质 （　　）

    A. 多个吸收峰的紫外光谱特征   B. 易被氧化

    C. 能与金属离子络合   D. 侧链上氮原子有碱性

    E. 杂环上氮原子有碱性

8. 下列药物用非水滴定法测定含量时,需加醋酸汞处理的有 （　　）

    A. 氯氮草   B. 盐酸异丙嗪   C. 尼可刹米   D. 盐酸氯丙嗪

    E. 盐酸硫利达嗪

9. 杂环类药物的非水滴定法中,溶解样品的溶剂一般有 （　　）

    A. 甲醇   B. 二甲基甲酰胺   C. 甲醇钠   D. 醋酐

    E. 冰醋酸

10. 可消除吩噻嗪类药物中氧化产物干扰的含量测定方法有 （　　）

    A. 紫外标准对照法   B. 导数分光光度法

    C. 萃取-双波长分光光度法   D. 钯离子比色法

    E. 铈量法

第八章 生物碱类药物分析

一、练习思考题

1. 生物碱类药物的鉴别反应有哪些？

2. 试用理化方法区别、鉴别阿托品、奎宁、吗啡与咖啡因。

3. 某一药物与生物碱沉淀剂发生沉淀反应,是否可以断定这一药物是生物碱?若与生物碱沉淀剂发生阴性反应,能否肯定该药不是生物碱? 为什么?

4. 生物碱类药物中主要特殊杂质是什么? 可用哪些方法检查? 试举2～3例。

5. 生物碱类药物在 TLC 分析中,为什么必须以游离碱形式展开? 可采用什么办法解决?

6. 试述中和法与非水碱量法的异同点?

7. 非水滴定法测定生物碱类药物时要注意哪些问题? 写出常用非水溶剂、滴定剂和指示剂。

8. 非水碱量法测定有机碱药物的氢卤酸盐、硫酸盐、硝酸盐时会有何干扰? 如何消除干扰(分别叙述)?

9. 试述硫酸奎宁以冰醋酸为溶剂,用 $HClO_4$ 直接滴定时的反应当量。

10. 提取酸碱滴定法测定生物碱含量是利用了生物碱的什么性质? 说明测定原理。

11. 在生物碱的提取酸碱滴定法中,选择碱化试剂时应注意什么问题? 最常用的碱化试剂是什么? 它有什么优点?

12. 在提取酸碱滴定法中,对提取溶剂的要求是什么?

13. 提取酸碱滴定法中用氯仿做提取溶剂时,为什么通常蒸至近干,加一定量酸后再将氯仿除尽?

14. 试述酸性染料比色法测定药物含量的原理及影响定量测定的关键因素。

15. 酸性染料比色法测定生物碱类药物时必须选择合适的水相 pH,若 pH 太低或太高将会发生什么不良影响,试说明原因?

16. 酸性染料比色法中,水分对测定有何影响?

17. RP-HPLC 法测定碱性药物时,采用 ODS 柱作为分析柱,存在着哪些问题? 原因何在?如何解决?

18. 硫酸阿托品片含量测定:取本品 20 片,称重,研细,取片粉适量,加水至 50mL,过滤,取续滤液作为供试品溶液。另取本品对照品适量,制成 $50\mu g/mL$ 的溶液。取对照品溶液和供试品溶液各 2.0mL,置分液漏斗中,加 10mL 氯仿,2mL 溴甲酚绿溶液,振摇,分取氯仿层,于420nm 波长处分别测定吸收度,计算,并将结果与 1.027 相乘,即得供试量中含 $(C_{17}H_{23}NO_3)_2$ · H_2SO_4 · $H_2O(M=694.84)$ 的重量。

(1)本法采用的是什么法? 1.027 的由来?

（2）已知：20片重0.1011g，取样40.4mg，对照品溶液吸收度为0.405，供试品溶液吸收度为0.390，规格0.3mg，求片剂的含量？

19. 盐酸伪麻黄碱中酸碱度检查：取本品0.2g，加水10mL溶解后，加甲基红指示液1滴，如显淡红色，加氢氧化钠滴定液（0.02mol/L）0.10mL，应变为黄色。如显黄色，加盐酸滴定液（0.02mol/L）0.10mL，应变为红色。求盐酸伪麻黄碱中酸性和碱性杂质的限量各为多少毫摩尔/克，并说明原理。

20. 中国药典对硫酸奎尼丁及其片剂均采用非水滴定法测定含量。硫酸奎尼丁用高氯酸滴定液（0.1mol/L）直接滴定，其片则加氢氧化钠溶解后用氯仿提取，再用高氯酸滴定液（0.1mol/L）滴定，试分别计算滴定度 T [硫酸奎尼丁分子式为$(C_{20}H_{24}N_2O_2)_2 \cdot H_2SO_4$，分子量为746.9]

21. 硝酸毛果芸香碱的含量测定：取本品约0.2g，精密称定，加冰醋酸30mL，溶解后照电位滴定法，用高氯酸滴定液（0.1mol/L）滴定，每1mL高氯酸滴定液（0.1mol/L）相当于27.13mg的硝酸毛果芸香碱。已知：高氯酸滴定液（0.1mol/L）的$F=1.006$（19℃），取本品0.2013g，消耗高氯酸滴定液（0.1mol/L）7.45mL（25℃），冰醋酸的体积膨胀系数为0.0011，求本品的百分含量。

二、选择题

（一）最佳选择题

1. 下列哪一种酸在冰醋酸中的酸性最强？（　　）
   A. H_3PO_4　　　　　B. HNO_3　　　　　C. $HClO_4$　　　　　D. HCl
   E. H_2SO_4

2. 绿奎宁反应主要用于（　　）
   A. 硫酸奎宁的鉴别　　　　　　　　　B. 盐酸吗啡的鉴别
   C. 磷酸可待因的鉴别　　　　　　　　D. 盐酸麻黄碱的鉴别
   E. 硫酸阿托品的鉴别

3. 用高氯酸溶液滴定硫酸奎尼丁 $[(C_{20}H_{24}N_2O_2)_2 \cdot H_2SO_4]$，以结晶紫为指示剂。1摩尔硫酸奎尼丁与几摩尔高氯酸相当？（　　）
   A. 2　　　　　　B. 3　　　　　　C. 1　　　　　　D. 1/2
   E. 1/3

4. 在酸性染料比色法中，对溶液pH值的要求下列哪一种说法不对？（　　）
   A. 必须使有机碱与H^+结合成盐
   B. 必须使有机碱成阳离子，染料成阴离子
   C. 必须使酸性染料成分子状态
   D. 必须有利于离子对的形成
   E. 必须使酸性染料解离成In^-

5. $HClO_4$标准液的浓度，室温15℃时标定结果为0.1009mol/L，测定碱性药物时，室温为26℃，此时标准液浓度为（　　）
   A. 0.09939　　　　B. 重新标定　　　　C. 0.09969　　　　D. 0.1021
   E. 0.1009

6. 硫酸阿托品中检查莨菪碱是利用了两者的　　　　　　　　　　　　（　　）

 A. 碱性差异　　　　　　　　　　　　　B. 对光选择吸收性质差异

 C. 溶解度差异　　　　　　　　　　　　D. 旋光性质的差异

 E. 吸附性质差异

7. 非水溶液滴定法测定硫酸奎宁原料的含量时，可以用高氯酸直接滴定冰醋酸介质中的供试品，1摩尔高氯酸与几摩尔硫酸奎宁相当？　　　　　　　　　　　　（　　）

 A. 2　　　　　　　B. 1/2　　　　　　C. 1/3　　　　　　D. 1/4

 E. 3

8. 酸性染料比色法中，水相的 pH 值过小，则　　　　　　　　　　　　（　　）

 A. 能形成离子对　　　　　　　　　　　B. 有机溶剂提取能完全

 C. 酸性染料以阴离子状态存在　　　　　D. 生物碱几乎全部以分子状态存在

 E. 酸性染料以分子状态存在

9. 标定高氯酸滴定液时采用的指示剂及基准物质是　　　　　　　　　　（　　）

 A. 酚酞、邻苯二甲酸氢钾　　　　　　　B. 酚酞、重铬酸钾

 C. 淀粉、邻苯二甲酸氢钾　　　　　　　D. 结晶紫、邻苯二甲酸氢钾

 E. 结晶紫、重铬酸钾

10. 咖啡因和茶碱的特征鉴别反应是　　　　　　　　　　　　　　　　　（　　）

 A. 双缩脲反应　　　　　　　　　　　　B. Vitali 反应

 C. Marquis 反应　　　　　　　　　　　D. 紫脲酸铵反应

 E. 绿奎宁反应

11. 硫酸阿托品的含量可采用提取中和法测定，在用有机溶剂提取时，可加入下列哪种试剂处理？　　　　　　　　　　　　　　　　　　　　　　　　　　　　（　　）

 A. 氢氧化钠　　　B. 醋酸　　　　　　C. 氨水　　　　　D. 醋酸钠

 E. 硫酸

12. 高氯酸滴定液滴定某一生物碱药物，以电位法确定终点，测得数据如下：消耗 7.05mL 高氯酸滴定液时，$\Delta^2 E/\Delta V^2 = 5600$，消耗 7.10mL 高氯酸滴定液时，$\Delta^2 E/\Delta V^2 = -400$，用内插法计算，得到等当点体积为　　　　　　　　　　　　　　　　　　　　　（　　）

 A. 7.07mL　　　　B. 7.08mL　　　　C. 7.12mL　　　　D. 7.045mL

 E. 7.10mL

13. 测定阿片中的吗啡，加氯化铵的目的是　　　　　　　　　　　　　　（　　）

 A. 使吗啡自钙盐中游离　　　　　　　　B. 使吗啡在乙醚中溶解

 C. 使那可汀析出沉淀　　　　　　　　　D. 起 pH 缓冲作用

 E. 使吗啡稳定

14. 酸性染料比色法测定的是　　　　　　　　　　　　　　　　　　　　（　　）

 A. 水相中染料的颜色　　　　　　　　　B. 有机相中染料的颜色

 C. 被测离子的颜色　　　　　　　　　　D. 呈电离状态的染料的颜色

 E. 有机相中离子对的颜色

15. 在非水滴定中，标定与测定温度不一致时，标准液的 F 值要进行校正，现有 0.1mol/L HClO₄，室温 18℃时测得 $F=1.003$，23℃时，其校正 F 值应等于　　　　　　　（　　）

 A. 0.998　　　　　B. 1.0085　　　　　C. 1.058　　　　　D. 1.004

E. 1.044

16. 酸性染料比色法中,以有机相提取离子对时,应严防混入水分,否则微量水分可使有机相浑浊,并且由于下列因素而影响测定结果。 (　　)

　　A. 带入了水相中的过量染料　　　　　B. 稀释了离子对的浓度

　　C. 使离子对解离　　　　　　　　　　D. 使提取不完全

　　E. 使离子对不稳定

17. 非水滴定法属半微量法,被测物取用量以消耗标准液多少毫升为宜? (　　)

　　A. 20mL 左右　　　　B. 10mL 左右　　　　C. 7～8mL　　　　D. 15mL 以上

　　E. 18mL 以上

18. 下列药物中碱性最弱的是 (　　)

　　A. 奎宁　　　　　　B. 麻黄碱　　　　　C. 阿托品　　　　D. 咖啡因

　　E. 士的宁

19. 高效液相测定含氮碱性药物时,常需加入扫尾剂,其作用是 (　　)

　　A. 抑制或掩蔽固定相表面的游离硅醇基的活性

　　B. 增加含氮碱性药物的稳定性

　　C. 形成动态离子对固定相

　　D. 使固定相表面形成双电层

　　E. 增加了被测物的脂溶性

20. 某一含氮药物在 22℃时其含量用非水电位滴定,测得如下数据:

V(mL)	0.00	6.50	7.00	7.10	7.15	7.20	7.25	7.30
E(mV)	350	410	440	450	460	496	586	616

已知:取样 0.3839g,$HClO_4$ 滴定液(0.1mol/L)的 $F=1.014$(18℃),滴定度 $T=$

52.56mg,求该药物的百分含量? (　　)

　　A. 99.9%　　　　B. 100.2%　　　　C. 100.3%　　　　D. 100.6%

　　E. 99.5%

(二)配伍选择题

　　A. 电位法指示终点　　　　　　　B. 加 Hg(Ac)$_2$ 处理

　　C. 直接滴定　　　　　　　　　　D. 加 HgCl$_2$ 处理

　　E. 加 Ba(Ac)$_2$

1. 非水碱量法测定水杨酸毒扁豆碱 (　　)

2. 非水碱量法测定磷酸可待因 (　　)

3. 非水碱量法测定硝酸毛果芸香碱 (　　)

4. 非水碱量法测定盐酸吗啡 (　　)

5. 非水碱量法测定氢溴酸东莨菪碱 (　　)

　　A. 解离性溶剂　　　　B. 区分性溶剂　　　　C. 均化性溶剂　　　　D. 碱性溶剂

　　E. 非解离性溶剂

6. 氯仿是 (　　)

7. 水是矿酸的 (　　)

8. 水是硝酸和醋酸的 (　　)

9. 冰醋酸是 (　　)

10.二甲基甲酰胺是　　　　　　　　　　　　　　　　　　　　　　　（　　）

　　A.阿托品　　　　　　B.茶碱　　　　　　C.吗啡　　　　　　D.麻黄碱

　　E.奎尼丁

11.具酯结构　　　　　　　　　　　　　　　　　　　　　　　　　　（　　）

12.具两性　　　　　　　　　　　　　　　　　　　　　　　　　　　（　　）

13.具酸性　　　　　　　　　　　　　　　　　　　　　　　　　　　（　　）

14.具苯烃胺结构　　　　　　　　　　　　　　　　　　　　　　　　（　　）

15.黄嘌呤类衍生物　　　　　　　　　　　　　　　　　　　　　　　（　　）

（三）比较选择题

　　A.阿托品　　　　　　B.吗啡　　　　　　C.两者均是　　　　D.两者均不是

1.具有酯结构　　　　　　　　　　　　　　　　　　　　　　　　　（　　）

2.为两性化合物　　　　　　　　　　　　　　　　　　　　　　　　（　　）

3.显较强碱性　　　　　　　　　　　　　　　　　　　　　　　　　（　　）

4.可用提取容量法测定含量　　　　　　　　　　　　　　　　　　　（　　）

5.用碱性染料比色法测定含量　　　　　　　　　　　　　　　　　　（　　）

　　A.非水碱量法　　　B.非水酸量法　　C.两者均是　　　　D.两者均不是

6.以冰醋酸为溶剂　　　　　　　　　　　　　　　　　　　　　　　（　　）

7.以二甲基甲酰胺为溶剂　　　　　　　　　　　　　　　　　　　　（　　）

8.以水为溶剂　　　　　　　　　　　　　　　　　　　　　　　　　（　　）

9.非水滴定法　　　　　　　　　　　　　　　　　　　　　　　　　（　　）

10.以甲醇钠为滴定剂　　　　　　　　　　　　　　　　　　　　　　（　　）

　　A.硫酸奎宁　　　　　B.磷酸可待因　　C.两者均是　　　　D.两者均不是

11.经氯仿提取后用 $HClO_4$ 滴定,被测物与 $HClO_4$ 的摩尔比为 1：4　（　　）

12.在冰醋酸中用 $HClO_4$ 滴定,被测物与 $HClO_4$ 的摩尔比为 1：1　（　　）

13.$HClO_4$ 滴定时,必须用电位法指示终点　　　　　　　　　　　（　　）

14.$HClO_4$ 滴定时,必须加醋酸汞处理　　　　　　　　　　　　　（　　）

15.在稀硫酸溶液中显蓝色荧光　　　　　　　　　　　　　　　　　（　　）

（四）多项选择题

1.下列哪些药物可用酸性染料比色法进行含量测定?　　　　　　　（　　）

　　A.硫酸阿托品　　　　　　　　　　B.氢溴酸东莨菪碱

　　C.水合氯醛　　　　　　　　　　　D.氢化可的松

　　E.盐酸麻黄碱

2.影响酸性染料比色法的因素有　　　　　　　　　　　　　　　　（　　）

　　A.水相的 pH　　　　　　　　　　B.染料及其浓度的选择

　　C.有机溶剂的选择　　　　　　　　D.水分的影响

　　E.容器的选择

3.生物碱类药物常用的含量测定方法有　　　　　　　　　　　　　（　　）

　　A.HPLC 法　　　　　　　　　　　B.提取中和法

　　C.酸性染料比色法　　　　　　　　D.GC 法

E. 非水酸量法

4. 酸性染料比色法中,水分的混入 （　　）
    A. 使有机溶剂浑浊　　　　　　　　　B. 影响比色
    C. 稀释了离子对浓度　　　　　　　　D. 使离子对解离
    E. 带入了水相中的过量染料

5. 用 TLC 法进行生物碱盐类药物的鉴别时,为使不产生斑点严重拖尾现象,可采用
                                          （　　）
    A. 碱性薄层板　　　　　　　　　　　B. 酸性展开剂
    C. 中性硅胶板　　　　　　　　　　　D. 展开剂中加缓冲液
    E. 碱性展开剂

6. 非水溶液滴定法测定硫酸奎宁含量的反应条件为 （　　）
    A. 冰醋酸-醋酐为溶剂　　　　　　　　B. 高氯酸滴定液(0.1mol/L)滴定
    C. 1 摩尔高氯酸与 1/3 摩尔的硫酸奎宁等当量　　D. 必须用电位法指示终点
    E. 溴酚蓝为指示剂

7. 盐酸吗啡中应检查的特殊杂质为 （　　）
    A. 吗啡　　　　　　B. 阿扑吗啡　　　　　C. 罂粟酸　　　　　　D. 莨菪碱
    E. 其他生物碱

8. 硫酸阿托品的含量测定可采用 （　　）
    A. 非水碱量法　　　　　　　　　　　B. 提取中和法
    C. 酸性染料比色法　　　　　　　　　D. 三氯化铁比色法
    E. 银量法

9. 酸性染料比色法测定生物碱时常用的有机溶剂有 （　　）
    A. 二氯乙烯　　　　　B. 三氯甲烷　　　　　C. 二氯甲烷　　　　　D. 苯
    E. 四氯化碳

10. RP-HPLC 法测定生物碱药物时存在的问题如保留时间过长、拖尾等,可采用下列方法加以解决。 （　　）
    A. 加扫尾剂　　　　　　　　　　　　B. 加酸使生物碱成盐
    C. 用硅胶作固定相　　　　　　　　　D. 提取后再测定
    E. 用金刚烷基硅烷化硅胶作固定相

11. 酸性染料比色法测定生物碱,最常用的酸性染料为 （　　）
    A. 甲酚红　　　　　B. 酚红　　　　　C. 溴麝香草酚蓝　　　　D. 溴甲酚绿
    E. 溴甲酚紫

12. 气相法测定生物碱类药物含量时,通常具有下列特征? （　　）
    A. 注入生物碱盐时可得到游离碱和盐两个色谱峰
    B. 无论注入生物碱盐还是游离碱,均只能得到游离碱一个色谱峰
    C. 在高温下气化,盐类解离成游离碱
    D. 必须用热导检测器检测
    E. 一般将生物碱盐碱化后用有机溶剂提取游离碱,再进样分析

13. 生物碱类的一般鉴别反应有 （　　）
    A. 沉淀反应　　　　　B. 显色反应　　　　　C. 熔点测定　　　　　D. 红外光谱法

E. 紫外光谱法

14. 提取酸碱滴定法通常是将被测物碱化、有机溶剂提取,然后用适当方法进行滴定,滴定方法有　　　　　　　　　　　　　　　　　　　　　　　　　　　(　)

A. 用碱返提后用酸滴定剩余的碱

B. 将有机溶剂蒸干,加过量酸滴定液使溶解,然后用碱滴定剩余的酸

C. 用酸滴定液返提后用碱滴定剩余的酸

D. 不蒸去溶剂,直接用碱滴定

E. 将有机溶剂蒸干,加中性乙醇溶解后用酸直接滴定

15. 生物碱类药物的特殊杂质检查,常用方法有　　　　　　　　　　　(　)

A. 旋光法　　　　B. 非水滴定法　　　C. 紫外分光光度法　　D. TLC 法

E. EDTA 法

第九章　维生素类药物分析

一、练习思考题

1. 将维生素 A 溶于无水乙醇-盐酸溶液中,测定紫外吸收光谱,在 326nm 波长处有一吸收峰,而将此液置水浴上加热,冷却后,在 300～400nm 范围内出现 3 个吸收峰,这是为什么?

2. 用紫外分光光度法测定维生素 A 含量时,采用三点校正法的目的是什么?

3. 药典规定以什么表示维生素 A 的质量,它与重量关系如何?

4. 维生素 A 用紫外法测定含量时,要应用校正公式,此校正公式的推导有哪两种方法?分别说说每一种方法中 λ_2,λ_3 是怎样选择的?

5. 按照中国药典维生素 A 测定法测定时,什么情况下需应用校正公式?什么情况下需用第二法测定?

6. 紫外分光光度法测定维生素 A 中的换算因数 1900 的含义是什么?含量计算公式中的 $E_{cm}^{1\%}$ 与通常意义的 $E_{cm}^{1\%}$ 有何不同?

7. 维生素 E 具有怎样的结构特点和性质?

8. 维生素 E 中游离生育酚的检查原理是什么?

9. 中国药典、美国药典、日本药局方分别采用什么方法测定维生素 E 的含量?

10. 维生素 B_1 具有怎样的性质?可用哪些方法进行鉴别?

11. 盐酸硫胺的特殊反应是什么?说明其原理。

12. 重量法测定维生素 B_1 时,为什么要加盐酸?硅钨酸量对含量测定有何影响?

13. 硅钨酸重量法测定维生素 B_1 时,其重量换算因数 0.1939 是如何求得的?

14. 硅钨酸重量法测定维生素 B_1 中,生成的沉淀为什么要依次用煮沸的盐酸溶液、水和丙酮洗涤?

15. 维生素 B_1 除用硅钨酸重量法、非水碱量法测定含量外,还可采用什么方法测定含量?试举 2～3 例,并说明测定原理。

16. 维生素 C 具有哪些鉴别反应?

17. 药典采用什么方法测定维生素 C 含量?该法测定时应注意什么问题?

18. 用 2,6-二氯吲哚酚测定维生素 C 含量时,如何判断滴定终点?

19. 维生素 D 的含量测定中国药典采用 HPLC 法,该法所用的色谱柱和流动相与一般反相色谱法有何区别?药典收载了几种测定方法,分别用于什么情况下维生素 D 的含量测定?

二、选择题

(一)最佳选择题

1.维生素 A 具有易被紫外光裂解、易被空气中氧或氧化剂氧化等性质,是由于分子中含有 （　）
  A.环己烯基   B.2,6,6-三甲基环己烯基
  C.伯醇基   D.乙醇基
  E.共轭多烯醇侧链

2.维生素 C 能与硝酸银试液反应生成去氢抗坏血酸和金属银黑色沉淀,是因为分子中含有 （　）
  A.环己烯基   B.伯醇基   C.仲醇基   D.二烯醇基
  E.环氧基

3.维生素 C 一般表现为一元酸,是由于分子中 （　）
  A.C_2 上的羟基   B.C_3 上的羟基   C.C_6 上的羟基   D.二烯醇基
  E.环氧基

4.中国药典测定维生素 E 含量的方法为 （　）
  A.气相色谱法   B.高效液相色谱法
  C.碘量法   D.荧光分光光度法
  E.紫外分光光度法

5.下列药物的碱性溶液,加入铁氰化钾后,再加正丁醇,显蓝色荧光的是 （　）
  A.维生素 A   B.维生素 B_1 C.维生素 C   D.维生素 D
  E.维生素 E

6.紫外法测定维生素 A 含量时,测得 λ_{max} 在 330nm,A/A_{328} 比值中有一个比值超过了规定值± 0.02,应采用什么方法测定? （　）
  A.多波长测定   B.取 A_{328} 值直接计算
  C.用皂化法(第二法)   D.用校正值计算
  E.比较校正值与未校正值的差值后再决定

7.用碘量法测定维生素 C 的含量,已知维生素 C 的分子量为 176.13,每 1mL 碘滴定液(0.05mol/L)相当于维生素 C 的量为 （　）
  A.17.61mg   B.8.806mg   C.176.1mg   D.88.06mg
  E.1.761mg

8.需检查特殊杂质游离生育酚的药物是 （　）
  A.维生素 A   B.维生素 B_1 C.维生素 C   D.维生素 E
  E.维生素 D

9.重量法测定时,加入适量过量的沉淀剂,可使被测物沉淀更完全,这是利用 （　）
  A.盐效应   B.酸效应   C.络合效应   D.溶剂化效应
  E.同离子效应

10.2,6-二氯靛酚法测定维生素 C 含量,终点时溶液 （　）
  A.由红色→无色   B.由蓝色→无色   C.由无色→红色   D.由无色→蓝色

E. 由红色→蓝色

11. 硫色素荧光法测定维生素 B_1 溶液,测得对照液荧光强度为 45%(浓度 $2.0\mu g/mL$),空白液荧光强度为 5%;样品液荧光强度为 55%,空白液荧光强度为 5%。维生素 B_1 溶液的含量为 ( )

    A. $2.4\mu g/mL$ B. $2.5\mu g/mL$ C. $1.5\mu g/mL$ D. $1.6\mu g/mL$

    E. $2.44\mu g/mL$

12. 维生素 A 在盐酸存在下加热后,在 350~390nm 波长间出现 3 个最大吸收峰,这是因为维生素 A 发生了 ( )

    A. 氧化反应   B. 去水反应   C. 水解反应   D. 异构化反应

    E. 共轭反应

13. 维生素 B_1 与下列哪个试剂反应产生扇形白色结晶? ( )

    A. 硅钨酸   B. 苦酮酸   C. 磷钼酸   D. 碘化汞钾   E. 碘

14. 精密称取维生素 C 约 0.2g,加新煮沸放冷的蒸馏水 100mL,与稀醋酸 10mL 使溶解,加淀粉指示液 1mL,立即用碘滴定液($0.05mol/L$)滴定至溶液显持续的蓝色。此操作中加新煮沸放冷的蒸馏水的目的是 ( )

    A. 使维生素 C 溶解   B. 除去水中微生物的影响

    C. 使终点敏锐   D. 除去水中二氧化碳的影响

    E. 消除水中溶解氧的影响

15. 紫外法测定维生素 A 含量,测得校正后的 A 值与未校正的 A 值的相对差值为 -10%。 ( )

    A. 改用色谱法测定   B. 应按"其他维生素 A"规定的方法测定

    C. 不需要校正,仍按原来的 A 值计算   D. 应以校正后的 A 值计算含量

    E. 改用第二法测定

16. 盐酸硫胺在碱性溶液中与下列哪个试剂作用,在异丁醇中产生蓝色荧光? ( )

    A. 过氧化氢   B. 高锰酸钾   C. 溴水   D. 氰化钾

    E. 铁氰化钾

17. 在用反相 HPLC 法分离测定 B 族维生素时,常加入己烷磺酸钠,其目的是 ( )

    A. 调节溶液的 pH,使样品充分游离

    B. 与 B 族维生素反应,生成离子对,易于被色谱柱保留

    C. 防止样品被氧化

    D. 络合样品中微量的金属离子

    E. 提高分离度

18. 维生素 A 的含量测定:取本品适量,用环己烷稀释成 $20.46\mu g/mL$ 的溶液,在规定波长处测得吸收度见下表。已知:校正公式 $A_{328(校正)}=3.52(2A_{328}-A_{316}-A_{340})$,换算因子 $=1900$,维生素 A 的规格为每 1g 含维生素 A 50 万 U。求本品相当于标示量的百分含量? ( )

    A. 100.0%   B. 104.0%   C. 102.0%   D. 99.7%

    E. 101.2%

λ(nm)	A	药典规定的吸收度比值
300	0.324	0.555
316	0.495	0.907
328	0.560	1.000
340	0.472	0.811
360	0.229	0.299

19. 维生素 A 胶丸规格为 5000U,20 粒胶丸内容物总重量为 1.6532g,精密称取内容物适量,加环已烷溶解并稀释至 100mL,摇匀,精密量取 1mL,再加环已烷稀释至 10mL,使其浓度为 9～15IU/mL。试计算内容物取样量范围(g)?

A. 1.653～2.480   B. 0.1653～0.2480

C. 0.2683～0.4138   D. 0.3333～0.5555

E. 0.1488～0.2480

20. 维生素 C 片(规格 100mg)的含量测定:取 20 片,精密称定,重 2.1020g,研细,精密称取 0.4012g 片粉,置 100 量瓶中,加稀醋酸 10mL 与新沸过的冷水至刻度,振摇,使维生素 C 溶解,摇匀,用干燥滤纸迅速滤过,精密量取续滤液 50mL,加淀粉指示液 1mL,用碘滴定液 (0.1008mol/L)滴定至溶液显蓝色并持续 30s 不褪,消耗碘滴定液22.36mL,每 1mL 的碘滴定液(0.1mol/L)相当于 8.806mg 的维生素 C。平均每片含维生素 C 多少毫克?

A. 51.99   B. 100.5   C. 103.2   D. 51.58   E. 104.0

21. 维生素 B_1 的硫色素荧光法:精密称取本品 0.0202g,加 0.2mol/L 盐酸溶液溶解并稀释至 100mL,精密量取 1mL,稀释至 100mL,再取 1.0mL,定量稀释至 10mL,作为供试品溶液。精密量取供试品溶液 5mL 两份,分别置甲、乙两试管中,于甲管中加入铁氰化钾的氢氧化钠溶液 3.0mL,乙管中加入同样浓度的氢氧化钠溶液 3.0mL(作为空白),两管中分别加入 20.0mL 的异丁醇,剧烈振摇 90s,加无水乙醇 2mL,旋摇数秒钟,待分层后,取上层异丁醇溶液,测定荧光强度。另取维生素 B_1 对照品适量,用 0.2mol/L 盐酸溶液溶解并稀释至 0.21μg/mL 溶液,作为对照液。精密量取 5mL 两份,按照供试品溶液同法处理,测定。测得对照液的甲、乙两管的荧光强度分别为55.3％和4.1％,供试品溶液甲、乙两管的荧光强度分别为52.4％和4.3％,计算维生素 B_1 的含量   ( )

A. 97.7％   B. 110.7％   C. 99.7％   D. 101.2％

E. 105.2％

(二)配伍选择题

A. 蓝色荧光   B. 不稳定蓝色

C. 黄色→红色→绿色   D. 生育酚

E. 红色褪去

1. 在酸性溶液中,2.6-二氯靛酚与维生素 C 作用   ( )

2. 维生素 A 与三氯化锑作用   ( )

3. 维生素 E 在酸性或碱性溶液中加热产生   ( )

4. 盐酸硫胺在碱性条件下与铁氰化钾作用   ( )

5. 维生素 D 与醋酐-浓硫酸反应　　　　　　　　　　　　　　　　（　　）
　　在硅钨酸重量法测定维生素 B₁ 含量中
　　A. 为得到较大颗粒的沉淀　　　　　　　B. 除去多余的沉淀剂
　　C. 除去剩余的 HCl　　　　　　　　　　D. 除去剩余的水分
　　E. 使沉淀组成恒定
6. 加 HCl 的目的　　　　　　　　　　　　　　　　　　　　　　（　　）
7. 沉淀剂加完后煮沸 2～5min　　　　　　　　　　　　　　　　（　　）
8. 用热的 HCl 洗涤沉淀　　　　　　　　　　　　　　　　　　　（　　）
9. 用丙酮洗涤沉淀　　　　　　　　　　　　　　　　　　　　　　（　　）
10. 80℃ 干燥　　　　　　　　　　　　　　　　　　　　　　　　（　　）
　　A. 消除盐酸的影响　　　　　　　　　　B. 除去水分
　　C. 水解　　　　　　　　　　　　　　　D. 消除抗氧剂的干扰
　　E. 除去水中的氧
11. 铈量法测定维生素 E 含量,加 H_2SO_4,加热回流的作用是　　（　　）
12. 硅钨酸重量法测定维生素 B₁,沉淀用丙酮洗是　　　　　　　　（　　）
13. 非水碱量法测定维生素 B₁,加醋酸汞的作用是　　　　　　　　（　　）
14. 碘量法测定维生素 C,溶解样品的水须采用新沸放冷的水的目的是为了（　　）
15. 碘量法测定维生素 C 注射液时,要加丙酮,其作用是　　　　　（　　）

(三)比较选择题

　　A. 维生素 A　　　　B. 维生素 B₁　　　C. 两者均可　　　D. 两者均不可
1. 可用三氯化锑反应鉴别　　　　　　　　　　　　　　　　　　　（　　）
2. 可与生物碱沉淀剂反应生成沉淀　　　　　　　　　　　　　　　（　　）
3. 可用紫外分光光度法测定含量　　　　　　　　　　　　　　　　（　　）
4. 定量加入硫代硫酸钠,用标准碘液作剩余滴定　　　　　　　　　（　　）
5. 可用硫色素反应鉴别　　　　　　　　　　　　　　　　　　　　（　　）
　　A. 维生素 B₁　　　　B. 维生素 C　　　C. 两者均能　　　D. 两者均不能
6. 与碘化汞钾生成黄色沉淀　　　　　　　　　　　　　　　　　　（　　）
7. 属水溶性维生素类　　　　　　　　　　　　　　　　　　　　　（　　）
8. 属脂溶性维生素类　　　　　　　　　　　　　　　　　　　　　（　　）
9. 与 2,6-二氯靛酚反应使颜色消失　　　　　　　　　　　　　　（　　）
10. 在碱性条件下与铁氰化钾反应,产生蓝色荧光　　　　　　　　（　　）
　　A. 维生素 D　　　　B. 维生素 E　　　C. 两者均是　　　D. 两者均不是
11. 具有酯结构　　　　　　　　　　　　　　　　　　　　　　　　（　　）
12. 在 $\lambda 325\sim 328nm$ 有 λ_{max}　　　　　　　　　　　　　（　　）
13. 用 NP-HPLC 法测定含量　　　　　　　　　　　　　　　　　（　　）
14. 水中不溶　　　　　　　　　　　　　　　　　　　　　　　　　（　　）
15. 检查甲萘醌和顺式异构体　　　　　　　　　　　　　　　　　（　　）

(四)多项选择题

1. 测定维生素 A 的紫外三点校正法中,三点波长的选择是　　　　（　　）

A.一点为最大吸收波长　　　　　　　B.其余两点在最大吸收波长的两侧

C.两点离最大吸收波长的距离相等　　D.两点吸收度相等,均为最大吸收的6/7

E.采用几何法或代数法求得校正公式

2.维生素 A 分子中含有共轭多烯侧链,因此它具有下列物理化学性质　　　　(　　)

A.不稳定,易被紫外光裂解

B.易被空气中氧或氧化剂氧化

C.遇三氯化锑试剂呈现不稳定蓝色

D.在紫外光区呈现强烈吸收

E.易溶于水

3.硅钨酸重量法测定维生素 B_1,沉淀于 80℃干燥,这与　　　　　　　　(　　)

A.沉淀组成有关　　B.换算因数有关　　C.沉淀形状有关　　D.沉淀纯度有关

E.保持 4 分子结晶水有关

4.重量法测定药物含量时,影响沉淀溶解度的因素有　　　　　　　　　　(　　)

A.同离子效应　　　B.盐效应　　　　C.酸效应　　　　　D.络合效应

E.共沉淀

5.维生素 A 的紫外测定法中应用的两个校正公式也称　　　　　　　　　(　　)

A.回归方程式　　　　B.联立方程式　　　C.等波长差校正式　　D.五点校正式

E.等吸收差校正式

6.紫外法(第一法)测定维生素 A 含量时,在哪些情况下需应用校正值计算含量?(　　)

A.λ_{max} 在 326～329nm

B.A/A_{328} 值未超过规定比值的±0.02

C.$\dfrac{A_{328}(校正)-A_{328}}{A_{328}}\times100\%<\pm3\%$

D.$\dfrac{A_{328}(校正)-A_{328}}{A_{328}}\times100\%$ 在 $-15\%\sim-3\%$

E.$\dfrac{A_{328}(校正)-A_{328}}{A_{328}}\times100\%<-15\%$ 或 $>+3\%$

7.维生素 C 的鉴别反应,常采用的试剂有　　　　　　　　　　　　　　(　　)

A.碱性酒石酸铜　　　B.硝酸银　　　　C.碘化铋钾　　　　D.乙酰丙酮

E.三氯醋酸和吡咯

8.维生素 E 的含量测定方法有　　　　　　　　　　　　　　　　　　(　　)

A.酸性染料比色法　　B.气相色谱法　　C.高效液相法　　　D.铈量法

E.三氯化锑比色法

9.现版中国药典对维生素 B_1 及其制剂采用什么方法测定含量?　　　　　(　　)

A.高效液相法　　　B.紫外分光光度法　C.非水碱量法　　　D.硅钨酸重量法

E.硫色素荧光法

10.下列哪些不是维生素 C 所具有的性质?　　　　　　　　　　　　　(　　)

A.在乙醚、氯仿中溶解　　　　　　　B.具强还原性

C.分子中有两个手性碳原子　　　　　D.在酸性溶液中成盐

E.具有糖的性质

第十章　甾体激素类药物分析

一、练习思考题

1. 甾体激素类药物可分为哪几类？各类结构有何特征？

2. 如何根据甾体激素类药物的结构特征进行鉴别确证？

3. 指出氢化可的松、雌二醇和醋酸甲地孕酮的化学结构式中各自具有分析意义的并能体现该类激素专属性反应的基团及其分析方法。

4. 本类药物的红外光谱图具有哪些特征吸收频率？

5. 中国药典与美国药典用红外光谱法鉴别药物时，采用的方法有何不同？各有何优缺点？

6. 如何区别睾丸素与炔雌醇的红外光谱图？

7. 用紫外分光光度法测定甾体激素类药物含量是利用了哪一部分结构特征？最大吸收波长分别在何处？

8. 可的松由于保存不当，C_{17}-侧链已部分分解为 $C_{17}-COOH$，用异烟肼法不能测得其中可的松的含量，为什么？可以改用什么方法测定其含量，并说明此种方法的测定原理？

9. 炔雌醇可用硝酸银-氢氧化钠滴定法测定含量，试用反应式表示测定原理。

10. 四氮唑比色法测定肾上腺皮质激素药物含量，药物官能团对反应速度有何影响？列出可的松、氢化可的松和地塞米松磷酸钠的四氮唑比色法反应速度快慢顺序，并说明理由。

11. 甾体激素类药物中含有哪些特殊杂质？分别采用什么方法检测？如何控制其他甾体的量？

12. 异烟肼比色法可用于哪些甾体激素类药物的含量测定？请说明测定原理、影响因素及主要应用范围。

13. Kober 反应用于哪类甾体激素药物的分析？主要试剂是什么？

14. 地塞米松磷酸钠中甲醇和丙酮的检查：精密量取甲醇 $10\mu L$（相当于 7.9mg）与丙酮 $100\mu L$（相当于 79mg），置 100mL 量瓶中，精密加 0.1%（mL/mL）正丙醇（内标物质）溶液 20mL，加水稀释至刻度，摇匀，作为对照液；另取本品约 0.16g，置 10mL 量瓶中，精密加入上述内标溶液 2mL，加水溶解并稀释至刻度，摇匀，作为供试品溶液。取上述溶液，照气相色谱法测定。测得供试液中丙酮峰面积为 423879，正丙醇峰面积为 537838；无甲醇峰；对照液中丙酮峰面积 430878，正丙醇峰面积 535428，甲醇峰面积 125436。本品取样 0.1683g。内标法计算本品中丙酮的百分含量？若规定 0.16g 样品中产生的丙酮峰面积不得超过对照液中丙酮峰面积，那么本品中丙酮量是否符合规定？丙酮的限量是多少？

15. 醋酸氟轻松中硒的检查：取本品 50mg，照氧瓶燃烧法进行有机破坏，以硝酸溶液（1→30）25mL 为吸收液，燃烧完毕，用 15mL 水冲洗瓶塞，洗液并入吸收液中，作为供试液。另取已知含量的亚硒酸钠适量，依法制成每 1mL 含 1μg 硒的溶液，精密吸取 5mL，加硝酸溶液（1→

30)25mL 和水 10mL，作为对照液。取对照液和供试液依法测定，测得对照液和供试液在 378nm 处的吸收度分别为 0.544 和 0.437。规定供试液的吸收度不得大于对照液的吸收度。求硒的限量？同时计算本品中硒的含量？

二、选择题

(一)最佳选择题

1. 甾体激素分子中 A 环的 α、β-不饱和酮基，在乙醇溶液中的紫外吸收波长约在 （　　）
   A. 240nm　　　　　　B. 260nm　　　　　　C. 280nm　　　　　　D. 300nm
   E. 320nm

2. 用 IR 法鉴别某一药物，测得 1635cm^{-1} 处、3000cm^{-1} 左右、3400～3500cm^{-1} 处，1700～ 1750cm^{-1} 处有四组特征峰，此药可能是 （　　）
   A. 雌二醇　　　　　　B. 黄体酮　　　　　　C. 甲基睾丸素　　　　D. 醋酸氢化可的松
   E. 炔雌醇

3. 四氮唑比色法可用于下列哪个药物的含量测定？ （　　）
   A. 可的松　　　　　　B. 睾丸素　　　　　　C. 雌二醇　　　　　　D. 炔雌醇
   E. 黄体酮

4. Kober 反应用于定量测定的药物为 （　　）
   A. 口服避孕药　　　　B. 雌激素　　　　　　C. 雄性激素　　　　　D. 皮质激素
   E. 孕激素

5. 氢化可的松因保管不当，C$_{17}$-α-醇酮基有部分被分解，欲测定未被分解的氢化可的松的含量应采用 （　　）
   A. 三氯化铁比色法　　　　　　　　　　　B. 紫外分光光度法
   C. 异烟肼比色法　　　　　　　　　　　　D. 四氮唑比色法
   E. 酸性染料比色法

6. 取己酸孕酮 0.0105g，加无水乙醇溶解后稀释至 10.0mL，取此液 1.00mL，置 100mL 量瓶中，加无水乙醇至刻度，置 1cm 吸收池内测得吸收度 0.390，以 $E_{1cm}^{1\%}$ 为 393，计算己酸孕酮的百分含量。 （　　）
   A. 9.45%　　　　　　B. 94.5%　　　　　　C. 98.3%　　　　　　D. 9.3%
   E. 101.2%

7. 某一药物，测得红外光谱的特征峰为：3610cm^{-1}，3505cm^{-1}，3300cm^{-1}，1600cm^{-1} 左右，该药可能是 （　　）
   A. 氢化可的松　　　　B. 甲基睾丸素　　　　C. 炔雌醇　　　　　　D. 苯丙酸诺龙
   E. 醋酸泼尼松

8. 分别有可的松、黄体酮、地塞米松磷酸钠三种制剂，要进行含量测定，可采用 （　　）
   A. 四氮唑法测定可的松、黄体酮，异烟肼法测定地塞米松磷酸钠
   B. 异烟肼法测定该三种药物
   C. 四氮唑法测定黄体酮、地塞米松磷酸钠，2,4-二硝基苯肼法测定可的松
   D. 铁酚试剂法测定地塞米松磷酸钠，四氮唑法测定可的松，异烟肼法测定黄体酮

E.芳香醛比色法测定黄体酮、可的松,HPLC 测定地塞米松磷酸钠

9.四氮唑比色法测定皮质激素时,下列哪一个药物反应最快?　　　　　　（　　）

    A.地塞米松磷酸钠　　　　　　　　　　B.可的松

    C.氢化可的松　　　　　　　　　　　　D.醋酸氢化可的松

    E.醋酸泼尼松龙

10.某药物与硫酸-乙醇共热产生黄色,冷却后加水或稀硫酸稀释,加热显桃红色,此药物是　　　　　　　　　　　　　　　　　　　　　　　　　　　　　　　　　（　　）

    A.睾丸素　　　　　　B.黄体酮　　　　　　C.雌二醇　　　　　　D.炔诺酮

    E.可的松

11.下列哪个药物具有盐酸苯肼反应?　　　　　　　　　　　　　　　　　（　　）

    A.黄体酮　　　　　　B.苯甲酸雌二醇　　　C.雌二醇　　　　　　D.甲睾酮

    E.氢化可的松

12.下面哪一种说法不正确?　　　　　　　　　　　　　　　　　　　　　（　　）

    A.Kober 反应用于雌激素测定

    B.紫外光谱法用于所有甾体激素测定

    C.四氮唑法用于皮质激素测定

    D.异烟肼法用于所有甾体激素测定

    E.盐酸苯肼法用于皮质激素测定

13.称取己酸孕酮 0.0105g,加无水乙醇溶解并稀释至 10mL,摇匀,精密吸取 1mL,置 100mL 容量瓶中,加无水乙醇稀释至刻度,置 1cm 吸收池内,于 240nm 处测定吸收度,已知己酸孕酮的 $E_{1cm}^{1\%}=393$,测得样品液吸收度 $A=0.399$,按干燥品(干燥失重0.5%)计算己酸孕酮百分含量。　　　　　　　　　　　　　　　　　　　　　　　　　　　　（　　）

    A.97.2%　　　　　　B.96.7%　　　　　　C.98.5%　　　　　　D.97.0%

    E.101.8%

14.醋酸氢化可的松的含量采用高效液相法测定:取本品对照品适量,精密称定,加甲醇定量稀释成每 1mL 中约含 0.35mg 的溶液。精密量取该溶液和内标溶液(0.30mg/mL 炔诺酮甲醇溶液)各 5mL,置 25mL 量瓶中,加甲醇稀释至刻度,摇匀,取 10μL 注入液相色谱仪,记录色谱图。另取本品适量,同法测定,按内标法计算含量。已知:对照品取样为 36.2mg,样品取样为 35.5mg,测得对照液中醋酸氢化可的松和内标准的峰面积分别为5467824 和6125843,样品液中醋酸氢化可的松和内标准的峰面积分别为5221345 和6122845,计算本品的含量。　（　　）

    A.97.4%　　　　　　B.102.6%　　　　　C.94.19%　　　　　D.94.2%

    E.98.5%

15.醋酸氢化可的松软膏含量测定:精密称取醋酸氢化可的松对照品 25.3mg,置 100mL 量瓶中,加无水乙醇溶解并稀释至刻度,摇匀,即得对照品溶液;另精密称取本品2.5150g(相当于醋酸氢化可的松约25mg),置烧杯中,加无水乙醇约 30mL,在水浴中加热使溶解,再置冰浴中冷却,滤过,滤液置 100mL 量瓶中,同法提取 3 次,滤液并入量瓶中.加无水乙醇稀释至刻度,摇匀,即得供试品溶液。精密量取对照品溶液与供试品溶液各 1mL,分别置干燥具塞试管中,各精密加无水乙醇 9mL 与氯化三苯四氮唑试液 1mL,摇匀,再加氢氧化四甲基铵试液 1mL。摇匀,在 25℃暗处放置 40～45min,在485nm 的波长处测定吸收度。测得对照品溶液与供试品溶液的吸收度分别为 0.478 和 0.468。计算本品的百分含量。　　　　　　　　（　　）

A. 0.985%   B. 0.991%   C. 98.5%   D. 99.1%
E. 1.027%

(二)配伍选择题

A. 黄体酮   B. 炔雌醇   C. 苯丙酸诺龙   D. 氟轻松   E. 丙酸睾酮

1. 与斐林试剂反应生成橙红色沉淀   （   ）
2. 与亚硝基铁氰化钠作用产生蓝紫色   （   ）
3. 与硝酸银生成白色银盐沉淀   （   ）
4. 与重氮苯磺酸反应生成红色偶氮染料   （   ）
5. 与茜素氟蓝反应显色   （   ）

A. 只用于本类药物的原料药测定   B. 适用于本类药物原料与制剂的含量测定
C. 多在乙醇溶液中测定   D. 在酸性条件下反应
E. 在碱性条件下反应

6. 四氮唑盐比色法   （   ）
7. 异烟肼比色法   （   ）
8. Kober 反应比色法   （   ）
9. 紫外分光光度法   （   ）
10. HPLC 法   （   ）

A. GC 法   B. 钼蓝比色法
C. 茜素氟蓝比色法   D. 经盐酸羟胺还原后与二氨基萘反应呈色
E. 在碱性溶液中与间二硝基苯反应呈色

11. 游离磷酸的检查   （   ）
12. 硒的检查   （   ）
13. 甲醇和丙酮的检查   （   ）
14. 氟离子的检查   （   ）
15. 雌酮的检查   （   ）

A. 四氮唑盐比色法   B. 异烟肼比色法
C. 硝酸银-氢氧化钠滴定法   D. 紫外分光光度法
E. 硫酸呈色反应

16. 利用甾体骨架   （   ）
17. 利用整个分子特征   （   ）
18. 利用分子中的乙炔基   （   ）
19. 利用 $\triangle^4$-3-酮   （   ）
20. 利用 C_{17}-α-醇酮基   （   ）

(三)比较选择题

A. 地塞米松磷酸钠   B. 雌二醇
C. 两者均可   D. 两者均不可

1. 酸性染料比色法测定含量   （   ）
2. 异烟肼法测定含量   （   ）
3. 紫外分光光度法测定含量   （   ）

4. 检查甲醇和丙酮的残留量 （　　）

5. 硫酸-乙醇比色法测定含量 （　　）

　　A. 可的松　　　　　　　B. 黄体酮　　　　　　C. 两者均是　　　　　D. 两者均不是

6. 具有 $C_{17}-COCH_3$ 结构 （　　）

7. 在 λ_{280nm} 附近有最大吸收 （　　）

8. 可用四氮唑比色法测定 （　　）

9. 可用异烟肼比色法测定 （　　）

10. 具有 $C_{17}-CO-CH_2OH$ 结构 （　　）

　　A. 甲基睾丸素　　　　　B. 炔雌醇　　　　　　C. 两者均是　　　　　D. 两者均不是

11. 与 2.4-二硝基苯肼反应 （　　）

12. 与浓硫酸作用显色 （　　）

13. 在 λ_{254nm} 处有最大吸收 （　　）

14. 与重氮苯磺酸盐作用 （　　）

15. 与 $AgNO_3-NaOH$ 反应 （　　）

　　A. 可的松　　　　　　　B. 雌二醇　　　　　　C. 两者均可　　　　　D. 两者均不可

16. 亚硝酸钠滴定法 （　　）

17. 高效液相色谱法 （　　）

18. 能与羰基试剂缩合 （　　）

19. 可用硫酸-乙醇反应比色法测定 （　　）

20. 可用四氮唑比色法测定 （　　）

（四）多项选择题

1. 氢化可的松含量测定可采用下列方法 （　　）

　　A. 紫外分光光度法　　　　　　　　B. 异烟肼比色法

　　C. 反相 HPLC 法　　　　　　　　　D. 四氮唑盐法

　　E. 硫酸苯肼法

2. 其他甾体的检查通常采用 （　　）

　　A. TLC 法测定　　　　　　　　　　B. 比色法测定

　　C. GC 法测定　　　　　　　　　　 D. 多采用硫酸-乙醇或四氮唑盐显色

　　E. 以高低浓度法控制杂质限量

3. 在酸性溶液中能与异烟肼试剂反应产生黄色化合物的甾体激素有 （　　）

　　A. 黄体酮　　　　　B. 睾丸素　　　　　C. 炔雌醇　　　　　D. 可的松

　　E. 地塞米松

4. 根据可的松的分子结构与性质可用下列哪些方法进行含量测定？ （　　）

　　A. 四氮唑盐比色法　　　　　　　　B. 异烟肼比色法

　　C. 紫外分光光度法　　　　　　　　D. 硝酸银-氢氧化钠滴定法

　　E. 铁-酚试剂比色法

5. 在强碱性溶液中能与四氮唑盐反应产生有色化合物的甾体激素有 （　　）

　　A. 黄体酮　　　　　B. 雌二醇　　　　　C. 醋酸可的松　　　　D. 地塞米松

　　E. 氢化可的松

6. 可用于氢化可的松的鉴别反应有 （　　）

A. 与浓硫酸的呈色反应   B. 重氮化偶合反应

C. 与四氮唑盐的呈色反应   D. 与 2,4-二硝基苯肼的呈色反应

E. 与碘化铋钾试液的呈色反应

7. 四氮唑比色法   (   )

     A. 是 $\triangle^4$-3 酮结构的特征反应   B. 在氢氧化四甲基铵溶液中进行

     C. 避光暗处显色   D. 生成红色或蓝色

     E. 以乙醇为溶剂

8. 甾类激素类药物的特殊杂质检查项目有   (   )

     A. 碱度或酸度   B. 雌酮   C. 其他甾体   D. 乙炔基

     E. 杂质吸收度

9. 在甲基睾丸素的 IR 谱图中可观察到如下特征峰   (   )

     A. $1750cm^{-1}$ B. $1670cm^{-1}$ C. $3000cm^{-1}$ D. $3300cm^{-1}$

     E. $3450cm^{-1}$

10. 甾体激素类药物可用紫外法测定含量,它们的 λ_{max} 在   (   )

     A. 325nm 左右   B. $3400cm^{-1}$ 左右

     C. $1680cm^{-1}$ 左右   D. 240nm 左右

     E. 280nm 左右

11. 醋酸可的松软膏的含量测定可采用

     A. 四氮唑比色法   B. 盐酸苯肼法   C. 紫外分光光度法   D. 硝酸银滴定法

     E. 三氯化铁比色法

12. TLC 法检查甾体激素类药物中的其他甾体时,常用的显色剂是   (   )

     A. 三氯化锑   B. 硫酸

     C. 氢氧化四甲基铵   D. 红四氮唑

     E. 蓝四氮唑

13. 醋酸地塞米松的鉴别方法有   (   )

     A. 硫酸显色法   B. 四氮唑比色法

     C. 异烟肼比色法   D. 与斐林试剂反应生成橙红色沉淀

     E. 与硝酸银生成白色银盐沉淀

14. 炔诺酮的分子结构具有下列特征   (   )

     A. $\triangle^4$-3 酮结构   B. C_{17}-CO-CH_2OH 结构

     C. 乙炔基   D. C_{17}-$COCH_3$ 结构

     E. 苯环

15. 影响四氮唑盐比色法的因素有   (   )

     A. 药物分子中基团的影响   B. 空气和光线

     C. 温度与时间   D. 溶液酸碱度

     E. 溶剂与水分

第十一章　抗生素类药物分析

一、练习思考题

1. 抗生素类药物具有哪些特点？分析方法和含量表示方法与化学合成药有何不同？
2. 抗生素效价测定方法主要分为生物学法和物理化学法两大类,两法各有何特点？
3. β-内酰胺类抗生素具有怎样的结构特征和性质？
4. 青霉素类抗生素分子中哪部分结构最不稳定?易受哪些试剂作用发生降解反应而失活？
5. β-内酰胺类抗生素的含量可采用多种理化方法测定,这些方法分别利用了该类药物的什么性质？
6. 试述碘量法测定 β-内酰胺类抗生素含量的反应原理、影响因素和含量计算方法。并说明为什么不采用一般容量分析以滴定度计算含量的方式来计算 β-内酰胺类抗生素的含量。
7. β-内酰胺类抗生素的特殊杂质主要有哪些？如何检查？
8. 试述电位络合滴定法测定青霉素含量的原理、指示终点的方法、空白实验的操作与目的。
9. 氨基糖苷类抗生素分子具有怎样的结构特征？
10. 链霉素的麦芽酚反应、N-甲基葡萄糖胺反应、坂口反应分别利用了链霉素分子的哪部分结构？说明方法的原理与专属性。
11. 庆大霉素无紫外吸收,中国药典采用高效液相法测定 C 组分的相对含量时采用什么方法进行检出？
12. 试述四环素类药物的结构特征与理化性质。
13. 在四环素类药物的薄层层析分析中为获得较好的分离及克服拖尾现象,可采用什么措施？
14. 四环素类抗生素中有关杂质主要指什么？一般采用什么方法控制这些杂质？
15. 注射用普鲁卡因青霉素的含量测定:取内容物约 0.12g,精密称定,置 100mL 容量瓶中,加水溶解并稀释至刻度,摇匀。精密量取 5mL 两份,一份中加 1mol/L 氢氧化钠溶液 1mL,放置 20min 后,再加 1mol/L 盐酸溶液 1mL 与醋酸-醋酸钠缓冲液(pH4.5)5mL,精密加入碘滴定液(0.01mol/L)15mL,密塞,在 20～25℃暗处放置 20min,用硫代硫酸钠滴定液(0.01mol/L)滴定;另一份加醋酸-醋酸钠缓冲液(pH4.5)5mL,精密加入碘滴定液(0.01mol/L)15mL,密塞,在 20～25℃暗处放置 20min,用硫代硫酸钠滴定液(0.01mol/L)滴定,作为空白。另取青霉素对照品同法测定作为对照。已知:本品规格 80 万 U,测得水分 3.0%,5 瓶内容物总重 3.8167g,称取内容物重 0.1205g;对照品(97.5%,1600U/1mg)称重 0.0819g;样品和空白消耗的硫代硫酸钠滴定液(0.01mol/L)分别为 8.05mL 和 16.23mL;对照品和空白消耗的硫代硫酸钠滴定液(0.01mol/L)分别为 8.15mL 和 16.45mL,计算本品相当于标示量的百分含量(按无水物计,每 1mg 含青霉素应为 1050~1180U;按平均装量计,含青霉素应为标示量的 95.0%~105.0%)。

16. 什么叫高分子聚合物？中国药典采用什么方法控制？说明自身对照外标法的原理。

二、选择题

(一)最佳选择题

1. 下列哪个药物发生羟肟酸铁反应？ （   ）
   A. 青霉素　　　　　B. 庆大霉素　　　　　C. 红霉素　　　　　D. 链霉素
   E. 维生素 C

2. 用碘量法测定青霉素的依据是 （   ）
   A. 青霉素分子中的 β-内酰胺环与碘作用
   B. 青霉素分子的氢化噻唑环上硫原子与碘作用
   C. 青霉素整个分子与碘作用
   D. 青霉素分子中的酰胺基与碘作用
   E. 青霉素经碱水解生成的青霉噻唑酸与碘作用

3. 碘量法测定青霉素类药物时,为克服温度影响,可采用 （   ）
   A. 空白试验　　　　B. 平行试验　　　　C. 标准品对照　　　　D. 生物学法
   E. 降低 pH 值

4. 具有氨基糖苷结构的药物是 （   ）
   A. 链霉素　　　　　·B. 青霉素 G　　　　C. 头孢拉定　　　　D. 金霉素
   E. 红霉素

5. 中国药典测定氨基糖苷类药物的含量采用 （   ）
   A. 微生物法　　　　B. 碘量法　　　　　C. 汞量法　　　　　D. 比色法
   E. 反相高效液相色谱法

6. 青霉素类药物的酸碱滴定法采用的是 （   ）
   A. 直接滴定法　　　B. 置换滴定法　　　C. 标准对比法　　　D. 双相滴定法
   E. 剩余滴定法

7. 碘量法测定青霉素时空白试验的目的是 （   ）
   A. 消除温度影响　　　　　　　　　　B. 为了计算方便
   C. 消除降解产物等杂质的影响　　　　D. 校正标准液浓度
   E. 使与对照品条件一致

8. 测定盐酸土霉素的比旋度时,若称取供试品 0.5050g,置 50mL 量瓶中,加盐酸溶液(9→1000)稀释至刻度,用 2dm 长的样品管测定,规定比旋度为 −188°~−200°。则旋光度范围应为 （   ）
   A. −3.80°~−4.04°　　　　　　　　B. −380°~−404°
   C. −1.90°~−2.02°　　　　　　　　D. −190°~202°
   E. −1.88°~2.00°

9. 电位配位滴定法测定青霉素类含量时采用何法指示终点？ （   ）
   A. 氧化还原指示剂　　　　　　　　　B. 永停法

C.电位滴定法　　　　　　　　　　　　　D.示波极谱法

E.酸碱指示剂法

10.中国药典采用紫外分光光度法测定氨苄西林钠的含量,其方法为　　　　　　　(　　)

A.在酸性条件下降解氨苄西林钠,测定其降解后的紫外光谱

B.测定氨苄西林钠降解产物的铜盐的紫外光谱,以标准对照法计算含量

C.经碱水解后,测定水解产物的紫外光谱以标准对照法计算含量

D.在咪唑催化下形成青霉烯酸硫醇汞盐,测定该盐的紫外光谱,以标准对照法计算含量

E.以不经降解的同样量的样品作为空白对照

11.中国药典采用高效液相法测定庆大霉素 C 组分的相对含量时采用什么方法进行检

出?

A.三氯化铁显色法　　　　　　　　　　B.邻苯二醛与巯基醋酸衍生化法

C.硫醇汞盐法　　　　　　　　　　　　D.柱后衍生化法

E.荧光法

12.TLC 法鉴别四环素类药物时,在固定相和流动相中加 EDTA 的目的是什么　(　　)

A.调节展开系统的 pH

B.与四环素类药物络合,改善色谱行为

C.防止四环素类分解

D.克服因痕量金属离子存在而引起的拖展现象

E.克服因痕量金属离子存在而引起的荧光淬灭现象

13.聚合物检查采用什么方法　　　　　　　　　　　　　　　　　　　　　(　　)

A.RP-HPLC　　　　　　　　　　　　　B.NP-HPLC

C.葡聚糖凝胶色谱　　　　　　　　　　D.离子对色谱

E.以离子表面活性剂为流动相的胶束色谱

(二)配伍选择题

A.薄层色谱法　　　　　　　　　　　　B.微生物法

C.电位配位滴定　　　　　　　　　　　D.高效液相色谱法

E.坂口反应

1.硫酸庆大霉素组分测定　　　　　　　　　　　　　　　　　　　　　　　(　　)

2.链霉素的鉴别　　　　　　　　　　　　　　　　　　　　　　　　　　　(　　)

3.巴龙霉素效价测定　　　　　　　　　　　　　　　　　　　　　　　　　(　　)

4.普鲁卡因青霉素含量测定　　　　　　　　　　　　　　　　　　　　　　(　　)

5.链霉素中链霉素 B 的检查　　　　　　　　　　　　　　　　　　　　　　(　　)

青霉素类药物的含量测定:

A.碘量法　　　　　　　　　　　　　　B.电位配位滴定

C.酸碱滴定法　　　　　　　　　　　　D.紫外分光光度法

E.高效液相色谱法

6.与降解产物青霉噻唑酸反应　　　　　　　　　　　　　　　　　　　　　(　　)

7.用碱定量水解后,采用剩余滴定的方法　　　　　　　　　　　　　　　　(　　)

8.采用两次滴定,电位法指示终点　　　　　　　　　　　　　　　　　　　(　　)

9.与咪唑、氯化高汞作用,测定反应生成物　　　　　　　　　　　　　　　(　　)

10. 与硫酸铜-枸橼酸反应,测定反应生成物　　　　　　　　　　　　　(　)
　　A.链霉胍　　　　　　B.链霉糖　　　　　　C.β-内酰胺环　　　　D.四环素
　　E.氨基糖苷
11. 麦芽酚反应　　　　　　　　　　　　　　　　　　　　　　　　　(　)
12. 羟肟酸铁反应　　　　　　　　　　　　　　　　　　　　　　　　(　)
13. 茚三酮反应　　　　　　　　　　　　　　　　　　　　　　　　　(　)
14. 三氯化铁反应　　　　　　　　　　　　　　　　　　　　　　　　(　)
15. 坂口反应　　　　　　　　　　　　　　　　　　　　　　　　　　(　)
　　A.葡聚糖凝胶色谱法　　　　　　　　　　B.TLC 法
　　C.离子对 RP-HPLC 法　　　　　　　　　D.RP-HPLC 法
　　E.X-射线衍射法
16. 现版中国药典检查四环素中差向异构体　　　　　　　　　　　　(　)
17. 高分子聚合物的检查　　　　　　　　　　　　　　　　　　　　(　)
18. 检查链霉素中链霉素 B　　　　　　　　　　　　　　　　　　　(　)
19. 阿莫西林克拉维酸钾片的含量测定　　　　　　　　　　　　　　(　)
20. 庆大霉素 C 组分分析　　　　　　　　　　　　　　　　　　　　(　)

（三）比较选择题

　　A.四环素　　　　　　B.链霉素　　　　　　C.两者均能　　　　D.两者均不能
1. 可与酸成盐　　　　　　　　　　　　　　　　　　　　　　　　(　)
2. 羟肟酸铁反应　　　　　　　　　　　　　　　　　　　　　　　(　)
3. 坂口反应　　　　　　　　　　　　　　　　　　　　　　　　　(　)
4. 有紫外吸收　　　　　　　　　　　　　　　　　　　　　　　　(　)
5. 具有荧光　　　　　　　　　　　　　　　　　　　　　　　　　(　)
　　A.链霉素　　　　　　B.硫酸庆大霉素　　　C.两者均可　　　　D.两者均不可
6. N-甲基葡萄糖胺反应　　　　　　　　　　　　　　　　　　　　(　)
7. 与氯化钡反应　　　　　　　　　　　　　　　　　　　　　　　(　)
8. 麦芽酚反应　　　　　　　　　　　　　　　　　　　　　　　　(　)
9. 三氯化铁反应　　　　　　　　　　　　　　　　　　　　　　　(　)
10. 茚三酮反应　　　　　　　　　　　　　　　　　　　　　　　　(　)
　　A.氨苄西林钠　　　　　　　　　　　　　B.普鲁卡因青霉素
　　C.两者均是　　　　　　　　　　　　　　D.两者均不是
11. 具 β-内酰胺环　　　　　　　　　　　　　　　　　　　　　　(　)
12. 硫醇汞盐法测定含量时,需先进行乙酰化反应　　　　　　　　　(　)
13. 易发生差向异构化　　　　　　　　　　　　　　　　　　　　　(　)
14. 重氮化偶合反应　　　　　　　　　　　　　　　　　　　　　　(　)
15. 可采用电位配位滴定法测定含量　　　　　　　　　　　　　　　(　)

（四）多项选择题

1. 根据青霉素类抗生素的分子结构与理化性质,可用下列方法进行含量测定 (　)
　　A.碘量法　　　　　　　　　　　　　　B.紫外分光光度法

C. 酸碱滴定法　　　　　　　　　D. 高效液相法

E. 电位络合滴定法

2. 青霉素和头孢菌素类抗生素具有下列性质　　　　　　　　　（　　）

A. 酸性　　　　　　　B. 旋光性　　　　　　C. 能与三氯化铁反应

D. 在酸、碱和某些氧化剂的作用下，分子中的 β-内酰胺环破裂或发生分子重排

E. 能与矿酸或有机酸形成溶于水的盐

3. 用生物学方法测定抗生素的效价有下列优点　　　　　　　　（　　）

A. 能确定抗生素的生物效价

B. 方法灵敏度高，检品用量小

C. 对纯度高和纯度差的检品都适用

D. 对分子结构已知或未知的抗生素均适用

E. 快速、简便

4. 属于 β-内酰胺类的抗生素药物有　　　　　　　　　　　（　　）

A. 阿莫西林　　　　　B. 新霉素　　　　　　C. 头孢克洛　　　　　D. 奈替米星

E. 多西环素

5. 链霉素的鉴别方法有　　　　　　　　　　　　　　　　　（　　）

A. 坂口反应　　　　　B. 麦芽酚反应　　　　C. 三氯化铁反应　　　D. 茚三酮反应

E. N-甲基葡萄糖胺反应

6. 抗生素类药物具有下列特点　　　　　　　　　　　　　　　（　　）

A. 稳定性差　　　　　B. 化学纯度低　　　　C. 异构体多　　　　　D. 脂溶性小

E. 异物污染可能性大

7. 抗生素活性以效价单位表示，它是指　　　　　　　　　　　（　　）

A. 每毫升或每克中含有某种抗生素的有效成分的多少

B. 每毫升或每毫克中含有某种抗生素的有效成分的多少

C. 用单位（u）表示

D. 用微克（μg）表示

E. 各种抗生素的效价基准是人为规定的

8. 四环类抗生素　　　　　　　　　　　　　　　　　　　　（　　）

A. 易产生异构化反应　　　　　　　　　B. 具有荧光

C. 可与 $FeCl_3$ 反应，产生不同颜色　　　D. 糖基部分易水解

E. 只能与酸成盐

9. 红霉素分子由下列结构组成　　　　　　　　　　　　　　　（　　）

A. β-内酰胺环、克拉定糖

B. 大环内酯、两个糖分别与内酯环相连

C. β-内酰胺环，克拉定糖、葡萄糖

D. 红霉内酯、克拉定糖、脱氧氨基己糖

E. 红霉内酯、果糖、葡萄糖

10. 电位配位滴定法测定青霉素类药物　　　　　　　　　　　　（　　）

A. 以硝酸汞为滴定剂　　　　　　　　　B. 电位法指示终点

C. 滴定出现两个突跃　　　　　　　　　D. 以第一突跃为滴定终点

E. 青霉素分子不与汞盐反应

11. 氨苄西林钠的紫外分光光度法　　　　　　　　　　　　　　　　　（　　）

    A. 在 λ_{max} 处直接测定

    B. 提取后测定

    C. 采用咪唑催化-汞盐形成的分光光度法

    D. 在 λ_{325nm} 处测定青霉烯酸硫醇汞盐的吸收度

    E. 须先乙酰化

12. 影响碘量法测定青霉素类药物的因素有　　　　　　　　　　　　　（　　）

    A. 指示剂用量　　　　B. 酸度　　　　　　C. 滴定剂浓度　　　D. 反应时间

    E. 温度

13. 四环素的"杂质吸收度"检查主要是检查　　　　　　　　　　　　　（　　）

    A. 异构体　　　　　　B. 脱水四环素　　　C. 脱水差向四环素　D. 金霉素

    E. 其他四环素类

14. 下列药物中中国药典采用 HPLC 法测定含量的有　　　　　　　　　（　　）

    A. 头孢哌酮　　　　　B. 维生素 E　　　　C. 新霉素　　　　　D. 美他环素

    E. 氧氟沙星制剂

15. 聚合物检查采用自身对照外标法计算限量、该标准是　　　　　　　（　　）

    A. 高分子聚合物对照品

    B. 被检药物对照品

    C. 药物对照品在特定流动相条件下形成缔合物

    D. 样品液中高分子聚合物的色谱峰面积与缔合物峰面积比较,计算含量

    E. 样品液中高分子聚合物的色谱峰面积与高分子聚合物对照品峰面积比较计算含量

第十二章　药物的有机破坏与前处理方法

一、练习思考题

1. 一些药物测定前需进行有机破坏处理,常用前处理方法有哪些?

2. 试述氧瓶燃烧法破坏含卤素药物的原理及注意事项。

3. 含氟药物进行氧瓶燃烧法破坏时应注意什么问题?破坏后可用哪些方法进行测定(说明原理)?

4. 盐酸胺碘酮用氧瓶燃烧法破坏后碘量法测定含量,1 摩尔盐酸胺碘酮消耗几摩尔硫代硫酸钠? 请说明原理?

5. 根据泛影酸结构,设计 2～3 种含量测定方法,写出反应原理及主要试剂。

6. 以三氯叔丁醇为例说明加热回流水解法的原理和方法,加热回流水解法适用哪一类含卤素有机药物的测定?

7. 举例说明酸、碱性还原后测定法的基本原理和方法。

8. 常用湿法破坏试剂有哪些?

9. 简述氮测定法的基本原理和方法。

10. 凯氏定氮常量法测定药物含量时,蒸馏终点的确定有哪些方法?

11. 凯氏定氮法消解装置中凯氏瓶为何要成 45°角,并加一小漏斗? 蒸馏时蒸汽发生器中的水为何要加稀硫酸使之成酸性?

12. 凯氏定氮法中蒸馏时加入的碱量对氮的定量是否有影响? 说明原因。

13. 用有机溶剂提取生物样品中药物时,要使 90% 以上药物被提取,如何根据药物 pK_a 值来选取水相 pH 值?

14. 常用生物样品有血、尿和唾液,测定前一般要进行哪些处理?

15. 为什么要除去蛋白质? 常用的去蛋白质方法有哪些?

16. 常用提取方法有哪些? 影响各个方法提取率的影响因素分别有哪些?

17. 在 GC 或 HPLC 测定中有时要对药物进行衍生化,其目的是什么?

18. 干酵母片含量测定:取本品 10 片,精密称定,重 5.0060g,研细,精密称取片粉 0.5007g,凯氏定氮法测定,以 2% 硼酸溶液 50mL 为吸收液,甲基红-溴甲酚绿为指示剂,用硫酸滴定液(0.05mol/L)滴定,消耗硫酸滴定液($F = 1.029$)14.28mL,空白消耗 0.08mL,每 1mL 硫酸滴定液(0.05mol/L)相当于 1.401mg 的氮,蛋白质中氮含量为 16%,干酵母片规格为 0.3g,求干酵母片中蛋白质含量相当于标示量的百分含量。并回答下列问题:

(1)2% 硼酸溶液 50mL 是否需精密量取? 为什么?

(2)若要求取相当于干酵母 0.5g 的片粉,根据上述有关条件,计算应称取片粉多少克?

(3)凯氏定氮法中硫酸、无水硫酸钠、硫酸铜分别起什么作用?

(4)计算干醇母片的含量。

二、选择题

(一)最佳选择题

1. 分子中的氮不能被凯氏定氮法完全转变为氨的化合物是　　　　　　　（　　）
  A. 脂肪族胺类　　　　B. 芳香族胺类　　　　C. 硝基化合物　　　　D. 氨基酸类
  E. 酰胺类

2. 氧瓶燃烧法破坏下列哪一药物时，应采用石英燃烧瓶　　　　　　　　（　　）
  A. 含硫药物　　　　　B. 含氟药物　　　　　C. 含碘药物　　　　　D. 含溴药物
  E. 含氯药物

3. 三氯叔丁醇(分子量为186.47)的含量测定步骤如下：取检品适量，用乙醇溶解后加氢氧化钠液加热回流，冷却，用硝酸酸化，加过量硝酸银液，剩余的硝酸银用硫氰酸铵液滴定，以铁盐为指示剂。每1mL的硝酸银滴定液(0.1mol/L)相当于三氯叔丁醇的毫克数为　（　　）
  A. 18.65　　　　　　B. 6.216　　　　　　C. 9.324　　　　　　　D. 62.16
  E. 1.865

4. 测定卤素原子与脂肪碳链相连的含卤素有机药物(如三氯叔丁醇)的含量时，通常选用的方法是　　　　　　　　　　　　　　　　　　　　　　　　　　　　　　（　　）
  A. 碱性氧化后测定法　　　　　　　　B. 直接溶解后测定法
  C. 碱性还原后测定法　　　　　　　　D. 直接回流后测定法
  E. 原子吸收分光光度法

5. 含氟药物氧瓶燃烧时，要注意　　　　　　　　　　　　　　　　　　　（　　）
  A. 爆炸　　　　　　　　　　　　　　B. 用 500mL 燃烧瓶
  C. 用石英燃烧瓶　　　　　　　　　　D. 不能用水作吸收液
  E. 应加催化剂

6. 在用 $H_2SO_4-K_2SO_4$ 湿法破坏中，K_2SO_4 的作用是　　　　　　　　　（　　）
  A. 催化剂　　　　　　B. 氧化剂　　　　　　C. 防止样品挥发　　　D. 还原剂
  E. 提高 H_2SO_4 沸点，防止 H_2SO_4 分解

7. 凯氏定氮法的测定方法有三种，其中甲醛法的特点是　　　　　　　　（　　）
  A. 直接用标准硫酸液滴定　　　　　　B. 用硼酸作吸收液
  C. 省去蒸馏　　　　　　　　　　　　D. 样品用量少
  E. 用硫酸作吸收液

8. 精密称定干醇母片 10 片，重 3.3375g，研细，精密称取片粉 0.0320g，依法测定，消耗 H_2SO_4 滴定液(0.005mol/L，$F=1.059$)15.64mL。已知干醇母片的规格 0.3g，每 1mL H_2SO_4 滴定液(0.005mol/L)相当于 0.1401mg 氮，蛋白质含氮量为 16%，计算供试品中蛋白质相当于标示量的百分含量的公式为　　　　　　　　　　　　　　　　　　　　　　（　　）

  A. $\dfrac{15.64\times1.059\times0.1401}{0.0320}\times\dfrac{3.3375/10}{0.3}\times100\%$

  B. $\dfrac{15.64\times1.059\times0.1401}{0.0320\times1000}\times\dfrac{3.3375/10}{16/100\times0.3}\times100\%$

C. $\dfrac{15.64\times1.059\times0.1401}{0.0320\times1000}\times\dfrac{16}{100}\times\dfrac{3.3375}{10\times0.3}\times100\%$

D. $\dfrac{15.64\times1.059\times0.1401}{0.0320\times16}\times\dfrac{3.3375}{0.3}\times16\%$

E. $\dfrac{15.64\times1.059\times0.1401}{0.0320\times1000}\times\dfrac{3.3375}{0.3\times1000}\times16\%$

9. 盐酸胺碘酮（$C_{25}H_{29}I_2NO_3\cdot HCl$）以 1mol/L 氢氧化钠溶液和水为吸收液,经氧瓶燃烧法破坏后,加入溴醋酸溶液,振摇,放置数分钟,加甲酸,通空气除去剩余的溴蒸气,再加入碘化钾,密塞,摇匀,最后用硫代硫酸钠滴定液（0.02mol/L）滴定至终点。试计算每 1mL 硫代硫酸钠滴定液（0.02mol/L）相当于多少毫克盐酸胺碘酮（$C_{25}H_{29}I_2NO_3\cdot HCl$）和多少毫克碘？已知: $C_{25}H_{29}I_2NO_3\cdot HCl$ 的分子量为 681.78,I 的原子量为 126.9　　　　　　　（　　）

　　A. 相当于盐酸胺碘酮 1.136mg,碘 0.211mg

　　B. 相当于盐酸胺碘酮 2.273mg,碘 0.211mg

　　C. 相当于盐酸胺碘酮 6.818mg,碘 0.211mg

　　D. 相当于盐酸胺碘酮 6.818mg,碘 0.423mg

　　E. 相当于盐酸胺碘酮 1.136mg,碘 0.423mg

10. 取含巴比妥的血浆样品 5mL,酸化后,精密加入 25mL 氯仿萃取,过滤,取滤液 4.0mL,用 0.45mol/L NaOH 4.0mL 振摇提取,取此碱性水层于 260nm 处测得吸收度 A_1 为 0.606,另取滤液 4.0mL,加 1mol/L 硼酸-KCl 缓冲液（pH 约为 10）4.0mL 振摇提取,取水层于 260nm 处测得 A_2 为 0.229。同时取 25.0μg/mL 巴比妥氯仿溶液 4.0mL,照上法提取、测定,测得 A_1' 为 0.608,A_2' 为 0.202,计算血浆中巴比妥的含量（mg/mL）。　（　　）

　　A. 116.1mg/mL　　　　　　　　　　B. 29.02mg/mL

　　C. 0.029mg/mL　　　　　　　　　　D. 0.1161mg/mL

　　E. 23.21mg/mL

11. 欲提取尿中某一碱性药物,其 pKa 为 7.8,要使 99.9% 的药物能被提取出来,尿样 pH 应调节到　　　　　　　　　　　　　　　　　　　　　　　　　　（　　）

　　A. 5.8　　　　　B. 9.8　　　　　C. 4.8 以下　　　　D. 10.8 或 10.8 以上

　　E. 4.8 以上

12. 柱切换技术实为一种在线的什么技术　　　　　　　　　　　　　（　　）

　　A. 色质联用　　　B. 固相分离　　　C. 液相分离　　　D. 有效

　　E. 多级色谱

13. 血液加抗凝剂,离心,取上清液,即得　　　　　　　　　　　　（　　）

　　A. 血清　　　　　B. 全血　　　　　C. 血浆　　　　　D. 血细胞

　　E. 血清白蛋白

14. 冷藏是指　　　　　　　　　　　　　　　　　　　　　　　　（　　）

　　A. −4℃　　　　　B. 4℃　　　　　C. −20℃　　　　D. 8℃ 以下

　　E. 0℃

15. 氧瓶燃烧法中最常用的吸收液是　　　　　　　　　　　　　　（　　）

　　A. 水　　　　　B. 氢氧化钠　　　C. 水-氢氧化钠　　　D. 过氧化氢

　　E. 水-氢氧化钠-过氧化氢

(二)配伍选择题

A. 直接回流后测定法   B. 碱性还原后测定法

C. 凯氏定氮法   D. 碱性氧化后测定法

E. 直接测定法

1. 葡萄糖酸锑钠   (   )

2. 含氮药物   (   )

3. 泛影酸   (   )

4. 三氯叔丁醇   (   )

5. 富马酸亚铁   (   )

A. 湿法破坏   B. 干法破坏   C. 氧瓶燃烧法   D. 凯氏定氮法

E. 碱性还原法

6. 氢氧化钠-锌粉,加热回流   (   )

7. 包含有机破坏和定量测定   (   )

8. 无水碳酸钠,高温炽灼   (   )

9. 在充满氧气的瓶中燃烧   (   )

10. 硝酸-高氯酸,加热沸腾   (   )

(三)比较选择题

A. 含碘有机药物   B. 含氟有机药物   C. 两者均可   D. 两者均不可

1. 用氧瓶燃烧法破坏后测定   (   )

2. 有机破坏后经适当处理,用硫代硫酸钠标准液滴定   (   )

3. 有机破坏后,用茜素氟蓝比色法测定含量   (   )

4. 有机破坏后,用硫氰酸铵标准液滴定   (   )

5. 用玻璃燃烧瓶   (   )

A. 氧瓶燃烧法   B. 凯氏定氮法   C. 两者均是   D. 两者均不是

6. 具备有机破坏和药物测定的双重功能   (   )

7. 药物测定的前处理方法   (   )

8. 干法破坏   (   )

9. 湿法破坏   (   )

10. 适合于含卤素药物的测定   (   )

A. 液-固提取   B. 液-液提取   C. 两者均是   D. 两者均不是

11. 利用药物与杂质在两相中的分配系数或吸附性能不同 (   )

12. 除去蛋白质的方法   (   )

13. 提取率受溶液 pH 影响   (   )

14. 纯化分离药物的方法   (   )

15. 不会产生乳化   (   )

(四)多项选择题

1. 氮测定法是将含氮有机物与浓硫酸共热,检品中所含的氮转变成氨并与硫酸结合成盐,用氢氧化钠碱化后蒸馏,蒸馏出的氨可用下列溶液吸收   (   )

A. 硫酸滴定液   B. 硼酸溶液   C. 氯化钠溶液   D. 盐酸滴定液

E. 蒸馏水

2. 有机破坏的方法可分为湿法和干法两大类,根据所用试剂不同,湿法破坏有 （　　）
    A. Na_2CO_3-KOH 法　　　　　　　　B. $MgO-H_2SO_4$ 法
    C. HNO_3-HClO_4 　　　　　　　　　D. $HNO_3-H_2SO_4$ 法
    E. $H_2SO_4-K_2SO_4$ 法

3. 氧瓶燃烧法可用于下列分析的前处理 （　　）
    A. 含卤素有机药物的含量测定　　　　　B. 含硅有机药物的鉴别
    C. 含氟有机药物的鉴别　　　　　　　　D. 药物中杂质硒的检查
    E. 含硫药物的含量测定

4. 常用生物样品包括 （　　）
    A. 血浆　　　　　　B. 尿　　　　　　C. 唾液　　　　　　D. 肝匀浆
    E. 血球

5. 含卤素药物进行含量测定时,根据卤素结合的牢固程度可选用下列处理方法 （　　）
    A. 直接回流法　　　B. 直接滴定法　　　C. 碱性还原法　　　D. 碱性氧化法
    E. 氧瓶燃烧法

6. 卤素药物经氧瓶燃烧后可采用下列方法测定 （　　）
    A. 银量法　　　　　B. 碘量法　　　　　C. 离子选择电极法　D. 比色法
    E. 紫外法

7. 去除生物样品中蛋白质的方法有 （　　）
    A. 加入中性盐　　　　　　　　　　　　B. 加入强酸
    C. 加入重金属离子　　　　　　　　　　D. 加入与水相混溶的有机溶剂
    E. 加蛋白水解酶

8. 离子对提取法中,烷基磺酸盐主要用作哪一类药物的反离子? （　　）
    A. 有机强酸　　　　B. 有机强碱　　　　C. 季铵盐　　　　　D. 有机弱酸
    E. 羧酸

9. 液-液提取中,影响提取率的因素有 （　　）
    A. 溶液的 pH 值　　B. 提取溶剂　　　　C. 离子强度　　　　D. 提取次数
    E. 提取溶剂的用量

10. 对药物进行化学衍生化的目的是 （　　）
    A. 提高检测灵敏度　　　　　　　　　　B. 增强药物稳定性
    C. 增强药物的极性　　　　　　　　　　D. 使药物成离子对
    E. 改变药物的性质,使易于分离分析

11. 生物样品测定前为什么要进行预处理? （　　）
    A. 生物样品中被测物浓度低　　　　　　B. 成分复杂,干扰多
    C. 药物在体内以多种形式存在　　　　　D. 蛋白质对测定有干扰
    E. 测定工作量大

第十三章 分析数据处理与分析方法验证

一、练习思考题

1. 测定方法的效能指标包括哪些内容?
2. 精密度的表示方法有哪几种?
3. 什么叫准确度? 怎样测定?
4. 精密度与准确度的关系如何?
5. 检测限与定量限的区别?
6. 在生物样品测定中,方法的选择性应着重考虑哪些内容?
7. 原料药或制剂的含量测定方法要求考察哪些效能指标?
8. 用于杂质限量检查或含量测定的方法应分别考察哪些项目?
9. 生物样品测定的方法需考察哪些项目?
10. 什么叫系统误差? 什么叫偶然误差? 各有何特点?
11. 如何提高分析的准确度?
12. 什么叫显著性检验? 在定量分析中常用的显著性检验有哪些?
13. t 检验与 F 检验的区别?
14. 有效数字的修约规则与运算。
15. 什么叫线性? 什么叫范围?
16. 用什么参数来描述浓度与测定响应值之间的关系?

二、选择题

(一)最佳选择题

1. 用于原料药或成药中主药含量测定的分析方法认证不需要考虑 (　　)
   A. 定量限和检测限　　　B. 精密度　　　　　C. 选择性　　　　　D. 耐用性
   E. 线性与范围

2. 回收率属于药物分析方法效能指标中的 (　　)
   A. 精密度　　　　　B. 准确度　　　　　C. 检测限　　　　　D. 定量限
   E. 线性与范围

3. 用于原料药中杂质或成药中降解产物的定量测定的分析方法认证不需要考虑 (　　)
   A. 精密度　　　　　B. 准确度　　　　　C. 检测限　　　　　D. 选择性
   E. 线性与范围

4. 欲确定两个分析方法测定结果的均值有无显著性差异,应选用下列哪种方法? (　　)

A. F 检验　　　　　B. 方差分析　　　　C. 均匀设计　　　　D. t 检验

E. 正交试验

5. 为制定某一药物的比色分析法,欲对各试剂的用量和反应时间进行优化,应选用下列哪一方法?　　　　　　　　　　　　　　　　　　　　　　　　　　　　（　　）

A. 相关分析　　　　B. t 检验　　　　　C. 正交试验　　　　D. F 检验

E. 方差分析

6. 比色法测定一个药物的含量时,欲确定测得的吸收度与浓度是否成线性以及线性的程度,须选用下列哪一统计方法?　　　　　　　　　　　　　　　　　　　　　（　　）

A. 最小二乘法　　　B. t 检验法　　　　C. F 检验法　　　　D. 正交试验法

E. 均匀设计法

7. 选择性是指　　　　　　　　　　　　　　　　　　　　　　　　　　　　　（　　）

A. 有其他组分共存时,该法对供试物准确而专属的测定能力

B. 表示工作环境对分析方法的影响

C. 有其他组分共存时,该法对供试物能准确测定的最低量

D. 不用空白试验可准确测得被测物的含量的能力

E. 不用标准对照可准确测得被测物含量的能力

8. 精密度是指　　　　　　　　　　　　　　　　　　　　　　　　　　　　　（　　）

A. 测得的测量值与真值接近的程度

B. 测得的一组测量值彼此符合的程度

C. 表示该法测量的正确性

D. 在各种正常试验条件下,对同一样品分析所得结果的准确程度

E. 对供试物准确而专属的测定能力

9. 减少分析测定中偶然误差的方法为　　　　　　　　　　　　　　　　　　　（　　）

A. 进行对照试验　　　　　　　　　　B. 进行空白试验

C. 进行仪器校准　　　　　　　　　　D. 进行分析结果校正

E. 增加平行试验次数

10. 对某一药物进行分析测量,测得一组数值 $X_1 \sim X_n$,其均值为 $\overline{X}$,测定次数为 n,那么其标准差为　　　　　　　　　　　　　　　　　　　　　　　　　　　　　　　（　　）

A. $\dfrac{\sum (X_i - \overline{X})^2}{n}$　　　　　　　　B. $\sqrt{\dfrac{\sum (X_i - \overline{X})^2}{n}}$

C. $\dfrac{\sum |X_i - \overline{X}|}{n}$　　　　　　　　D. $\dfrac{\sum (X_i - \overline{X})^2}{n(n-1)}$

E. $\sqrt{\dfrac{\sum (X_i - \overline{X})^2}{n-1}}$

11. 方法误差属　　　　　　　　　　　　　　　　　　　　　　　　　　　　　（　　）

A. 偶然误差　　　　B. 不可定误差　　　C. 随机误差　　　　D. 相对偏差

E. 系统误差

12. 0.120 与 9.6782 相乘结果为　　　　　　　　　　　　　　　　　　　　　　（　　）

A. 1.16　　　B. 1.1616　　　C. 1.2　　　D. 1.162　　　E. 1.20

13. 用分析天平称得某物 0.2541g,加水溶解并转移至 25mL 容量瓶中,加水稀释至刻度,该溶液每 mL 含溶质为 （　　）

    A. 0.010g   B. 10.164mg   C. 10.20mg   D. 1.0164×10^{-2}g

    E. 10.16mg

14. 在回归方程 $y=a+bx$ 中 （　　）

    A. a 是直线的斜率,b 是直线的截距

    B. a 是常数值,b 是变量

    C. a 是回归系数,b 为 0～1 之间的值

    D. a 是直线的截距,b 是直线的斜率

    E. a 是实验值,b 是理论值

15. 在容量分析中,滴定管读数可估计到 ± 0.02mL,为使分析结果误差不超过 0.1%,滴定液所用的体积应为 （　　）

    A. 10mL   B. 15～20mL   C. 15mL 左右   D. >20mL

    E. <20mL

16. 检测限与定量限的区别在于 （　　）

    A. 定量限的最低测得浓度应符合精密度要求

    B. 定量限的最低测得量应符合准确度要求

    C. 检测限是以信噪比（2：1）来确定最低水平,而定量限是以信噪比（3：1）来确定最低水平

    D. 定量限的最低测得浓度应符合一定的精密度和准确度要求

    E. 检测限以 ppm、ppb 表示,定量限以 % 表示

(二)配伍选择题

    A. 精密度   B. 准确度   C. 定量限   D. t 检验

    E. F 检验

1. 用于两个分析结果是否存在显著性差异 （　　）

2. 测得值与真值接近的程度 （　　）

3. 一组测得值彼此符合的程度 （　　）

4. 表示该法测量的重现性 （　　）

5. 精密度差别检验 （　　）

    A. 系统误差   B. RSD C. P D. 定量限

    E. G-检验法

6. 可定量测定某一化合物最低量的参数 （　　）

7. 可疑数的取舍 （　　）

8. 相对标准偏差 （　　）

9. 置信水平 （　　）

10. 置信水准 （　　）

    A. 相对误差   B. 系统误差   C. 绝对误差   D. 偶然误差

    E. 变异系数

11. 可定误差 （　　）

12. 测量值与真实值的差值 （　　）

13. 方法误差 （　　）
14. 随机误差 （　　）
15. 标准偏差除以平均值 （　　）

修约后要求小数点后保留二位：

    A. 6.32   B. 6.33   C. 6.34   D. 6.36   E. 6.35

16. 6.3349 （　　）
17. 6.3351 （　　）
18. 6.3550 （　　）
19. 6.3250 （　　）
20. 6.3499 （　　）

修约后要求小数点后保留一位

    A. 23.2   B. 23.3   C. 23.5   D. 23.8   E. 23.9

21. 23.3421 （　　）
22. 23.8621 （　　）
23. 23.2500 （　　）
24. 23.7500 （　　）
25. 23.5404 （　　）

(三)比较选择题

    A. 系统误差   B. 偶然误差   C. 两者均是   D. 两者均不是

1. 由确定原因造成、服从一定规律 （　　）
2. 由于环境变化所引起的误差 （　　）
3. 由于仪器陈旧使结果严重偏离预期值 （　　）
4. 测量值与平均值之差 （　　）
5. 衡量一个测量值不准确性的一个指标 （　　）

    A. 检测限   B. 定量限   C. 两者均要求   D. 两者均不要求

6. 生物样品分析 （　　）
7. 杂质限量检查 （　　）
8. 杂质定量测定 （　　）
9. 溶出度测定 （　　）
10. 中间体含量测定 （　　）

    A. 准确度   B. 精密度   C. 两者都是   D. 两者都不是

11. 表示药物分析方法测定值与真实值之间的符合程度 （　　）
12. 药物分析方法对同一均匀样品重复测定结果之间的接近程度 （　　）
13. 在其他组分共存时，能准确而专一测定药物的能力 （　　）
14. 药物分析方法的效能指标之一 （　　）
15. 试验结果与一系列样品浓度成比例的能力 （　　）

    A. 系统误差   B. 偶然误差   C. 两者均是   D. 两者均不是

16. 是衡量一个测量值的不准确性的尺度 （　　）
17. 服从统计规律，具有抵偿性 （　　）
18. 仪器、试剂误差 （　　）

19. 操作误差 （　　）

20. 用相关性表示误差大小 （　　）

   A. t 检验   B. F 检验   C. 两者均是   D. 两者均不是

21. 用于样本平均值与标准值的比较 （　　）

22. 精密度差别检验 （　　）

23. 显著性检验 （　　）

24. 假设检验 （　　）

25. 确定可疑值的取舍 （　　）

   A. 相关系数   B. 回归分析   C. 两者均是   D. 两者均不是

26. 比较两组数据的均方偏差 （　　）

27. 是研究变量之间关系的统计方法 （　　）

28. 找出因变量 y 与自变量 x 间的关系 （　　）

29. 确定两个样本平均值之间是否存在差别 （　　）

30. 描述两个变量间的相关程度 （　　）

   A. 绝对误差   B. 相对误差   C. 两者均是   D. 两者均不是

31. 以真实值的大小为基础而表示的误差值，无单位 （　　）

32. 可用于量度一组测量值的精密度 （　　）

33. 可用于量度一组测量值的准确度 （　　）

34. 测量值与真实值之差，以测定值的单位为单位 （　　）

35. 反映误差在测量中所占的比例 （　　）

   A. 专属性   B. 线性与范围   C. 两者都是   D. 两者都不是

36. 试验结果与一系列样品浓度成比例的能力 （　　）

37. 对同一均匀样品重复多次测定结果之间的接近程度 （　　）

38. 测定值与真值之间的符合程度 （　　）

39. 在其他组成共存时，能准确而专一测定药物的能力 （　　）

40. 药物分析方法的效能指标之一 （　　）

（四）多项选择题

1. 药物分析所用分析方法的 7 个效能指标中有 （　　）

   A. 精密度   B. 准确度   C. 检测限   D. 敏感度

   E. 定量限

2. 下列统计量可用于衡量测量值的准确程度 （　　）

   A. 误差   B. 相对误差   C. 回收率   D. 相关系数

   E. 精密度

3. 药物杂质限量检查所要求的效能指标为 （　　）

   A. 准确度   B. 精密度   C. 选择性   D. 检测限

   E. 耐用性

4. 与药物分析有关的统计参数有 （　　）

   A. 标准偏差   B. 均值   C. 回归   D. 相对标准偏差

   E. 相关

5. 用于评价药物含量测定方法的效能指标有 （　　）

A. 定量限　　　　　　B. 精密度　　　　　C. 准确度　　　　　D. 选择性

E. 线性范围

6. 相关系数 r　　　　　　　　　　　　　　　　　　　　　　　　　（　　）

A. 是介于 0 与 ±1 之间的相对数值　　　B. 当 $r=1$，表示直线与 y 轴平行

C. 当 $r=1$，表示直线与 x 轴平行　　　D. 当 $r>0$ 时为正相关

E. 当 $r<0$ 时为负相关

7. t 分布曲线　　　　　　　　　　　　　　　　　　　　　　　　　（　　）

A. 与正态分布曲线有相似的形状

B. 表示总体的分布情况

C. 随自由度 f 而改变，当 $f\to0$ 时，t 分布就接近于正态分布曲线

D. 随自由度 f 而改变，当 $f\to\infty$ 时，t 分布就接近于正态分布曲线

E. 图形是对称的

8. 表示样品含量测定方法精密度的有　　　　　　　　　　　　　　　（　　）

A. 变异系数　　　　B. 偏差　　　　　　C. 相对标准差　　　D. 误差

E. 标准差

9. 在生物样品测定中，方法的选择性应着重考虑下列哪些物质的干扰？　（　　）

A. 代谢产物　　　　　　　　　　B. 内标物

C. 内源性物质　　　　　　　　　D. 同时服用的药物

E. 合成中间体、副产物

10. 原料药物和制剂的分析中，方法的选择性应着重考虑下列哪些物质的干扰？（　　）

A. 合成原料、中间体　　B. 内标物　　　C. 辅料　　　　　D. 降解物

E. 同时服用的药物

第十四章 实 验

一、练习思考题

1. 玻璃电极使用前要作何处理？为什么？

2. 氯化钠中 Ba^{2+}，Ca^{2+}，SO_4^{2-} 的检查方法与葡萄糖中一般杂质的检查方法有何不同？

3. 洗液（清洁液）的主要成分是什么？

4. 药品质量标准中所用的盐酸、硫酸和硝酸分别指多少浓度的酸？

5. 酸碱度检查中溶解样品的水必须是什么样的水？

6. 比色管的洗涤和使用应注意什么问题？

7. 容量分析的误差要求是 0.2%，欲称取 $25mg$ 的样品，应用怎样规格的天平称取？

8. 滴定管、容量瓶、烧杯、量筒如何洗涤？

9. 在容量分析中，何谓滴定终点？与等当点、化学计量点有什么区别？

10. 配制氢氧化钠标准液时，为什么需先配制成饱和溶液，静置数日后，取上清液稀释成所需浓度？

11. 盐酸标准液在标定过程中为什么要煮沸 $2min$，然后迅速冷却至室温，再继续滴定至终点？

12. 如何配制硫代硫酸钠标准液？配好的溶液为什么要放置一个月后再标定？

13. 非水滴定中应注意哪些问题？

14. 常用试剂有哪几级？药物分析中一般要求哪一级以上的试剂？

15. 淀粉指示剂使用时应注意什么问题？

16. 中国药典测定葡萄糖注射液的含量采用旋光法，将测得的旋光度与 2.0852 相乘，即得供试液中葡萄糖（$C_6H_{12}O_6 \cdot H_2O$）的百分含量。试述计算因子 2.0852 的由来。

17. 溶剂具有哪些性质？为什么在水中不能滴定的弱碱性药物在冰醋酸、醋酐等溶剂中能顺利进行滴定？

18. 吸收系数有几种表示方法？互相如何换算？中国药典采用哪一种表示法？如何确定该系数？

19. 分光光度法中使用的比色皿有哪几种？如何选择？

20. 紫外分光光度法测定药物含量时对仪器有哪些要求？为什么要对比色皿进行空白试剂校正？

21. 中国药典收载的紫外含量测定方法有哪几种？如何计算？

22. 高效液相色谱测定中所用流动相应用前要进行哪些处理？

23. 高效液相色谱法测定中，若需调节流动相 pH 值成酸性，常用什么酸来调节？能否用盐酸、硫酸、硝酸等强酸或具有腐蚀性酸来调节？

24.用气相色谱法或液相色谱法测定药物含量时,需进行系统适用性试验,其包括哪些项目? 如何测定? 怎样才算达到要求?

二、选择题

(一)最佳选择题

1.在容量仪器校正中,需取清洁干燥的容器进行校正的是 （　　）

    A.滴定管　　　　　　　B.容量瓶　　　　　　　C.移液管　　　　　　　D.刻度吸管

    E.胖肚吸管

2.旋光计的检定,中国药典规定用 （　　）

    A.葡萄糖作基准物　　　　　　　　　　　B.水杨醛作基准物

    C.半乳糖作基准物　　　　　　　　　　　D.水合氯醛作基准物

    E.蔗糖作基准物

3.在药物比旋度的计算公式 $[\alpha]_D^t = (100 \times \alpha)/(L \times C)$ 中 （　　）

    $A. t$ 是 25℃, C 的单位是 g/100mL, L 的单位是 cm

    $B. t$ 是 25℃, C 的单位是 g/mL, L 的单位是 cm

    $C. t$ 是 20℃, C 的单位是 g/mL, L 的单位是 cm

    $D. t$ 是 20℃, C 的单位是 g/100mL, L 的单位是 dm

    $E. t$ 是 20℃, C 的单位 g/mL, L 的单位是 dm

4.称取葡萄糖 10.00g,加水溶解并稀释至 100mL,于 20℃用 2dm 测定管,测得溶液的旋光度为+10.5°,求其比旋度。 （　　）

    A. 52.5°　　　　　　B. −26.2°　　　　　　C. −52.7°　　　　　　D. +52.5°

    E. +105°

5.反相高效液相色谱法常用的流动相为 （　　）

    A.氯仿　　　　　　　B.乙醚　　　　　　　C.甲醇-水　　　　　　　D.乙醇-水

    E.正己烷

6.在中国药典正文品种项下的紫外分光光度法测定中,除另有规定外,均要求 （　　）

    A. 在规定的吸收峰波长±2nm 之内,吸光度在 0.2～0.8 之间

    B. 在规定的吸收峰波长±5nm 之内,吸光度在 0.4～0.9 之间

    C. 在规定的吸收峰波长±2nm 之内,吸光度在 0.3～0.7 之间

    D. 在规定的吸收峰波长±1nm 之内,吸光度在 0.0～2.0 之间

    E. 在规定的吸收峰波长±1nm 之内,吸光度在 0.0～1.0 之间

7.Beer-Lambert 定律说明 （　　）

    A. 透光率与浓度、液层厚度成正比关系

    B. 透光率的对数与浓度、液层厚度成正比关系

    C. 吸光度与浓度、液层厚度成指数函数关系

    D. 吸光度与浓度成正比,透光率的负对数与浓度成反比

    E. 吸光度与浓度、液层厚度成正比关系

8.用于 TLC 定性的参数是 （　　）

A. t_R B. RSD C. R_f D. t_m

E. CV

9. 在 HPLC 法中,常用的固定相是 ODS,它属于 （　　）

  A. 吸附固定相   B. 化学键合相

  C. 机械涂层固定相   D. 多孔微球固定相

  E. 反相离子交换固定相

10. Beer-Lambert 定律 $A = -\lg T = ELC$ 中,A、T、E、L、C 分别代表什么？ （　　）

  A. A-吸收度,T-光源,E-吸收系数,L-液层厚度(cm),C-浓度

  B. A-吸收度,T-透光率,E-吸光度,L-液层厚度(cm),C-浓度

  C. A-吸收度,T-温度,E-吸收系数,L-液层厚度(cm),C-浓度

  D. A-吸收度,T-透光率,E-吸收系数,L-液层厚度(cm),C-浓度

  E. A-吸收度,T-透光率,E-吸收系数,L-液层厚度(mm),C-百分浓度

11. HPLC 或 GC 法测定药物含量时常用内标法定量,其校正因子(F)值的计算公式为 （　　）

  A. $A_标/A_内 \times C_标/C_内$ B. $A_标/A_标 \times C_内/C_内$

  C. $A_内/A_标 \times C_标/C_内$ D. $A_内/A_标 \times C_内/C_标$

  E. $A_内/A_内 \times C_标/C_标$

12. 葡萄糖中存在的特殊杂质为 （　　）

  A. 糊精   B. 氯化物   C. 砷盐   D. 酒精

  E. 盐酸

13. 测得两色谱峰的保留时间 $t_{R1} = 6.5\text{mim}$,$t_{R2} = 8.3\text{mim}$,峰宽 $W_1 = 1.0\text{min}$,$W_2 = 1.4\text{min}$,则两峰分离度 R 为 （　　）

  A. 0.22   B. 1.2   C. 2.5   D. 0.75

  E. 1.5

14. GC、HPLC 法中的分离度 R= （　　）

  A. $2(t_{R1} - t_{R2})/(W_1 - W_2)$ B. $2(t_{R1} + t_{R2})/(W_1 - W_2)$

  C. $2(t_{R2} - t_{R1})/(W_1 + W_2)$ D. $(t_{R2} - t_{R1})/2(W_1 + W_2)$

  E. $2(t_{R1} - t_{R2})/(W_1 + W_2)$

15. 用 HPLC 法测得某药的保留时间为 12.54min,半高峰宽 3.0mm(低速 5mm/min),计算柱效 （　　）

  A. 96.80%   B. 484.0%   C. 116%   D. 290.4

  E. 2420

16. 现有樟脑磺酸钠溶液,用折光法测定,20℃时测得 $n = 1.3410$(折光率因子F＝0.0015,$n_{20℃}^{水} = 1.3330$),求溶液的百分含量。 （　　）

  A. 1.5%   B. 7.5%   C. 0.75%   D. 5.3%

  E. 11.25%

17. 葡萄糖砷盐检查时,加稀硫酸与 $KBr \cdot Br_2$ 试液的目的是 （　　）

  A. 催化剂   B. 消除干扰物质影响

  C. 有机破坏   D. 还原五价砷为三价砷

  E. 调整酸度

18. 比旋度是指在一定波长,一定温度下,偏振光通过 （　　）

    A. 溶液浓度为 1％,液层厚度为 1dm 时的旋光度

    B. 溶液浓度为 1g/mL,液层厚度为 1dm 时的旋光度

    C. 溶液浓度为 1g/mL,液层厚度为 1cm 时所旋转的角度

    D. 溶液浓度为 1mg/mL,液层厚度为 1dm 时的旋光度

    E. 溶液浓度为 1g/mL,液层厚度为 2dm 时的旋光度

19. 滴定分析中,一般利用指示剂的突变来判断化学计量点的到达,在指示剂变色时停止滴定,这一点为 （　　）

    A. 化学计量点　　　　B. 滴定分析　　　　C. 等当点　　　　D. 滴定终点

    E. 滴定误差

20. 气相色谱法中测定有机物的常用检测器是 （　　）

    A. 热导池　　　　　　　　　　　　B. 紫外检测池

    C. 电化学检测器　　　　　　　　　D. 氢焰离子化检测器

    E. 光电倍增管检测器

(二)配伍选择题

正确选用仪器:

    A. 量筒　　　　　　　　　　　　　B. 分析天平(感量 0.1mg)

    C. 台秤　　　　　　　　　　　　　D. 移液管

    E. 容量瓶

1. 含量测定:取供试品约 0.2g,精密称定 （　　）

2. 配制硝酸银滴定液:称取硝酸银 17.5g （　　）

3. 标定四苯硼钠溶液(0.02mol/L):精密量取本液 10mL （　　）

4. 氯化物检查:配制标准氯化钠溶液 100mL （　　）

5. 配制高效液相色谱用流动相[甲醇-水(30∶70)]500mL （　　）

    A. 邻苯二甲酸氢钾　　　　　　　　B. 对氨基苯磺酸

    C. 三氧化二砷　　　　　　　　　　D. 氯化钠

    E. 无水碳酸钠

6. 硝酸银滴定液的基准物 （　　）

7. 碘滴定液的基准物 （　　）

8. 盐酸滴定液的基准物 （　　）

9. 高氯酸滴定液的基准物 （　　）

10. 氢氧化钠滴定液的基准物 （　　）

    A. 酸度计、玻璃电极-甘汞电极　　　B. 浊度标准液

    C. 标准比色液　　　　　　　　　　D. 热分析仪

    E. 箱式电阻炉

11. 溶液的易炭化物检查 （　　）

12. 溶液澄清度检查 （　　）

13. 干燥失重检查 （　　）

14. 酸碱度检查 （　　）

15. 炽灼残渣检查 （　　）

(三)比较选择题

A. pH 值测定法　　　B. 电位滴定法　　　C. 两者均是　　　D. 两者均不是

1. 根据电池电动势变化确定等当点 　　　　　　　　　　　　　　　　（　　）
2. 根据电池电动势变化测出氢离子浓度 　　　　　　　　　　　　　（　　）
3. 属电位法的一种 　　　　　　　　　　　　　　　　　　　　　　（　　）
4. 测定时根据室温调节温度补偿钮 　　　　　　　　　　　　　　　（　　）
5. 用高灵敏度的检流计检测 　　　　　　　　　　　　　　　　　　（　　）

A. NaOH 标准液　　　B. $HClO_4$ 标准液　　　C. 两者均采用　　　D. 两者均不采用

6. 标定时以邻苯二甲酸氢钾为基准物 　　　　　　　　　　　　　　（　　）
7. 标定时以酚酞为指示剂 　　　　　　　　　　　　　　　　　　　（　　）
8. 标定时以结晶紫为指示剂 　　　　　　　　　　　　　　　　　　（　　）
9. 需记录标定时温度 　　　　　　　　　　　　　　　　　　　　　（　　）
10. 标定过程中应加热除去 CO_2 的影响 　　　　　　　　　　　　　（　　）

A. 气相色谱　　　B. 高效液相色谱　　　C. 两者均采用　　　D. 两者均不采用

11. 电子捕获检测器 　　　　　　　　　　　　　　　　　　　　　　（　　）
12. 荧光检测器 　　　　　　　　　　　　　　　　　　　　　　　　（　　）
13. 十二烷基硫酸钠键合硅胶 　　　　　　　　　　　　　　　　　　（　　）
14. 利用差速迁移原理,使混合物得以分离 　　　　　　　　　　　　（　　）
15. 服从 Beer-Lambert 定律 　　　　　　　　　　　　　　　　　　（　　）

(四)多项选择题

1. 色谱法测定药物含量时的定量方法有 　　　　　　　　　　　　　（　　）
   A. 峰高自身对照法　　　　　　　　　B. 内标峰面积法(不加校正因子)
   C. 内标法　　　　　　　　　　　　　D. 外标法
   E. 面积归一化法

2. 色谱法的系统适用性试验一般要求 　　　　　　　　　　　　　　（　　）
   A. 达到规定的最小理论板数　　　　　B. 固定相和流动相组成适当
   C. 分离度 R 应大于 1.5　　　　　　　D. 色谱峰拖尾因子 T 在 $0.95 \sim 1.05$ 之间
   E. 流动相的流速应大于 2mL/min

3. 原始记录要求 　　　　　　　　　　　　　　　　　　　　　　　（　　）
   A. 完整、真实、不缺页　　　　　　　B. 只能划改,并且被划改数据仍能辨认
   C. 字迹清晰,一般不得涂改　　　　　D. 保留一定时间,待出具报告后可销毁
   E. 检验人须签名

4. 原始记录的作用是 　　　　　　　　　　　　　　　　　　　　　（　　）
   A. 分析报告的依据　　　　　　　　　B. 科学实验的基础
   C. 重要的技术档案　　　　　　　　　D. 使检验单位技术负责人对工作负责
   E. 判断测试数据是否准确、可靠、公正的主要依据

5. 高效液相色谱法中流动相的 pH 调节通常采用 　　　　　　　　　（　　）
   A. 磷酸盐缓冲液　　　B. 醋酸盐缓冲液　　　C. 盐酸　　　D. 硝酸
   E. 冰醋酸

6. 紫外分光光度计应定期检查 （　　）
   A. 波长精度　　　　　B. 吸收度准确性　　　C. 狭缝宽度　　　　　D. 溶剂吸收
   E. 杂散光

7. 在用 GC 或 HPLC 法测定药物含量时,需进行系统适用性试验,它包括 （　　）
   A. 线性　　　　　　　B. 柱效　　　　　　　C. 分离度　　　　　　D. 拖尾因子
   E. 变异系数

8. 折光率是指 （　　）
   A. 光线在空气中进行的速度与供试品中进行速度的比值
   B. $n = \dfrac{\sin i}{\sin r}$
   C. $n = [n]_D^t \cdot C \cdot L$
   D. 光线在水和油中进行的速度比
   E. 溶液浓度每增加 1% 时,折光率增加数

9. 物质的折光率与下列因素有关 （　　）
   A. 光线的波长　　　　　　　　　　　B. 透光物质的温度
   C. 光路的长短　　　　　　　　　　　D. 物质浓度
   E. 杂质含量

10. pH 值测定法 （　　）
   A. 属电位滴定法　　　　　　　　　　B. 以玻璃电极为指示电极
   C. 采用两次测量法　　　　　　　　　D. 甘汞电极用前应浸泡
   E. 配制缓冲液与供试品的水应是新沸放冷的水

11. 中国药典收载的 pH 标准缓冲液有 （　　）
   A. 邻苯二甲酸氢钾　　B. 磷酸盐缓冲液　　　C. 枸橼酸盐　　　　　D. 酒石酸盐
   E. 硼砂缓冲液

12. 出具"药品检验报告书"必须有 （　　）
   A. 送检人签字　　　　B. 检验者签字　　　　C. 复核者签字　　　　D. 部门负责人签字
   E. 单位公章

13. 检验报告的内容应包括 （　　）
   A. 检验目的　　　　　B. 检验项目　　　　　C. 检验依据　　　　　D. 检验步骤
   E. 检验结果

14. 容量仪器使用时应注意 （　　）
   A. 不可用毛刷擦洗内壁　　　　　　　B. 不应高温烘烤
   C. 用洗液洗涤　　　　　　　　　　　D. 最好校正后使用
   E. 若洗液不能使仪器干净,可将容量仪器置强碱溶液中煮沸数分钟

15. $Na_2S_2O_3$ 标准液配制时 （　　）
   A. 加 KI 为稳定剂　　　　　　　　　B. 用新沸放冷的水配制
   C. 加 Na_2CO_3 为稳定剂　　　　　　D. 配好后放置一段时间
   E. 加少量 HCl 调 pH

16. 根据应用范围,碘量法包括 （　　）
   A. 直接碘量法——用于弱还原剂的测定

· 167 ·

B. 直接碘量法——用于强还原剂的测定

C. 置换滴定法——用于强氧化剂的测定

D. 置换滴定法——用于强还原剂的测定

E. 剩余滴定法——用于可与过量 I_2 反应的还原性物质的测定

17. 碘量法中,淀粉指示剂加入的时间 （　　）

A. 直接碘量法中,可于滴定前加入

B. 直接碘量法中,溶液显碱性时应在近终点时加入

C. 间接碘量法中,须在近终点时加入

D. 间接碘量法中,溶液呈中性可在滴定前加入

E. 剩余滴定法中,须在近终点时加入

18. 配制碘标准液时,要加 KI 和 HCl,两者的作用分别是 （　　）

A. KI——降低碘的挥发性

B. HCl——除去碘中微量 IO_3^- 杂质

C. KI——防止碘被还原

D. HCl——中和滴定反应中 $Na_2S_2O_3$ 滴定液中的 Na_2CO_3

E. KI——增加碘的溶解度

第十五章 综合性试题

一、练习思考题

1.异烟肼、司可巴比妥和对氨基水杨酸钠均可用溴量法测定含量,试分别说明反应原理,写出反应式,并计算滴定当量。

2.用一种化学方法同时区别氯氮䓬、盐酸普鲁卡因和盐酸丁卡因,并说明原理。

3.葡萄糖($C_6H_{12}O_6 \cdot H_2O$)分子量为 198.2,药典规定干燥失重不得超过 9.5%,有何根据?

4.紫外分光光度法广泛用于药物的定量分析,常用的含量计算方法有哪些?

5.紫外分光光度法测定药物含量时应注意哪些问题?

6.荧光分光光度法测定的是物质的吸收光谱还是发射光谱?什么叫荧光光谱?什么叫激发光谱?

7.荧光分光光度计的光源与检测器为什么设计成直角位置?

8.请解释反相高效液相色谱、正相高效液相色谱、离子抑制色谱和离子对色谱。

9.反相高效液相色谱法的常用固定相和流动相是什么?

10.试解释色谱法中的容量因子(k)和分配系数(K)的定义以及与保留时间的关系。

11.色谱法的基本原理可用哪两个理论来解释?

12.气相色谱仪的常用检测器有哪两种类型?分别举例说明。

13.对气相色谱法中进样室温度、柱温和检测室温度的设定各有何要求?

14.青霉素、维生素 C 和咖啡因均可用碘量法测定含量,试述各自的测定原理和计算方法。

15.在盐酸四环素、炔雌醇、盐酸硫胺和地西泮中,哪几个药物在硫酸介质中具有荧光?

16.在肾上腺素、硫酸链霉素、氨甲苯酸和维生素 E 中,哪几个药物可与茚三酮反应呈色?

17.试述铈量法测定盐酸氯丙嗪、维生素 E 和硫酸亚铁片的滴定当量及指示终点的方法。

18.如何根据红外光谱图来判断甲基睾丸素、乙酰水杨酸和雌二醇?

19.用高氯酸滴定液(0.1mol/L)滴定硫酸奎宁、维生素 B_1 和重酒石酸去甲肾上腺素的滴定度分别是多少?

20.色谱分析中理论板数与分离度、容量因子之间的关系如何?

21.色谱法测定药物制剂含量的优点是什么?

22.什么叫手性色谱?其在手性药物的质量控制中有何意义?

23.常用手性 HPLC 法有哪些?试比较这些方法的优缺点。

24.测得某药物 A 的对照品溶液(1.00×10^{-4}mol/L)在 300nm 处吸收度为 0.400,370nm 处吸收度为 0.010;测得该药物的代谢产物 B 的对照品溶液(1.00×10^{-4}mol/L)在 370nm 处

的吸收度为 0.460,300nm 处吸收可忽略。对病人尿样中药物 A 和代谢物 B 进行测定:精密吸取尿样 10mL,稀释至 100mL,在与对照品相同条件下测量吸收度值,于 300nm 处测得吸收度为 0.325,370nm 处吸收度为 0.720。试计算病人尿样中药物 A 及代谢物 B 的摩尔浓度。

二、选择题

(一)最佳选择题

1. 一混合物的组分 A 和 B 在 30.0cm 长的色谱柱上的保留时间分别为 16.40min 和 17.63min,而两个色谱峰宽分别是 1.11min 和 1.21min,则其分离度 R 是 （ ）

    A. 1.06   B. 1.60   C. 0.95   D. 1.50

    E. 1.78

2. 一色谱柱长 30.0cm,其理论板数为 3445,则其理论板高度是 （ ）

    A. 8.71×10^{-2} cm   B. 8.71×10^{-3} cm

    C. 8.71×10^{-4} cm   D. 1.74×10^{-4} cm

    E. 1.74×10^{-3} cm

3. 下列符号中哪一个代表质谱中最重要的参数? （ ）

    A. M+1 峰   B. 质荷比(m/z)   C. M+2 峰   D. M 峰

    E. 相对强度 RI

4. 根据色谱理论板数的两个计算公式:$n=16(t_R/W)^2$,$n=5.54\,(t_R/W_{h/2})^2$,可求出色谱峰的峰半高宽度与峰底宽度之比是 （ ）

    A. 0.5884   B. 0.5684   C. 0.5784   D. 0.6270

    E. 0.6170

5. 色谱比移值 R_f 与待分析组分在固定相(s)和流动相(m)间的分配系数(K)和两相的体积(V)有关,可表示为 （ ）

    A. $R_f=\dfrac{1}{1-K(V_s/V_m)}$ B. $R_f=\dfrac{1}{1+K(V_s/V_m)}$

    C. $R_f=\dfrac{1}{1+K(V_m/V_s)}$ D. $R_f=\dfrac{1}{1-K(V_m/V_s)}$

    E. $R_f=\dfrac{V_s}{V_s+KV_m}$

6. 下列哪个药物发生羟肟酸铁反应? （ ）

    A. 普鲁卡因胺   B. 对氨基苯甲酸   C. 红霉素   D. 水杨酸

    E. 维生素 C

7. 在冰醋酸中,用高氯酸标准溶液可以直接滴定以下哪个药物? （ ）

    A. 磺胺嘧啶   B. 盐酸氯丙嗪   C. 维生素 B_1 D. 苯甲酸

    E. 磷酸可待因

8. 紫外法用作定性鉴别时,常用的特征数据有 （ ）

    A. λ_{max},α,肩峰   B. λ_{max},λ_{min},A_1/A_2,$E_{cm}^{1\%}$

    C. $\lambda_{max}/\lambda_{min}$,末端吸收,$E_{cm}^{1\%}$ D. $\lambda_{max}/\lambda_{min}$,肩峰,末端吸收

    E. λ_{max},λ_{min},$\sum A$

9. 有一种含氮的药物,如用红外光谱判断它是否为腈类物质时,主要依据的谱带范围为 （   ）

    A. $3300\sim3000cm^{-1}$ B. $3000\sim2700cm^{-1}$

    C. $2400\sim2100cm^{-1}$ D. $1900\sim1650cm^{-1}$

    E. $1500\sim1300cm^{-1}$

10. 下列药物中无旋光性的药物是 （   ）

    A. 四环素   B. 青霉素   C. 盐酸麻黄碱   D. 乙酰水杨酸

    E. 葡萄糖

11. 某药物的摩尔吸收系数(ε)很大,则表示 （   ）

    A. 光通过该物质溶液的光程长   B. 该物质溶液的浓度很大

    C. 该物质对某波长的光吸收能力很强   D. 该物质对某波长的光透光率很高

    E. 测定该物质的灵敏度低

12. 既具有酸性又具有还原性的药物是 （   ）

    A. 维生素 A   B. 咖啡因   C. 苯巴比妥   D. 氯丙嗪

    E. 维生素 C

13. 红外光谱图中,$1650\sim1900cm^{-1}$处具有吸收峰的基团是 （   ）

    A. 甲基   B. 羰基   C. 羟基   D. 氰基   E. 苯环

14. 吸收系数有两种表示方法,摩尔吸收系数 ε 和百分吸收系数 $E_{1cm}^{1\%}$,两者关系为 （   ）

    A. $\varepsilon=(M/10)\times E_{1cm}^{1\%}$ B. $\varepsilon=E_{1cm}^{1\%}\times 10$

    C. $\varepsilon=(10/M)\times E_{1cm}^{1\%}$ D. $\varepsilon=10M\times E_{1cm}^{1\%}$

    E. $\varepsilon=(E_{1cm}^{1\%}/100)\times M$

15. 高效液相色谱中常用的检测器为 （   ）

    A. 紫外检测器   B. 红外检测器

    C. 热导检测器   D. 电子捕获检测器

    E. 光焰离子化检测器

16. 荧光法测定的是 （   ）

    A. 发射光的强弱   B. 激发光的强弱

    C. 吸收光的强弱   D. 透过光的强弱

    E. 紫外光光源的强弱

17. 为避免荧光分析中的"自熄灭"现象,荧光分析应在 （   ）

    A. 碱性溶液中进行   B. 酸性溶液中进行   C. 中性溶液中进行   D. 浓溶液中进行

    E. 低浓度溶液中进行

18. 斐林试剂与还原糖作用生成 （   ）

    A. 红色 $CuO\downarrow$ B. 红色 $Cu_2O\downarrow$

    C. 砖红色 $Cu(OH)_2\downarrow$ D. 红色 Cu↓

    E. 红色 $Cu_2O_3\downarrow$

19. 下列哪个药物在适当条件下与茚三酮无反应? （   ）

    A. 硫酸庆大霉素   B. 地西泮   C. 氨甲苯酸   D. 对氨基水杨酸

    E. 链霉素

20. 下列哪个药物与 Cu^{2+} 没有反应? （   ）

A. 黄体酮　　　　　 B. 利多卡因　　　 C. 磺胺嘧啶　　　　　 D. 盐酸伪麻黄碱

E. 巴比妥

21. 高分辨率气相色谱法所用的分析柱是　　　　　　　　　　　　　　（　　）

A. 长 2～6m 的玻璃毛细管柱　　　　　 B. 长 10～100m 的石英毛细管柱

C. 内径 0.5～4mm 的微径柱　　　　　 D. 50cm 长的石英毛细管柱

E. 高效填充柱

22. 在毛细管电泳中推动流体前进的驱动力是　　　　　　　　　　　　（　　）

A. 电泳流　　　　 B. 高压泵　　　　 C. 载气　　　　　　 D. 电渗流

E. 胶束

(二)配伍选择题

A. GLP、GMP、GSP 和 GCP　　　　　 B. AQC

C. $y = bx + a$　　　　　　　　　　 D. ChP

E. DTA

1. 样本回归方程　　　　　　　　　　　　　　　　　　　　　　　　（　　）

2. 全面控制药品质量的管理条例　　　　　　　　　　　　　　　　　（　　）

3. 中华人民共和国药典的英文缩写　　　　　　　　　　　　　　　　（　　）

4. 关于分析检验工作本身的质量管理规定　　　　　　　　　　　　　（　　）

5. 差示热分析法

A. 比移值　　　　 B. 分离度　　　　 C. 理论板数　　　　 D. 容量因子

E. 分配系数

6. $n = L/H$　　　　　　　　　　　　　　　　　　　　　　　　　（　　）

7. $R = 2(t_{R2} - t_{R1})/(W_1 + W_2)$　　　　　　　　　　　　　（　　）

8. $K = C_s/C_m$　　　　　　　　　　　　　　　　　　　　　　　（　　）

9. $R_f = V_m/(V_m + KV_s)$　　　　　　　　　　　　　　　　　（　　）

10. $k = KV_s/V_m$　　　　　　　　　　　　　　　　　　　　　（　　）

A. 丙磺舒　　　　 B. 盐酸金霉素　　　 C. 异戊巴比妥　　　 D. 维生素 C

E. 有机卤素药物

11. 氧瓶燃烧法处理后,再用适当方法测定含量　　　　　　　　　　（　　）

12. 碘量法测定含量　　　　　　　　　　　　　　　　　　　　　　（　　）

13. 用氢氧化钠标准溶液滴定　　　　　　　　　　　　　　　　　　（　　）

14. 可以用荧光法测定含量　　　　　　　　　　　　　　　　　　　（　　）

15. 非水滴定法测定含量　　　　　　　　　　　　　　　　　　　　（　　）

A. 非那西丁　　　　 B. 氯霉素　　　　 C. 磺胺嘧啶　　　 D. 链霉素

E. 醋酸可的松

16. 检品经还原后有重氮化-偶合反应　　　　　　　　　　　　　　（　　）

17. 检品可直接进行重氮化-偶合反应　　　　　　　　　　　　　　（　　）

18. 检品经水解后有重氮化-偶合反应　　　　　　　　　　　　　　（　　）

19. 检品具麦芽酚反应　　　　　　　　　　　　　　　　　　　　（　　）

20. 检品具坂口反应　　　　　　　　　　　　　　　　　　　　　（　　）

A. 酸碱滴定法　　　 B. 铈量法　　　　 C. 碘量法　　　 D. 薄层色谱法

E. 旋光度测定法

21. 维生素 A 中过氧化值检查　　　　　　　　　　　　（　　）

22. 维生素 E 中生育酚检查　　　　　　　　　　　　　（　　）

23. 维生素 A 中酸值检查　　　　　　　　　　　　　　（　　）

24. 硫酸阿托品中莨菪碱检查　　　　　　　　　　　　（　　）

25. 硫酸奎尼丁中其他金鸡纳碱检查　　　　　　　　　（　　）

　　A. 普鲁卡因青霉素　　　B. 链霉素　　　　　　C. 维生素 D　　　　　D. 四环素

　　E. 葡萄糖

26. 测得 $[\alpha]_D^{20} = +52.75°$　　　　　　　　　　　　　（　　）

27. 药物与 NaOH 试液、硫酸铁铵溶液作用,产生紫红色　（　　）

28. 药物经水解后与 NaNO$_2$、β-萘酚作用,产生猩红色↓　（　　）

29. 具荧光反应　　　　　　　　　　　　　　　　　　（　　）

30. 药物与茚三酮溶液作用,产生蓝紫色　　　　　　　（　　）

药品中的特殊杂质:

　　A. 5-羟甲基糠醛　　　　　　　　　　B. 可溶性淀粉

　　C. 对氨基苯甲酸　　　　　　　　　　D. 对氯酚

　　E. 洋地黄毒苷

31. 盐酸普鲁卡因注射液　　　　　　　　　　　　　　（　　）

32. 葡萄糖注射液　　　　　　　　　　　　　　　　　（　　）

33. 地高辛　　　　　　　　　　　　　　　　　　　　（　　）

34. 葡萄糖　　　　　　　　　　　　　　　　　　　　（　　）

35. 氯贝丁酯　　　　　　　　　　　　　　　　　　　（　　）

含量测定方法:

　　A. 中和滴定法　　　　　　　　　　　B. 双相滴定法

　　C. 非水溶液滴定法　　　　　　　　　D. 络合滴定法

　　E. NP-HPLC 法

36. 重酒石酸去甲肾上腺素　　　　　　　　　　　　　（　　）

37. 阿司匹林　　　　　　　　　　　　　　　　　　　（　　）

38. 维生素 B$_1$　　　　　　　　　　　　　　　　　　（　　）

39. 苯甲酸钠　　　　　　　　　　　　　　　　　　　（　　）

40. 维生素 D　　　　　　　　　　　　　　　　　　　（　　）

应选择的溶剂:

　　A. 纯水　　　　　　B. 液氨　　　　　　C. 冰醋酸　　　　　D. 甲苯

　　E. 甲醇

41. 苯酚、水杨酸、盐酸和高氯酸的均化溶剂　　　　　（　　）

42. 苯酚、水杨酸、盐酸和高氯酸的区分溶剂　　　　　（　　）

43. 非质子性溶剂　　　　　　　　　　　　　　　　　（　　）

44. 奎宁是一种弱碱,应在何种溶剂中滴定　　　　　　（　　）

45. 中国药典用硝酸银滴定苯巴比妥,所用溶剂　　　　（　　）

　　A. 青霉素钾　　　　　　　　　　　　B. 硫酸阿托品

C. 醋酸氟轻松　　　　　　　　　　　　D. 苯巴比妥钠

E. 甘油

46. 样品经氧瓶燃烧破坏后,在醋酸盐缓冲液中与茜素氟蓝、硝酸亚铈试液作用显蓝紫色（　　　）

47. 样品溶液加氯化钡试液,即生成白色沉淀,沉淀在盐酸或硝酸中均不溶解（　　　）

48. 样品在无色火焰中燃烧,火焰显鲜黄色（　　　）

49. 样品在无色火焰中燃烧,火焰显紫色（　　　）

50. 样品加硫酸氢钾,加热,发生丙烯醛的刺激性臭气（　　　）

　　A. 硫色素反应　　　　　　　　　　　　B. 麦芽酚反应

　　C. Kober 反应　　　　　　　　　　　　D. 差向异构化反应

　　E. 双缩脲反应

51. 盐酸麻黄碱与硫酸铜、氢氧化钠溶液作用（　　　）

52. 雌激素与硫酸-乙醇共热（　　　）

53. 链霉素在碱性溶液中与三价铁反应（　　　）

54. 四环素在pH2.0～6.0时易发生（　　　）

55. 维生素 B_1 在碱液中与铁氰化钾作用（　　　）

选择合适指示剂

　　A. 硫酸铁铵　　　　　B. 结晶紫　　　　　C. 淀粉　　　　　　D. 二甲酚橙

　　E. 酚酞

56. 以 $K_2Cr_2O_7$ 为基准标定 $Na_2S_2O_3$ 滴定液（　　　）

57. 用 EDTA 滴定液测定氢氧化铝（　　　）

58. 用 $HClO_4$ 滴定液测定盐酸麻黄碱（　　　）

59. 用 NaOH 滴定液测定十一烯酸（　　　）

60. 用银量法测定三氯叔丁醇（　　　）

　　A. 0.3　　　　　　　B. 0.95～1.05　　　　C. 1.5　　　　　　D. 6

　　E. 10

61. 恒重时两次称量差不得超过的毫克数（　　　）

62. 在色谱定量分析中,分离度 R 应大于（　　　）

63. 溶出度测定时,一般应取供试品的个数为（　　　）

64. 含量均匀度测定时,一般初试应取供试品的个数为（　　　）

65. 在气相色谱法中,除另有规定外,拖尾因子应为（　　　）

　　A. 肾上腺素　　　　　B. 氢化可的松　　　　C. 硫酸奎尼丁　　　　D. 对乙酰氨基酚

　　E. 阿司匹林

66. 需检查其他生物碱的药物是（　　　）

67. 需检查其他甾体的药物是（　　　）

68. 需检查酮体的药物是（　　　）

69. 需检查水杨酸的药物是（　　　）

70. 需检查对氨基酚的药物是（　　　）

　　A. 氧化剂　　　　　　B. 滴定剂　　　　　C. 有机破坏　　　　　D. 催化剂

　　E. 吸收液

71. 葡萄糖中砷盐检查时加稀 H_2SO_4 和 Br 试液 （　）

72. 含碘有机药物的氧瓶燃烧法中加 NaOH 试液 （　）

73. 重氮化法中加 KBr （　）

74. 碘量法测定普鲁卡因青霉素中的 $Na_2S_2O_3$ 溶液 （　）

75. 维生素 B_1 的硫色素反应中的铁氰化钾 （　）

    A. $Ag\downarrow$,$N_2\uparrow$　　　　B. 紫色$\downarrow$　　　　C. 紫红色　　　　D. 蓝紫色

    E. 赭色$\downarrow$

76. 链霉素加 NaOH 试液,水浴加热,加硫酸铁铵溶液 （　）

77. 巴比妥加吡啶-硫酸酮溶液 （　）

78. 苯甲酸钠在中性溶液中加 $FeCl_3$ （　）

79. 异烟肼加氨制硝酸银试液 （　）

80. 氟脲嘧啶经氧瓶燃烧后,加茜素氟蓝和硝酸亚铈 （　）

    A. $F = M_{实}/M_{理}$　　　　　　　　B. $F = A_{内}/A_{标} \times C_{标}/C_{内}$

    C. $F = W_{待测物}/W_{称量式}$　　　　D. $n = 5.54(t_R/W_{h/2})^2$

    E. $F = (n - n^0)/C$

81. 理论板数 （　）

82. 色谱内标法中的校正因子 （　）

83. 折光率因数 （　）

84. 标准液浓度校正因子 （　）

85. 柱效 （　）

    A. 色谱法　　B. 光学法　　C. 化学法　　D. 生物法　　E. 电化学法

86. IR 法 （　）

87. 电位滴定法 （　）

88. HPLC 法 （　）

89. 生物检定法 （　）

90. 容量分析法 （　）

选用的指示液:

    A. 结晶紫　　B. 碘化钾-淀粉　　C. 荧光黄　　D. 甲基橙　　E. 邻二氮菲

91. 亚硝酸钠法 （　）

92. 吸附指示剂法 （　）

93. 非水碱量法 （　）

94. 酸碱滴定法 （　）

95. 铈量法 （　）

相关方法为:

    A. 紫外分光光度法　　　　　　　　B. 红外分光光度法

    C. 气相色谱法　　　　　　　　　　D. 高效液相色谱法

    E. 荧光分光光度法

96. 由第一电子激发态的最低能级跃迁回基态的各个不同振动能级 （　）

97. 低能级的价电子吸收一定的能量后,跃迁到较高能级 （　）

98. 使用氢火焰离子化检测器 （　）

99. 分子中振动和转动能级的跃迁　　　　　　　　　　　　　　　（　　）

100. 可用于官能团鉴别　　　　　　　　　　　　　　　　　　　　（　　）

　　A. 按效价单位计　　　　　　　　　　B. 按干燥品重量计

　　C. 按标示量的百分含量计　　　　　　D. 按百万分之几计

　　E. 按百分含量计

101. 杂质砷盐的限量　　　　　　　　　　　　　　　　　　　　　（　　）

102. 片剂的含量　　　　　　　　　　　　　　　　　　　　　　　（　　）

103. 对照品　　　　　　　　　　　　　　　　　　　　　　　　　（　　）

104. 标准品　　　　　　　　　　　　　　　　　　　　　　　　　（　　）

105. 原料药的含量　　　　　　　　　　　　　　　　　　　　　　（　　）

　　A. R_f　　　　　　　B. $E_{1cm}^{1\%}$　　　　　　C. 滴定度　　　　　　D. t_R

　　E. IR

106. 在一定条件下,测得被测物浓度为 1‰,液层厚度为 1cm 时的吸收度。　（　　）

107. 每 1mL 规定浓度的标准液相当于被测物的重量　　　　　　（　　）

108. 红外光谱　　　　　　　　　　　　　　　　　　　　　　　　（　　）

109. 斑点中心距原点距离/溶剂前沿距原点距离　　　　　　　　　（　　）

110. 从进样开始,到某组分的色谱峰顶点时间间隔　　　　　　　（　　）

　　A. GC-MS　　　　　　B. HPCE　　　　　　C. NIRS　　　　　　D. NMR

　　E. LC-MS

111. 近红外光谱　　　　　　　　　　　　　　　　　　　　　　　（　　）

112. 高效毛细管电泳　　　　　　　　　　　　　　　　　　　　　（　　）

113. 核磁共振　　　　　　　　　　　　　　　　　　　　　　　　（　　）

114. 液-质联用　　　　　　　　　　　　　　　　　　　　　　　（　　）

115. 气-质联用　　　　　　　　　　　　　　　　　　　　　　　（　　）

(三)比较选择题

　　A. 吸收系数　　　　　B. 比旋度　　　　　C. 两者均是　　　　D. 两者均不是

1. 测定时需控制温度　　　　　　　　　　　　　　　　　　　　（　　）

2. 受光线的波长影响　　　　　　　　　　　　　　　　　　　　（　　）

3. 受供试品浓度影响　　　　　　　　　　　　　　　　　　　　（　　）

4. 测定时液层厚度通常为 1cm　　　　　　　　　　　　　　　　（　　）

5. 受溶剂种类影响　　　　　　　　　　　　　　　　　　　　　（　　）

　　A. 三氯化铁反应　　　　　　　　　　B. 重氮化-偶合反应

　　C. 两者均有　　　　　　　　　　　　D. 两者均没有

6. 对氨基水杨酸　　　　　　　　　　　　　　　　　　　　　　（　　）

7. 四环素　　　　　　　　　　　　　　　　　　　　　　　　　（　　）

8. 盐酸普鲁卡因　　　　　　　　　　　　　　　　　　　　　　（　　）

9. 醋酸泼尼松　　　　　　　　　　　　　　　　　　　　　　　（　　）

10. 三氯叔丁醇　　　　　　　　　　　　　　　　　　　　　　　（　　）

　　A. 薄层色谱法　　　　　　　　　　　B. 高效液相色谱法

　　C. 两者均可　　　　　　　　　　　　D. 两者均不可

11.倍他米松磷酸钠中游离磷酸的检查　　　　　　　　　　　（　　）

12.醋酸氟氢可的松的含量测定　　　　　　　　　　　　　　（　　）

13.醋酸泼尼松中其他甾体的检查　　　　　　　　　　　　　（　　）

14.秋水仙碱中的残留溶剂乙酸乙酯和氯仿的检查　　　　　　（　　）

15.硫酸庆大霉素 C 组分的含量测定　　　　　　　　　　　（　　）

  A.非水溶液酸量法　　　　　　　　　B.非水溶液碱量法

  C.两者均是　　　　　　　　　　　　D.两者均不是

16.冰醋酸为溶剂　　　　　　　　　　　　　　　　　　　（　　）

17.甲醇钠为滴定剂　　　　　　　　　　　　　　　　　　（　　）

18.磷酸可待因的含量测定　　　　　　　　　　　　　　　（　　）

19.用于弱酸弱碱的测定　　　　　　　　　　　　　　　　（　　）

20.炔诺酮的含量测定　　　　　　　　　　　　　　　　　（　　）

  A.高效液相色谱法　　　　　　　　　B.气相色谱法

  C.两者均可　　　　　　　　　　　　D.两者均不可

21.氯贝丁酯中对氯酚及挥发性杂质的检查　　　　　　　　（　　）

22.维生素 E 的含量测定　　　　　　　　　　　　　　　（　　）

23.维生素 C 的含量测定　　　　　　　　　　　　　　　（　　）

24.硫酸庆大霉素组分含量测定　　　　　　　　　　　　　（　　）

25.硫酸锌的含量测定　　　　　　　　　　　　　　　　　（　　）

  A.红外光谱　　　　　B.X-射线衍射　　　　C.两者均是　　　　　　D.两者均不是

26.用于药物中无效或低效晶型的检查　　　　　　　　　　（　　）

27.用于结晶药物的含量测定　　　　　　　　　　　　　　（　　）

28.用于药物官能团鉴别　　　　　　　　　　　　　　　　（　　）

29.用于确定固体样品的熔融分解点　　　　　　　　　　　（　　）

30.用于药物晶型的鉴别　　　　　　　　　　　　　　　　（　　）

(四)多项选择题

1.光学异构体药物具有不同的　　　　　　　　　　　　　（　　）

  A.生理活性　　　　　　　　　　　　B.熔点

  C.非水溶剂中的溶解度　　　　　　　D.旋光性

  E.色谱行为

2.分子中电子跃迁的种类有　　　　　　　　　　　　　　（　　）

  A.$\sigma \rightarrow \sigma^*$　　　　　B.$\pi \rightarrow \pi^*$　　　　　C.$\sigma \rightarrow \pi^*$　　　　　D.$n \rightarrow \pi^*$

  E.$n \rightarrow \sigma^*$

3.下列分析方法中哪些属于吸收分光光度法?　　　　　　（　　）

  A.红外分光光度法　　　　　　　　　B.荧光分析

  C.紫外分光光度法　　　　　　　　　D.比色法

  E.旋光度测定法

4.下列哪些药物可用 HPLC 法进行含量测定?　　　　　　（　　）

  A.头孢哌酮　　　　　　　　　　　　B.氢化可的松

  C.复方维生素制剂　　　　　　　　　D.黄体酮注射液

E. 氧化锌软膏

5. 下列哪些方法可拆分药物的对映异构体?　　　　　　　　　　　　　( )

　　A. 手性固定相法　　　　　　　　　　　B. 手性流动相添加剂法

　　C. 柱前手性衍生化法　　　　　　　　　D. 分步结晶法

　　E. 酶消化法

6. 下列哪些药物可采用气相色谱法分析?　　　　　　　　　　　　　( )

　　A. 维生素 E 的含量测定　　　　　　　　B. 枸橼酸哌嗪中铁盐的检查

　　C. 聚乙二醇 400 中乙二醇的检查　　　　D. 残留溶剂二氧六环的检查

　　E. 高锰酸钾的含量测定

7. 药物的光谱鉴别方法规定有　　　　　　　　　　　　　　　　　　( )

　　A. 在一个或几个波长处有最大吸收

　　B. 一定浓度的检品溶液在一定波长下的紫外吸收度

　　C. 红外光谱图与对照品图谱一致

　　D. 在某一波长处的紫外吸收系数

　　E. 一对或几对波长处的紫外吸收度比

8. 检品溶液可用四氮唑试液显色后进行比色测定的药物是　　　　　　( )

　　A. 醋酸泼尼松软膏　　　　　　　　　　B. 氢溴酸东莨菪碱片

　　C. 盐酸可乐定片　　　　　　　　　　　D. 硫酸阿托品片

　　E. 醋酸氢化可的松软膏

9. 下列哪些药物用高氯酸进行非水溶液滴定时需要加入醋酸汞试液?　( )

　　A. 氢溴酸东莨菪碱　　　　　　　　　　B. 奋乃静

　　C. 尼可刹米　　　　　　　　　　　　　D. 氯氮䓬

　　E. 盐酸吗啡

10. 吸收光谱包括哪些特征值?　　　　　　　　　　　　　　　　　　( )

　　A. 最大吸收波长　　　　　　　　　　　B. 最小吸收波长

　　C. 肩峰　　　　　　　　　　　　　　　D. 末端吸收

　　E. 吸收度比值

11. $E_{cm}^{1\%}$ 表示　　　　　　　　　　　　　　　　　　　　　　　( )

　　A. 百分吸收系数

　　B. 比吸光系数

　　C. 一定条件下,被测物浓度为 1%,液层厚度为 1cm 时该物质的吸光度

　　D. 一定条件下,被测物浓度为 1mg/100mL,液层厚度为 1dm 时该物质的吸光度

　　E. 溶液吸收系数

12. 紫外分光光度计是由以下部件组成的　　　　　　　　　　　　　　( )

　　A. 氘灯　　　　　　B. 光栅　　　　　　C. 石英吸收池　　　　D. 光电管

　　E. 真空热电偶

13. 紫外分光光度法中,用对照品比较法测定药物含量时　　　　　　　( )

　　A. 需已知药物的吸收系数

　　B. 供试品溶液和对照品溶液的浓度应接近

　　C. 供试品溶液和对照品溶液应在相同的条件下测定

D. 可以在任何波长测定

E. 是中国药典规定的方法之一

14. 用紫外分光光度法鉴别药物时,常采用核对吸收波长的方法。影响本法试验结果的因素有 （　　）

A. 仪器波长的准确度　　　　　　　B. 供试品溶液的浓度

C. 溶剂的种类　　　　　　　　　　D. 吸收池的厚度

E. 供试品的纯度

15. 氧化还原法中常用的滴定液是 （　　）

A. 碘滴定液　　　　　　　　　　　B. 硫酸铈滴定液

C. 锌滴定液　　　　　　　　　　　D. 溴酸钾滴定液

E. 硝酸银滴定液

16. 错误的操作有 （　　）

A. 将 $AgNO_3$ 滴定液装在白色试剂瓶中

B. 将 NaOH 滴定液装在塑料瓶中

C. 以 $K_2Cr_2O_7$ 标定 $Na_2S_2O_3$ 溶液时用碘量瓶

D. 上述滴定(C)中,淀粉指示剂宜在近终点时加入

E. 用 EDTA 直接滴定法测定 Al^{3+} 盐,滴定速度应快

17. 用红外光谱法判断某一药物是否具羰基结构,主要的谱带范围是 （　　）

A. $3100 \sim 3000 cm^{-1}$　　　　　　　B. $3000 \sim 2700 cm^{-1}$

C. $1800 \sim 1700 cm^{-1}$　　　　　　　D. $1684 \sim 1620 cm^{-1}$

E. $1000 \sim 650 cm^{-1}$

18. 在络合滴定中,金属指示剂必备的条件是 （　　）

A. 指示剂与金属离子生成的络合物颜色应与指示剂本身颜色一致

B. 指示剂与金属离子生成的络合物颜色应与指示剂本身颜色有明显区别

C. 指示剂与金属离子生成的络合物稳定性小于金属-EDTA 络合物

D. 指示剂-金属络合物的稳定性大于金属-EDTA 络合物

E. 在 pH6-10 之间能完全电离

19. 一张核磁共振图谱中可获得三种参数,即 （　　）

A. 化学位移　　　　　　　　　　　B. 共振峰面积或峰高

C. 质荷比　　　　　　　　　　　　D. 分子离子峰

E. 偶合常数

20. 手性色谱包括 （　　）

A. 手性 HPLC　　B. 手性 NMR　　C. 手性 IR　　D. 手性 TLC

E. 手性 GC

附：

一、选择题参考答案

第一章　药品质量标准

(一)最佳选择题

1.E　2.A　3.D　4.D　5.E　6.B　7.A　8.A　9.B　10.B　11.C　12.D　13.C
14.C　15.B　16.A　17.C　18.E　19.A　20.E

(二)配伍选择题

1.B　2.E　3.C　4A　5D　6B　7C　8A　9E　10.D　11.E　12.C　13.A　14.D
15.B　16.B　17.D　18.A　19.C　20.E　21.A　22.A　23.B　24.C　25.D　26.C
27.A　28.B　29.D　30.E　31.B　32.E　33.A　34.D　35.C　36.D　37.C　38.A
39.B　40.E

(三)比较选择题

1.B　2.D　3.A　4.C　5.D　6.D　7.D　8.A　9.C　10.B　11.D　12.A　13.D
14.B　15.C　16.C　17.A　18.D　19.B　20.C　21.B　22.A　23.D　24.B　25.C

(四)多项选择题

1.BCD　2.BCD　3.ACDE　4.BDE　5.ABD　6.ABDE　7.ABCE　8.BD　9.ABC
10.ABCD　11.ABCDE　12.ABCD　13.ABCDE　14.AB　15.ABCD　16.ABCDE
17.ACD　18.ABCDE　19.ABD　20.CD

第二章　药物的鉴别与杂质检查

(一)最佳选择题

1.B　2.E　3.B　4.B　5.E　6.D　7.C　8.A　9.E　10.E　11.C　12.D　13.D
14.D　15.B　16.B　17.C　18.C　19.D　20.C　21.D　22.B　23.B　24.E　25.A
26.C　27.D　28.D　29.C　30.B　31.E　32.C　33.C　34.E　35.A　36.B　37.B
38.B　39.D

(二)配伍选择题

1.D　2.A　3.C　4.E　5.B　6.B　7.E　8.C　9.A　10.D　11.E　12.C　13.B
14.A　15.D　16.D　17.C　18.E　19.C　20.E　21.E　22.D　23.B　24.C　25.A
26.A　27.B　28.A　29.E　30.D　31.C　32.D　33.A　34.E　35.B

(三)比较选择题

1.D　2.A　3.A　4.C　5.B　6.C　7.B　8.D　9.A　10.B　11.C　12.A　13.D
14.B　15.B　16.B　17.A　18.C　19.A　20.D　21.B　22.A　23.A　24.D　25.B
26.C　27.C　28.B　29.B　30.D　31.A　32.B　33.C　34.C　35.D　36.B　37.A
38.C　39.D　40.C

(四)多项选择题

1. CE 2. ABDE 3. CD 4. AC 5. BDE 6. ABE 7. BCD 8. ACD 9. ABCDE
10. BCE 11. ABCDE 12. ABCD 13. ABD 14. ABDE 15. CD 16. BCE
17. ABCDE 18. AB 19. ABD 20. BCD 21. CE 22. ABDE 23. BCD 24. ABCDE
25. BD

第三章 制剂分析

(一)最佳选择题

1. C 2. D 3. A 4. E 5. B 6. A 7. A 8. C 9. E 10. B 11. B 12. C 13. B
14. C 15. B 16. B 17. E 18. B 19. C 20. E 21. A 22. E 23. C 24. E

(二)配伍选择题

1. A 2. C 3. B 4. D 5. A 6. E 7. A 8. C 9. C 10. D 11. B 12. C 13. D
14. A 15. E 16. C 17. E 18. D 19. D 20. A 21. A 22. C 23. E 24. B 25. D

(三)比较选择题

1. C 2. A 3. B 4. D 5. B 6. D 7. C 8. A 9. B 10. C 11. A 12. C 13. B
14. D 15. B 16. C 17. A 18. B 19. A 20. D 21. D 22. A 23. B 24. B 25. C
26. C 27. A 28. A 29. B 30. D

(四)多项选择题

1. BC 2. ABC 3. BCD 4. ABCD 5. ACD 6. BCE 7. CE 8. ACE 9. ABD
10. BCDE 11. CDE 12. ABDE 13. ABCDE 14. AB 15. ABC 16. ABCDE
17. ABCD 18. ABCD 19. ABCDE 20. ABCDE 21. ABCDE 22. ABE 23. ABCD
24. BD 25. ACDE

第四章 巴比妥类药物分析

(一)最佳选择题

1. B 2. E 3. C 4. E 5. E 6. E 7. C 8. C 9. D 10. B 11. A 12. B 13. E
14. A 15. D

(二)配伍选择题

1. A 2. A 3. D 4. B 5. C 6. A 7. B 8. C 9. E 10. D

(三)比较选择题

1. A 2. B 3. D 4. D 5. C 6. C 7. B 8. D 9. A 10. D 11. A 12. C 13. D
14. A 15. B

(四)多项选择题

1. ACDE 2. BCDE 3. ACD 4. BCD 5. CD 6. ACD 7. ACD 8. ACE
9. ABCE 10. ADE

第五章　芳酸类药物分析

(一)最佳选择题

1. A　2. D　3. A　4. E　5. C　6. E　7. D　8. B　9. C　10. C　11. D　12. A　13. B
14. D　15. B

(二)配伍选择题

1. E　2. B　3. A　4. D　5. C　6. C　7. B　8. B　9. E　10. A　11. E　12. D　13. A
14. C　15. E

(三)比较选择题

1. D　2. B　3. A　4. C　5. D　6. B　7. A　8. D　9. A　10. D　11. B　12. D　13. A
14. C　15. B　16. C　17. D　18. A　19. B　20. C

(四)多项选择题

1. BCE　2. BC　3. ACDE　4. ABCD　5. CD　6. BCDE　7. AD　8. CDE　9. BCDE
10. AB　11. ABCD　12. CD　13. BC

第六章　芳胺类药物分析

(一)最佳选择题

1. C　2. E　3. B　4. B　5. A　6. A　7. B　8. D　9. A　10. B　11. C　12. E　13. C
14. A　15. C　16. A　17. A　18. A

(二)配伍选择题

1. A　2. B　3. D　4. E　5. C　6. C　7. B　8. A　9. C　10. D　11. B　12. A　13. C
14. E　15. D

(三)比较选择题

1. C　2. D　3. C　4. A　5. B　6. D　7. C　8. A　9. A　10. D　11. B　12. A　13. C
14. D　15. C

(四)多项选择题

1. CD　2. ABC　3. ABCD　4. ABE　5. ABCDE　6. BCE　7. BCD　8. ABE　9. ACDE
10. ABCD　11. ABCDE

第七章　杂环类药物分析

(一)最佳选择题

1. A　2. E　3. E　4. C　5. C　6. D　7. C　8. E　9. C　10. B　11. D　12. A　13. B
14. E　15. D

(二)配伍选择题

1. C　2. E　3. B　4. A　5. D　6. A　7. C　8. D　9. B　10. D　11. E　12. A　13. B
14. D　15. C

(三)比较选择题

1. D　2. C　3. A　4. D　5. B　6. C　7. A　8. D　9. D　10. A　11. B　12. D　13. A
14. C　15. C　16. A　17. B　18. A　19. A　20. D
(四)多项选择题
1. ABCD　2. BC　3. BE　4. ACDE　5. ABE　6. ADE　7. ABCD　8. BDE　9. DE
10. CD

第八章　生物碱类药物分析

(一)最佳选择题
1. C　2. A　3. B　4. C　5. B　6. D　7. C　8. E　9. D　10. D　11. C　12. E　13. A
14. E　15. A　16. A　17. C　18. D　19. A　20. A
(二)配伍选择题
1. C　2. C　3. A　4. B　5. B　6. E　7. C　8. B　9. A　10. D　11. A　12. C　13. B
14. D　15. B
(三)比较选择题
1. A　2. B　3. A　4. C　5. D　6. A　7. B　8. D　9. C　10. B　11. A　12. B　13. D
14. D　15. A
(四)多项选择题
1. ABE　2. ABCD　3. ABCD　4. ABE　5. AE　6. ABC　7. BCE　8. ABC　9. BC
10. ACE　11. CDE　12. BCE　13. ABCDE　14. BCE　15. ACD

第九章　维生素类药物分析

(一)最佳选择题
1. E　2. D　3. B　4. A　5. B　6. C　7. B　8. D　9. E　10. C　11. B　12. B　13. B
14. E　15. D　16. E　17. B　18. A　19. E　20. E　21. A
(二)配伍选择题
1. E　2. B　3. D　4. A　5. C　6. A　7. A　8. B　9. D　10. E　11. C　12. B　13. A
14. E　15. D
(三)比较选择题
1. A　2. B　3. C　4. D　5. B　6. A　7. C　8. D　9. B　10. A　11. B　12. D　13. A
14. C　15. D
(四)多项选择题
1. ABCD　2. ABCD　3. ABE　4. ABCD　5. CE　6. AD　7. ABE　8. BCD　9. BC
10. AD

第十章　甾体激素类药物分析

(一)最佳选择题
1. A　2. D　3. A　4. B　5. D　6. B　7. C　8. B　9. B　10. C　11. E　12. D　13. A

14.A　15.A

(二)配伍选择题

1.D　2.A　3.B　4.B　5.D　6.E　7.D　8.D　9.C　10.B　11.B　12.D　13.A
14.C　15.E　16.E　17.D　18.C　19.B　20.A

(三)比较选择题

1.D　2.A　3.C　4.A　5.B　6.B　7.D　8.A　9.C　10.A　11.A　12.C　13.D
14.B　15.B　16.D　17.C　18.A　19.B　20.A

(四)多项选择题

1.ABCDE　2.ADE　3.ABDE　4.ABC　5.CDE　6.ACD　7.BCDE　8.BC　9.BCE
10.DE　11.AB　12.BDE　13.ABCD　14.AC　15.ABCDE

第十一章　抗生素类药物分析

(一)最佳选择题

1.A　2.E　3.C　4.A　5.A　6.E　7.C　8.A　9.C　10.D　11.B　12.D　13.C

(二)配伍选择题

1.D　2.E　3.B　4.C　5.A　6.A　7.C　8.B　9.D　10.D　11.B　12.C　13.E
14.D　15.A　16.D　17.A　18.B　19.D　20.C

(三)比较选择题

1.C　2.D　3.B　4.C　5.A　6.C　7.B　8.A　9.D　10.C　11.C　12.A　13.D
14.B　15.C

(四)多项选择题

1.ABCDE　2.ABD　3.ABCD　4.AC　5.ABDE　6.ABCE　7.BCDE　8.ABC
9.BD　10.ABCE　11.CDE　12.BDE　13.ABC　14.ADE　15.BCD

第十二章　药物的有机破坏与前处理方法

(一)最佳选择题

1.C　2.B　3.B　4.D　5.C　6.E　7.C　8.B　9.E　10.D　11.D　12.B　13.C
14.B　15.C

(二)配伍选择题

1.E　2.C　3.B　4.A　5.E　6.E　7.D　8.B　9.C　10.A

(三)比较选择题

1.C　2.A　3.B　4.D　5.A　6.B　7.C　8.A　9.B　10.A　11.C　12.D　13.B
14.C　15.A

(四)多项选择题

1.ABD　2.CDE　3.ACDE　4.ABCD　5.ACDE　6.ABCD　7.ABCDE　8.BC
9.ABCDE　10.ABE　11.ABCD

第十三章　分析数据处理与分析方法验证

（一）最佳选择题

1．A　2．B　3．C　4．D　5．C　6．A　7．A　8．B　9．E　10．E　11．E　12．A　13．E
14．D　15．D　16．D

（二）配伍选择题

1．D　2．B　3．A　4．A　5．E　6．D　7．E　8．B　9．C　10．C　11．B　12．C　13．B
14．D　15．E　16．B　17．C　18．D　19．A　20．E　21．B　22．E　23．A　24．D　25．C

（三）比较选择题

1．A　2．B　3．A　4．D　5．C　6．C　7．A　8．B　9．D　10．D　11．A　12．B　13．D
14．C　15．D　16．C　17．B　18．A　19．A　20．D　21．A　22．B　23．C　24．C　25．D
26．D　27．C　28．B　29．D　30．A　31．B　32．D　33．C　34．A　35．B　36．B　37．D
38．D　39．A　40．C

（四）多项选择题

1．ABCE　2．ABC　3．CDE　4．ABCDE　5．BCDE　6．ADE　7．ADE　8．ABCE
9．ACD　10．ACD

第十四章　实　验

（一）最佳选择题

1．B　2．E　3．D　4．D　5．C　6．C　7．E　8．C　9．B　10．D　11．C　12．A　13．E
14．C　15．E　16．D　17．C　18．B　19．D　20．D

（二）配伍选择题

1．B　2．C　3．D　4．E　5．A　6．D　7．E　8．E　9．A　10．A　11．C　12．B　13．D
14．A　15．E

（三）比较选择题

1．B　2．A　3．C　4．A　5．D　6．C　7．A　8．B　9．B　10．D　11．A　12．B　13．D
14．C　15．D

（四）多项选择题

1．CD　2．ACD　3．ABCE　4．ACE　5．ABE　6．ABE　7．BCDE　8．AB　9．ABDE
10．BCE　11．ABE　12．BCDE　13．ABCE　14．ABCD　15．BCD　16．BCE　17．ACE
18．ABDE

第十五章　综合性试题

（一）最佳选择题

1．A　2．B　3．B　4．A　5．B　6．A　7．E　8．B　9．C　10．D　11．C　12．E　13．B
14．A　15．A　16．A　17．E　18．B　19．D　20．A　21．B　22．D

（二）配伍选择题

1. C　2. A　3. D　4. B　5. E　6. C　7. B　8. E　9. A　10. D　11. E　12. D　13. A
14. B　15. C　16. B　17. C　18. A　19. D　20. D　21. C　22. B　23. A　24. E　25. D
26. E　27. B　28. A　29. D　30. B　31. C　32. A　33. E　34. B　35. D　36. C　37. A
38. C　39. B　40. E　41. B　42. A　43. D　44. C　45. E　46. C　47. B　48. D　49. A
50. D　51. E　52. C　53. B　54. D　55. A　56. C　57. D　58. B　59. E　60. A　61. A
62. C　63. D　64. E　65. B　66. C　67. B　68. A　69. E　70. D　71. C　72. E　73. D
74. B　75. A　76. C　77. B　78. E　79. A　80. D　81. D　82. D　83. E　84. A　85. D
86. B　87. E　88. A　89. D　90. C　91. B　92. C　93. A　94. D　95. E　96. E　97. A
98. C　99. B　100. B　101. D　102. C　103. B　104. A　105. E　106. B　107. C
108. E　109. A　110. D　111. C　112. B　113. D　114. E　115. A

(三)比较选择题

1. B　2. C　3. D　4. A　5. C　6. C　7. A　8. B　9. D　10. D　11. D　12. B　13. C
14. D　15. B　16. B　17. A　18. B　19. C　20. D　21. B　22. C　23. A　24. A　25. D
26. C　27. B　28. A　29. D　30. B

(四)多项选择题

1. AD　2. ABDE　3. ACD　4. ABCD　5. ABCDE　6. ACD　7. ABCDE　8. AE　9. AE
10. ABCD　11. ABC　12. ABCD　13. BCE　14. ACE　15. ABD　16. AE　17. CD
18. BC　19. ABE　20. ADE

二、专业英语词汇

Abbe refractometer 阿贝折射计

absorbance 吸收度

absorbance ratio 吸收度比值

absorption curve 吸收曲线

absorption spectrum 吸收光谱

accuracy 准确度

acid 酸

acid-base indicator 酸碱指示剂

acid-base titration 酸碱滴定

acid-dye colorimetry 酸性染料比色法

acidimetry 酸量法

acid-insoluble ash 酸不溶性灰分

acidity 酸度

acid value 酸值

action and use 作用与用途

active constituent 活性成分

additive 添加剂

additivity 加和性

adjusted retention time 调整保留时间

adsorption 吸附

affinity chromatography 亲和色谱法

alkalinity 碱度

alkaloid 生物碱

alkyloxy determination 烷氧基测定

alumina 氧化铝

amino acid 氨基酸

analysis error 分析误差

analysis of variance 方差分析

analytical balance 分析天平

analytical chemistry 分析化学

analytical quality control(AQC)分析质量控制

angstromÅ ,埃

anhydrous 无水的

anhydrous basis,anhydrous substance 干燥品

antioxidant 抗氧剂

apparatus error 仪器误差

apparent viscosity 表观黏度

appendix 附录

application of sample 点样

area normalization method 面积归一化法

argentimetry 银量法

aromatic hydrocarbon 芳烃

arsenic 砷

arsenic stain 砷斑

artificial neural network 人工神经网络

artificial intelligence 人工智能

ash 灰分

assay 含量测定

asymmetrical stretching vibration 不对称伸缩振动

atmospheric pressure ionization(API)大气压离子化

atomic absorption spectrometry(AAS)原子吸收光谱法

attenuation 衰减

average 平均值

average deviation 平均偏差

back extraction 反萃取

back titration 反滴定

band absorption 谱带吸收

bar graph 棒图

baseline correction 基线校正

baseline drift 基线漂移

base 碱

baseline resolved peak 基线分离峰

batch,lot 批

biotransformation 生物转化

bioequivalence 生物等效性

bioavailability 生物利用度

blank test 空白试验

blue shift 蓝移

boiling range 沸程

British Pharmacopeia（BP）英国药典

bromate titration 溴酸盐滴定法

bromocresol green 溴甲酚绿

bromocresol purple 溴甲酚紫

bromophenol blue 溴酚蓝

bromothymol blue 溴麝香草酚蓝

buffer action 缓冲作用

buffer capacity 缓冲容量

buffer solution 缓冲溶液

bulk drug,pharmaceutical product 原料药

buret 滴定管

by-product 副产物

calibrate 校准

calibration curve 校准曲线

calomel electrode 甘汞电极

capacity factor 容量因子

capillary electrophoresis(CE)毛细管电泳

capillary gas chromatography 毛细管气相色谱法

capillary melting point determination 毛细管熔点测定

carrier gas 载气

capsule 胶囊剂

characteristics,description 性状

characteristic spectrum 特征光谱

chemical constituent 化学成分

chemical drugs 化学药品

check sample 对照试样

check test 对照试验

chelate compound 螯合物

chemically bonded phase 化学键合相

chemical equivalent 化学当量

Chinese Pharmacopoeia (ChP) 中国药典
Chinese patent medicine 中成药
Chinese materia medica 中药学
Chinese materia medica preparation 中药制剂
Chinese Pharmaceutical Association (CPA) 中国药学会
chiral stationary phase (CSP) 手性固定相
chiral separation 手性分离
chirality 手性
chiral carbon atom 手性碳原子
chiral molecule 手性分子
chloride 氯化物
chromatography 色谱法
chromatogram 色谱图
chromatographic column 色谱柱
chromatographic condition 色谱条件
chromatographic system 色谱系统
chromatographic data processor 色谱数据处理机
chromatographic work station 色谱工作站
cis-trans isomerism 顺反异构
clarity 澄清度
clathrate, inclusion compound 包合物
clearance 清除率
clinical pharmacy 临床药学
coefficient of distribution 分配系数
coefficient of variation 变异系数
coenzyme 辅酶
color reaction 显色反应
colorimetric analysis 比色分析
column capacity 柱容量
column dead volume 柱死体积
column interstitial volume 柱隙体积
column outlet pressure 柱出口压
column temperature 柱温
column pressure 柱压
column volume 柱体积
column overload 柱超载
column switching 柱切换
committee of drug evaluation 药品审评委员会
comparative test 比较试验
completeness of solution 溶液的澄清度

complex 络合物

complexometric titration 络合滴定

component,constituent 组分

compound medicines 复方药

computer-aided pharmaceutical analysis 计算机辅助药物分析

concentration 浓度

concentration-time curve 浓度-时间曲线

condensation reaction 缩合反应

condensation substance 缩合物

confidence interval 置信区间

confidence level 置信水平

confidence limit 置信限

confidence probability 置信概率

congealing point 凝点

content 含量,内含物

content uniformity 装量差异

controlled trial 对照试验

coordination compound 配位化合物

correlation coefficient 相关系数

contrast test 对照试验

crude drug 生药

crystal 结晶

crystal violet 结晶紫

crystallinity 结晶性(结晶度)

cyanide 氰化物

cyclodextrin inclusion compound 环糊精包合物

dead space 死体积

dead-stop titration 永停滴定法

dead time 死时间

decomposition point 分解点

deflection 偏差

deflection point 拐点

degassing 脱气

deionized water 去离子水

derivative spectrophotometry 导数分光光度法

detection 检查

dextrose 右旋糖,葡萄糖

diastereomer 非对映(异构)体

diazotization titration method 重氮化滴定法

2,6-dichlorindophenol titration 2,6-二氯靛酚滴定法

differential thermal analysis(DTA) 差示热分析

differential scanning calorimetry(DSC) 差示扫描热量法

differential pulse polarography 示差脉冲极谱法

digestion 消化

dilute 稀释

diphasic titration 双相滴定

direct potentiometry 直接电位法

disintegration 崩解时限

dissociation constant 解离常数

dissociation degree 解离度

distribution chromatography 分配色谱

distribution coefficient 分配系数

dissolubility 溶解度

dissolution 溶出度

distillation 蒸馏

dose 剂量

drug control institutions 药检机构

drug 药物

drug metabolism enzyme 药物代谢酶

drug quality control 药品质量控制

drug quality management 药品质量管理

drug reiease 药物释放度

drug standard 药品标准

dryness 干燥

dual wavelength spectrophotometry 双波长分光光度法

duplicate test 重复试验

excipient 赋形剂

effective constituent 有效成分

effective plate number 有效板数

efficacy 效能,有效性

efficiency of column 柱效

electron transition 电子跃迁

electrospray interface 电喷雾接口

electromigration injection 电迁移进样

elimination 消除

eluting effect 洗脱效应

elution 洗脱

elution curve 洗脱曲线

emission spectrochemical analysis 发射光谱分析

end absorption 末端吸收

end point correction 终点校正

end point error 终点误差

enantiomer 对映（异构）体

enzyme immunoassay(EIA)酶免疫分析

enzyme drug 酶类药物

enzymatic reaction 酶促反应

enzyme induction 酶诱导

enzyme inhibition 酶抑制

epimer 差向异构体

epimerization 差向异构化

equilibrium constant 平衡常数

equivalence point 等当点

equivalence potential 等当点电位

equivalent weight 当量

error in volumetric analysis 容量分析误差

excitation spectrum 激发光谱

excitation wave length 激发波长

excite 激发

extract 提取物

extraction 提取

exclusion chromatography 排阻色谱法

expert system 专家系统

expiration date 失效期

external standard 外标准

extraction gravimetry 提取重量法

extraction titration 提取容量法

extrapolated method 外插法,外推法

factor 系数,因数

feature 特征

Fehling's reaction 费林反应

fineness of the particles 颗粒细度

finger print region 指纹区

finger print map 指纹图

fixed phase 固定相

flame ionization detector (FID) 火焰离子化检测器

flame emission spectrum 火焰发射光谱

fluorescamine 荧胺

fluorescence immunoassay(FIA) 荧光免疫分析

fluorescence polarization immunoassay(FPIA)荧光偏振免疫分析

fluorescent agent 荧光剂

fluorescence spectrophotometry 荧光分光光度法

fluorescence detector 荧光检测器

fluorescence efficiency 荧光效率

fluorescence excitation spectrum 荧光激发光谱

fluorimetry 荧光分析法

foreign odor 异臭

foreign pigment 有色杂质

formulary 处方集

freezing test 结冻试验

functional group 官能团

fused peaks，overlapped peaks 重叠峰

gas chromatogram 气相色谱图

gas chromatography (GC) 气相色谱法

gas chromatograph-flourier transform infrared spectrophotometer 气相色谱-傅里叶变换
红外光谱联用仪

glass electrode 玻璃电极

gas-liquid chromatography (GLC) 气液色谱法

gas purifier 气体净化器

gel chromatography 凝胶色谱法

general identification test 一般鉴别试验

Good Manufacturing Practice and Quality Control of Drug (GMP and QC of Drug)药品
生产质量管理规范

Good Manufacture Practices(GMP) 药品生产规范

Good Laboratory Practice(GLP)实验室管理规范

Good Clinical Practice(GCP)临床试验规范

Good Supplying Practice(GSP)药品供应规范

gradient elution 梯度洗脱

Gran's plot 格兰作图法

gravimetric analysis 重量分析法

half peak width 半峰宽

[halide]disk method,wafer method,pellet method 压片法

head-space concentrating injector 顶空浓缩进样器

heat conductivity 热导率

heavy metal 重金属

height of an effective plate 有效板高度

high resolution gas chromatography(HRGC)高分辨气相色谱法

high-performance liquid chromatography 高效液相色谱法

high performance thin-layer chromatography(HPTLC)高效薄层色谱法

hydrate 水合物

hydrolysis 水解

hydrophilicity 亲水性
hydrophobicity 疏水性
hydroxyl value 羟值
hyperchromic effect 深色效应
hypothesis test 假设检验
hypsochromic effect 浅色效应
identification 鉴别
immobile phase 固定相
immunoassay 免疫测定
impurity 杂质
inactivation 失活
index 索引
indicator 指示剂
indicator electrode 指示电极
inhibitor 抑制剂
infrared absorption spectrum 红外吸收光谱
injecting septum 进样隔膜胶垫
injection valve 进样阀
instrumental analysis 仪器分析
instrument error 仪器误差
integrator 积分仪
intermediate 中间体
internal standard substance 内标物质
international unit(IU)国际单位
iodide 碘化物
iodoform reaction 碘仿反应
iodometry 碘量法
ion-exchange cellulose 离子交换纤维素
ion exchange chromatography 离子交换色谱法
ion pair chromatography 离子对色谱
ion suppression 离子抑制
ionic strength 离子强度
ionize 电离
irreversible indicator 不可逆指示剂
irreversible potential 不可逆电位
isoelectric point 等电点
isoosmotic solution 等渗溶液
isosbestic point method 等吸收点法
Karl Fischer titration 卡尔·费歇尔滴定
kinematic viscosity 运动黏度

Kjeldahl's method 凯氏定氮法

Kober reagent 科伯试剂

Kovats retention index 科瓦茨保留指数

labeled amount 标示量

least square method 最小二乘法

Lieberman test 利伯曼试验

licensed pharmacist 执业药师

limit of detection(LOD) 检测限

limit of quantitation(LOQ) 定量限

limit test 限度试验

linearity and range 线性及范围

linear scanning 线性扫描

liver drug enzyme 肝药酶

liquid chromatograph/mass spectrometer(LC/MS)液[相色谱]-质[谱]联用仪

liquid ion evaporation(LIE)液体离子蒸发

loss on drying 干燥失重

low pressure gradient pump 低压梯度泵

magnetic sector mass spectrometer 扇形磁场质谱仪

main constituent 主成分

make-up gas 尾吹气

Marquis test 马奎斯试验

mass analyzer detector 质量分析检测器

mass spectrometric analysis 质谱分析

mass spectrum 质谱图

maltol reaction 麦牙酚试验

McLafferty rearrangement 麦氏重排

mean deviation 平均偏差

measure 量取,测量

medicinal herb 草药

melting point 熔点

melting range 熔距

metabolite 代谢物

methyl orange 甲基橙

methyl red 甲基红

micellar chromatography 胶束色谱法

micellar electrokinetic capillary chromatography(MECC，MEKC)胶束电动毛细管色谱法

microanalysis 微量分析

microcrystal 微晶

microsome 微粒体

microsyringe 微量注射器

migration 迁移

migration time 迁移时间

millipore filtration 微孔过滤

minimum fill 最低装量

molecular formula 分子式

molecular weight 分子量

monographs 正文

moving belt interface 传送带接口

multidimensional detection 多维检测

natural product 天然产物

neutralization 中和

nitrogen content 总氮量

nonaqueous acid-base titration 非水酸碱滴定

nonprescription drug,over the counter drugs(OTC drugs)非处方药

nonproprietary name,generic name 非专有名

non-volatile matter 不挥发物

normal phase 正相

notice 凡例

nujol mull method 石蜡糊法

numerical taxonomy 数值分类法

octadecylsilane chemically bonded silica 十八烷基硅烷键合硅胶

odorless 无臭

odor 气味

official name 法定名

official test 法定试验

on-column detector 柱上检测器

on-line degasser 在线脱气设备

on the dried basis 按干燥品计

operation error 操作误差

optical activity 光学活性

optical isomerism 旋光异构

optical purity 光学纯度

optimization method 最优化方法

operation error 操作误差

organic volatile impurities 有机挥发性杂质

orthophenanthroline 邻二氮菲

optimum pH 最佳 pH

oxidation-reduction titration 氧化还原滴定

oxygen flask combustion 氧瓶燃烧

packing material 填料

palladium ion colorimetry 钯离子比色法

parallel analysis 平行分析

particulate matter 不溶性微粒

partition coefficient 分配系数

parts per million(ppm) 百万分之几

pattern recognition 模式识别

peak asymmetry 峰不对称度

peak overlapping 峰重叠

peak symmetry 峰对称性

peak valley 峰谷

percent transmittance 透光百分率

peroxide value 过氧化值

pH indicator absorbance ratio method pH 指示剂吸光度比值测定法

pharmaceutical analysis 药物分析

pharmacopeia 药典

pharmacy 药学

phenolphthalein 酚酞

photodiode array detector(DAD)光电二极管阵列检测器

plate storage rack 薄层板贮箱

polarimeter 旋光计

polarimetry 旋光测定法

polarity 极性

polyacrylamide gel 聚丙烯酰胺凝胶

polydextran gel 葡聚糖凝胶

polystyrene gel 聚苯乙烯凝胶

polystyrene film 聚苯乙烯薄膜

porous polymer beads 高分子多孔小球

post-column derivatization 柱后衍生化

potentiometric titration 电位滴定法

precision 精密度

pre-column derivatization 柱前衍生化

preparations 制剂

prescription drug 处方药

principal component analysis 主成分分析

programmed temperature gas chromatography 程序升温气相色谱法

protein 蛋白质

purification 纯化

purity 纯度

pyrogen 热原

pycnometric method 比重瓶法

quality control(QC) 质量控制

quality evaluation 质量评价

quality standard 质量标准

quantitative determination 定量测定

quantitative analysis 定量分析

quasi-molecular ion 准分子离子

racemization 消旋化

Raman effect 拉曼效应

random sampling 随机抽样

rational use of drug 合理用药

readily carbonizable substance 易碳化物

readily oxidizable substance 易氧化物

reagent sprayer 试剂喷雾器

recovery 回收率

red shift 红移

regression analysis 回归分析

refractometry 折光测定法

reference standard 参比标准

relative density 相对密度

reference electrode 参比电极

related substance 有关物质

relative intensity 相对强度

repeatability 重复性

replicate determination 平行测定

reproducibility 再现性

residual basic hydrolysis method 剩余碱水解法

residual titration 剩余滴定

residue on ignition 炽灼残渣

resolution 拆分

response time 响应时间

reversed phase chromatography 反相色谱法

reverse osmosis 反渗透

rider peak 驼峰

root-mean-square deviation 标准偏差,均方根差

routine analysis 常规分析

ruggedness 耐用性

safety 安全性

Sakaguchi test 坂口试验

salt bridge 盐桥

salting out 盐析

sample applicator 点样器
sample application 点样
sample on-line pretreatment 试样在线预处理
sample variance 样本方差
sampling 取样
saponification 皂化
saturation 饱和
saturated calomel electrode（SCE）饱和甘汞电极
substrate 底物
Schiff's base 席夫碱
selectivity 选择性
separation 分离
shoulder peak 肩峰
signal processing 信号处理
silanophilic interaction 亲硅羟基作用
silica gel 硅胶
silver chloride electrode 氯化银电极
silver electrode 银电极
similarity 相似性
simultaneous equations method 解线性方程组法
significance level 显著性水平
significant difference 显著性差异
significance testing 显著性检验
sodium dodecylsulfate,SDS 十二烷基硫酸钠
sodium hexanesulfonate 己烷磺酸钠
sodium tetraphenylborate 四苯硼钠
solubility 溶解度
solution 溶液
solvent 溶剂
solvophobic interaction 疏溶剂作用
Soxhlet extractor 索氏[脂肪]抽提器
specific absorbance 吸收系数
specification 规格
specific rotation 比旋度
specific weight 比重
specificity 专属性
spectral search 光谱检索
spectral subtraction method 光谱差减法
split 分流
splitless 无分流

supernatant 上清液

stability study 稳定性试验

standard color solution 标准比色液

standard deviation 标准差

standard operating procedure(SOP)标准操作规程

standard substance 标准品

stationary phase coating 固定相涂布

starch indicator 淀粉指示剂

storage 贮藏

statistical error 统计误差

stoichiometric point 化学计量点,当量点

substituent 取代基

sulfate 硫酸盐

sulphated ash 硫酸盐灰分

swelling degree 膨胀度

symmetrical stretching vibration 对称伸缩振动

syringe pump 注射泵

system model 系统模型

system suitability 系统适用性

systematic error 系统误差

symmetry factor 对称因素

tablet 片剂

taste 味

test of hypothesis 假设检验

test solution(TS) 试液

tetrazoline colorimetry 四氮唑比色法

therapeutic drug monitoring(TDM) 治疗药物监测

thermocouple detector 热电偶检测器

thermogravimetry 热重分析法

thermospray interface 热喷雾接口

The United States Pharmacopoeia(USP) 美国药典

The Pharmacopoeia of Japan(JP) 日本药局方

thin layer chromatography (TLC) 薄层色谱

thiochrome reaction 硫色素反应

three-dimensional chromatogram 三维色谱图

titer,titre 滴定度

titration error 滴定误差

toluene distillation method 甲苯蒸馏法

total ash 总灰分

total quality control (TQC) 全面质量控制

total solid 总固体

traditional drugs 传统药

traditional Chinese medicine 中药

turbidity 混浊

ultracentrifugation 超速离心

ultrasonic mixer 超声混合器

ultraviolet irradiation 紫外线照射

undue toxicity 异常毒性

uniformity of dosage units 含量均匀度

vibrational coupling 振动偶合

vibrational relaxation 振动弛豫

volatile oil determination apparatus 挥发油测定器

volumetric analysis 容量分析

volumetric solution(VS)滴定液

wave number 波数

zigzag scanning 锯齿扫描

zone electrophoresis 区带电泳

zwitterion 两性离子

zymolysis 酶解作用

三、专业英语阅读理解

1. BP 2000

Aspirin

NOTE The name Aspirin may be freely used in many countries including the United Kingdom. In countries where exclusive proprietary rights in this name are claimed，the official title is Acetylsalicylic Acid.

Aspirin complies with the requirements of the 3rd edition of the European Pharmacopoeia for Acetylsalicylic Acid [0967]. These requirements are reproduced after the heading "Definition" below.

Action and use Analgesic；antipyretic.

Preparations

Aspirin Tablets

Dispersible Aspirin Tablets

Effervescent Soluble Aspirin Tablets

Aspirin and Caffeine Tablets

Co-codaprin Tablets

Dispersible Co-codaprin Tablets

Ph Eur —

DEFINITION

Acetylsalicylic acid contains not less than 99. 5 per cent and not more than the equivalent of 101. 0 per cent of 2-acetoxybenzoic acid, calculated with reference to the dried substance.

CHARACTERS

A white, crystalline powder or colourless crystals, slightly soluble in water, freely soluble in alcohol, soluble in ether. It melts at about 143℃ (instantaneous method).

IDENTIFICATION

First identification: A,B.

Second identification: B,C,D.

A. Examine by infrared absorption spectrophotometry (2. 2. 24), comparing with the spectrum obtained with acetylsalicylic acid CRS.

B. To 0. 2g add 4mL of dilute sodium hydroxide solution R and boil for 3min. Cool and add 5mL of dilute sulphuric acid R. A crystalline precipitate is formed. Filter, wash the precipitate and dry at 100℃ to 105℃. The melting point (2. 2. 14) is 156℃ to 161℃.

C. In a test tube mix 0. 1g with 0. 5g of calcium hydroxide R. Heat the mixture and expose to the fumes produced a piece of filter paper impregnated with 0. 05mL of nitro-benzaldehyde solution R. A yellowish-green or bluish-green colour develops on the paper. Moisten the paper with dilute hydrochloric acid R. The colour becomes blue.

D. Dissolve with heating about 20 mg of the precipitate obtained in identification test B in 10mL of water R and cool. The solution gives reaction (a) of salicylates (2. 3. 1).

TESTS

Appearance of solution Dissolve 1. 0g in 9mL of alcohol R. The solution is clear (2. 2. 1)and colourless (Method II, 2. 2. 2).

Related substances In a 100mL volumetric flask, dissolve 0. 15g in 10mL of 0. 1mol/L tetrabutylammonium hydroxide in 2-propanol R. After 10min, add 8. 0mL of 0. 1mol/L hydrochloric acid and 20. 0mL of a 19. 0g/L solution of disodium tetra-borate R and mix. While swirling continuously, add 2. 0mL of a 10g/L solution of aminopyrazolone R and 2. 0mL of a 10g/L solution of potassium ferricyanide R. After 2min, dilute to 100. 0mL with water R. Allow to stand for 20min. Measure the absorbance (2. 2. 25) of the solution at 505nm in a 2cm cell, using water R as compensation liquid. The absorbance is not greater than 0. 25(about 0. 1 per cent expressed as acetylsalicylsalicylic acid).

Salicylic acid

Dissolve 0. 10g in 5mL of alcohol R, add 15mL of iced water R and 0. 05mL of a 5g/L solution of ferric chloride R. Allow to stand for 1 min. The solution is not more intensely coloured than a standard prepared at the same time by adding a mixture of 0. 05mL of a 5g/L solution of ferric chloride R, 0. 1mL of acetic acid R, 4mL of alcohol R and 15mL of water R to 1mL of a solution of 5. 0mg of salicylic acid R in 100mL of alcohol R (500ppm).

Heavy metals (2. 4. 8). Dissolve 0. 75g in 9mL of acetone R and dilute to 15mL with water R. 12mL of the solution complies with limit test B for heavy metals (20ppm). Prepare the standard using lead standard solution (1ppm Pb) obtained by diluting lead standard solution (100ppm Pb) R with a mixture of 6 volumes of water R and 9 volumes of acetone R.

Loss on drying (2. 2. 32). Not more than 0. 5 per cent, determined on 1. 00g by drying in vacuo.

Sulphated ash (2. 4. 14). Not more than 0. 1 per cent, determined on 1. 0g.

ASSAY

In a flask with a ground-glass stopper, dissolve 1. 00g in 10mL of alcohol R. Add 50. 0mL of 0. 5mol/L sodium hydroxide. Close the flask and allow to stand for 1 h. Using 0. 2mL of phenolphthalein solution R as indicator, titrate with 0. 5mol/L hydrochloric acid. Carry out a blank titration.

1mL of 0. 5mol/L sodium hydroxide is equivalent to 45. 04mg of $C_9H_8O_4$.

STORAGE

Store in an airtight container.

Aspirin Tablets

Acetylsalicylic Acid Tablets

Definition　Aspirin Tablets contain Aspirin.

The tablets comply with the requirements stated under Tablets and with the following requirements.

Content of aspirin, $C_9H_8O_4$ 95. 0 to 105. 0% of the prescribed or stated amount.

Identification　Boil 0. 5g of the powdered tablets for 2 to 3 minutes with 10mL of 5mol/L sodium hydroxide, cool and add an excess of 1mol/L sulphuric acid; a crystalline precipitate is produced and the odour of acetic acid is detectable. To a solution of the precipitate in water add iron (Ⅲ) chloride solution $R1$; a deep violet colour is produced.

Salicylic acid　Shake a quantity of the powdered tablets containing 0. 20g of Aspirin with 4mL of ethanol (96%) and dilute to 100mL with water at a temperature not exceeding 10°. Filter immediately, transfer 50mL of the filtrate to a Nessler cylinder, add 1mL of freshly prepared ammonium iron (Ⅲ) sulphate solution R1, mix and allow to stand for 1 minute. Any violet colour produced is not more intense than that obtained by adding 1mL of freshly prepared ammonium iron(Ⅲ) sulphate solution R1 to a mixture of 3mL of a freshly prepared 0. 010% w/v solution of salicylic acid, 2mL of ethanol (96%) and sufficient water to produce 50mL contained in a second Nessler cylinder (0. 3%).

Dissolution　Comply with the dissolution test for tablets and capsules, Appendix Ⅻ D, using Apparatus Ⅰ. Use as the medium 500mL of a pH 4. 5 buffer prepared by mixing 29. 9g of sodium acetate and 16. 6mL of glacial acetic acid with sufficient water to produce 10 litres and rotate the paddle at 50 revolutions per minute. Withdraw a sample of 20mL of the medium and filter. Immediately measure the absorbance of the filtrate, Appendix Ⅱ B, diluted with the dissolution medium if necessary, at 265nm using dissolution medium in the reference cell. Measure the absorbance of a suitable solution of aspirin BPCRS in the dissolution medium and calculate the total content of aspirin, $C_9H_8O_4$, in the medium using the declared content of $C_9H_8O_4$ in aspirin BPCRS.

Assay Weigh and powder 20 tablets. To a quantity of the powder containing 0.5g of Aspirin add 30mL of 0.5mol/L sodium hydroxide VS, boil gently for 10 minutes and titrate the excess of alkali with 0.5mol/L hydrochloric acid VS using phenol red solution as indicator. Repeat the operation without the substance being examined. The difference between the titrations represents the amount of sodium hydroxide required. Each mL of 0.5mol/L sodium hydroxide VS is equivalent to 45.04mg of $C_9H_8O_4$.

Labelling The label states that the tablets contain Aspirin, unless this word appears in the name of the tablets. This requirement does not apply in countries where exclusive proprietary rights in the name Aspirin are claimed.

2. USP XXIV 2000
Aspirin

$C_9H_8O_4$ 180.16

Benzoic acid, 2-(acetyloxy)-.

Salicylic acid acetate [50—78—2].

Aspirin contains not less than 99.5 percent and not more than 100.5 percent of $C_9H_8O_4$, calculated on the dried basis.

Packaging and storage-Preserve in tight containers.

USP Reference standards ⟨11⟩-USP Aspirin RS.

Identification-

A: Heat it with water for several minutes, cool, and add 1 or 2 drops of ferric chloride TS: a violet-red color is produced.

B: Infrared Absorption ⟨197K⟩

Loss on drying ⟨731⟩-Dry it over silica gel for 5hours: it loses not more than 0.5% of its weight.

Readily carbonizable substances ⟨271⟩-Dissolve 500mg in 5mL of sulfuric acid TS: the solution has no more color than Matching Fluid Q.

Residue on ignition ⟨281⟩: not more than 0.05%.

Substances insoluble in sodium carbonate TS-A solution of 500mg in 10mL of warm sodium carbonate TS is clear.

Chloride ⟨221⟩-Boil 1.5g with 75mL of water for 5 minutes, cool, add sufficient water to restore the original volume, and filter. A 25-mL portion of the filtrate shows no more chloride than corresponds to 0.10mL of 0.020 N hydrochloric acid (0.014%).

Sulfate-Dissolve 6.0g in 37mL of acetone, and add 3mL of water. Titrate potentiometrically with 0.02mol/L lead perchlorate, prepared by dissolving 9.20g of lead perchlorate in water to make 1000mL of solution, using a pH meter capable of a minimum reproducibility of ±0.1mV (see pH ⟨791⟩) equipped with an electrode system consisting of a lead-specific electrode and a silver-silver chloride reference glass-sleeved electrode containing a 1 in 44 solution of tetraethylammonium perchlorate in glacial acetic acid (see Titrimetry ⟨541⟩): not more than 1.25mL of 0.02mol/L lead perchlorate is consumed (0.04%).

[NOTE — After use, rinse the lead-specific electrode with water, drain the reference electrode, flush with water, rinse with methanol, and allow to dry.]

Heavy metals-Dissolve 2g in 25mL of acetone, and add 1mL of water. Add 1. 2mL of thioacetamide-glycerin base TS and 2mL of pH 3. 5 Acetate Buffer, and allow to stand for 5 minutes: any color produced is not darker than that of a control made with 25mL of acetone and 2mL of Standard Lead Solution (see Heavy Metals ⟨231⟩), treated in the same manner. The limit is 10μg per g.

Limit of free salicylic acid-Dissolve 2. 5g in sufficient alcohol to make 25. 0mL. To each of two matched color-comparison tubes add 48mL of water and 1mL of a freshly prepared, diluted ferric ammonium sulfate solution (prepared by adding 1mL of 1N hydrochloric acid to 2mL of ferric ammonium sulfate TS and diluting with water to 100mL). Into one tube pipet 1mL of a standard solution of salicylic acid in water, containing 0. 10mg of salicylic acid per mL. Into the second tube pipet 1mL of the 1 in 10 solution of Aspirin. Mix the contents of each tube: after 30 seconds, the color in the second tube is not more intense than that in the tube containing the salicylic acid (0. 1%).

Organic volatile impurities, Method Ⅳ ⟨467⟩: meets the requirements.

Assay-Place about 1. 5g of Aspirin, accurately weighed, in a flask, add 50. 0mL of 0. 5N sodium hydroxide VS, and boil the mixture gently for 10 minutes. Add phenolphthalein TS, and titrate the excess sodium hydroxide with 0. 5N sulfuric acid VS. Perform a blank determination (see Residual Titrations under Titrimetry ⟨541⟩). Each mL of 0. 5N sodium hydroxide is equivalent to 45. 04 mg of $C_9H_8O_4$.

Aspirin Tablets

Aspirin Tablets contain not less than 90. 0 percent and not more than 110. 0 percent of the labeled amount of $C_9H_8O_4$. Tablets of larger than 81-mg size contain no sweeteners or other flavors.

NOTE-Tablets that are enteric-coated meet the requirements for Aspirin Delayed-release Tablets.

Packaging and storage-Preserve in tight containers. Preserve flavored or sweetened Tablets of 81-mg size or smaller in containers holding not more than 36 Tablets each.

USP Reference standards ⟨11⟩-USP Aspirin RS. USP Salicylic Acid RS.

Identification-

A: Crush 1 Tablet, boil it with 50mL of water for 5 minutes, cool, and add 1 or 2 drops of ferric chloride TS: a violet-red color is produced.

B: Infrared absorption ⟨197K⟩-Prepare the test specimen as follows. Shake a quantity of finely powdered Tablets, equivalent to about 500mg of aspirin, with 10mL of alcohol for several minutes. Centrifuge the mixture. Pour off the clear supernatant liquid, and evaporate it to dryness. Dry the residue in vacuum at 60°for 1 hour.

Dissolution ⟨711⟩-

Medium: 0. 5mol/L acetate buffer, prepared by mixing 2. 99g of sodium acetate trihydrate and 1.66mL of glacial acetic acid with water to obtain 1000mL of solution having a pH of 4.50±0.05; 500mL.

Apparatus 1 : 50 rpm.

Time: 30 minutes.

Procedure — Determine the amount of a mount of $C_9H_8O_4$ dissolved from ultraviolet absorbances at the wavelength of the isosbestic point of aspirin and salicylic acid at (265±2) nm of filtered portions of the solution under test, suitably diluted with Dissolution Medium. if necessary, in comparison with a Standard solution having a known concentration of USP Aspirin RS in the same medium. [NOTE:Prepare the Standard solution at the time of use. An amount of alcohol not to exceed 1% of the total volume of the Standard solution may be used to bring the Reference Standard into solution prior to dilution with Dissolution Medium.]

Tolerances-Not less than 80% (Q) of the labeled a mount of $C_9H_8O_4$ is dissolved in 30 minutes.

Uniformity of dosage units ⟨905⟩: meet the requirements.

Limit of free salicylic acid:

Mobile phase and Diluting Solution-Prepare as directed in the Assay.

Standard solution-Dissolve an accurately weighed quantity of USP Salicylic Acid RS in the Standard preparation prepared as directed in the Assay, to obtain a solution having a known concentration of about 0.015mg of salicylic acid per mL.

Test preparation-Use the Stock solution prepared as directed for Assay preparation in the Assay.

Chromatographic system   Use the Chromatographic system described in the Assay. Chromatograph the Standard solution, and record the peak responses as directed under Procedure in the Assay. The relative standard deviation of the salicylic acid peak responses is not more than 4.0%. In a suitable chromatogram, the resolution, R, between salicylic acid and aspirin is not less than 2.0.

Procedure-Proceed as directed for Procedure in the Assay. The relative retention times are about 0.7 for salicylic acid and 1.0 for aspirin. Calculate the percentage of salicylic acid $(C_7H_6O_3)$ in the portion of Tablets taken by the formula:

$$2000(C/Q_A)(r_u/r_s),$$

in which C is the concentration, in mg per mL, of USP Salicylic Acid RS in the Standard solution, Q_A is the quantity, in mg, of aspirin $(C_9H_8O_4)$ in the portion of Tablets taken, as determined in the Assay, and r_u and r_s are the peak responses of the salicylic acid peaks obtained from the Test preparation and the Standard solution, respectively: not more than 3.0% is found. In the case of Tablets that are coated, not more than 3.0% is found.

Assay

Mobile phase-Dissolve 2g of sodium 1-heptanesulfonate in a mixture of 850mL of water and 150mL of acetonitrile, and adjust with glacial acetic acid to a pH of 3.4.

Diluting solution-Prepare a mixture of acetonitrile and formic acid (99 : 1).

Standard preparation-Dissolve an accurately weighed quantity of USP Aspirin RS in Diluting solution to obtain a solution having a known concentration of about 0.5mg per mL.

Assay preparation-Weigh and finely powder not less than 20 Tablets. Transfer an accurately weighed quantity of the powder, equivalent to about 100mg of aspirin, to a suitable container. Add 20.0mL of Diluting solution and about 10 beads. Shake vigorously for about 10 minutes, and centrifuge (stock solution). Quantitatively dilute an accurately measured volume of the Stock solution with 9 volumes of Diluting solution (Assay preparation). Retain the remaining portion of Stock solution for the test for Limit of salicylic acid.

Chromatographic system (see Chromatography ⟨621⟩)—The liquid chromatograph is equipped with a 280-nm detector and a 4.0-mm×30-cm column containing packing L1. The flow rate is about 2mL per minute. Chromatograph the Standard preparation, and record the peak responses as directed under Procedure: the relative standard deviation is not more than 2.0%. In a suitable chromatogram, the tailing factor is not greater than 2.0.

Procedure-Separately inject equal volumes (about 10μL) of the Standard preparation and the Assay preparation into the chromatograph, record the chromatograms, and measure the responses for the major peaks. Calculate the quantity, in mg, of aspirin ($C_9H_8O_4$) in the portion of Tablets taken by the formula:

$$200C(r_u/r_s),$$

in which C is the concentration, in mg per mL, of USP Aspirin RS in the Standard preparation, and r_u and r_s are the peak responses of the aspirin peaks obtained from the Assay preparation and the Standard preparation, respectively.

3. System Suitability

System suitability tests are an integral part of gas and liquid chromatographic methods. They are used to verify that the resolution and reproducibility of the chromatographic system are adequate for the analysis to be done. The tests are based on the concept that the equipment, electronics, analytical operations, and samples to be analyzed constitute an integral system that can be evaluated as such.

The resolution, R. [NOTE—All terms and symbols are defined in the Glossary of Symbols] is a function of column efficiency, N, and is specified to ensure that closely eluting compounds are resolved from each other, to establish the general resolving power of the system, and to ensure that internal standards are resolved from the drug. Column efficiency may be specified also as a system suitability requirement, especially if there is only one peak of interest in the chromatogram; however, it is a less reliable means to ensure resolution than direct measurement. Column efficiency is a measure of peak sharpness, which is important for the detection of trace components.

Replicate injections of a Standard preparation used in the assay or other standard solution are compared to ascertain whether requirements for precision are met. Unless otherwise specified in the individual monograph, data from five replicate injections of the analyte are used to calculate the relative standard deviation, S_R, if the requirement is 2.0% or less; data from six replicate injections are used if the relative standard deviation requirement is more than 2.0%.

The tailing factor, T, a measure of peak symmetry, is unity for perfectly symmetrical peaks and its value increases as tailing becomes more pronounced. In some cases, values less than unity may be observed. As peak asymmetry increases, integration, and hence precision, becomes less reliable.

These tests are performed by collecting data from replicate injections of standard or other solutions as specified in the individual monograph. The specification of definitive parameters in a monograph does not preclude the use of other suitable operating conditions (see Procedures under Tests and Assays in the General Notices). Adjustments of operating conditions to meet system suitability requirements may be necessary.

Unless otherwise directed in the monograph, system suitability parameters are determined from the analyte peak.

To ascertain the effectiveness of the final operating system, it should be subjected to suitability testing. Replicate injections of the standard preparation required to demonstrate adequate system precision may be made before the injection of samples or may be interspersed among sample injections. System suitability must be demonstrated throughout the run by injection of an appropriate control preparation at appropriate intervals. The control preparation can be a standard preparation or a solution containing a known amount of analyte and any additional materials useful in the control of the analytical system, such as excipients or impurities. Whenever there is a significant change in equipment or in a critical reagent, suitability testing should be performed before the injection of samples. No sample analysis is acceptable unless the requirements of system suitability have been med. Sample analyses obtained while the system fails requirements are unacceptable.

GLOSSARY OF SYMBOLS

To promote uniformity of interpretation, the following symbols and definitions are employed where applicable in presenting formulas in the individual monographs. [NOTE- Where the terms W and t both appear in the same equation they must be expressed in the same units.]

α relative retention,

$$\alpha = \frac{t_2 - t_a}{t_1 - t_a}$$

C_r, C_i, C_u concentrations of Reference Standard, internal standard, and analyte in a particular solution.

C_A concentration ratio of analyte and internal standard in test solution or Assay preparation.

$$C_A = \frac{C_u}{C_i}$$

Cs concentration ratio of Reference Standard and internal standard in Standard solution.

$$C_s = \frac{C_r}{C_i}$$

f distance from the peak maximum to the leading edge of the peak, the distance being measured at a point 5% of the peak height from the baseline.

k' capacity factor,

$$k' = \frac{\text{amount of substance in stationary phase}}{\text{amount of substance in mobile phase}}$$

$$k' = \frac{\text{time spent by substance in stationary phase}}{\text{time spent by substance in mobile phase}} = \frac{t}{t_a} - 1$$

N number of theoretical plates in a chromatographic column,

$$N = 16\left(\frac{t}{W}\right)^2$$

Q_r, q_i, q_u total quantities (weights) of Reference Standard, internal standard, and analyte in a particular solution.

Q_A quantity ratio of analyte and internal standard in test solution or Assay preparation,

$$Q_A = \frac{q_u}{q_i}$$

Q_s quantity ratio of Reference Standard and internal standard in Standard solution.

$$Q_s = \frac{q_r}{q_i}$$

r_s peak response of the Reference Standard obtained from a chromatogram.

r_u peak response of the analyte obtained from a chromatogram.

R resolution between two chromatographic peaks,

$$R = \frac{2(t_2 - t_1)}{W_1 + W_2}$$

R_f chromatographic retardation factor equal to the ratio of the distance from the origin to the center of a zone divided by the distance from the origin to the solvent front.

R_r relative retention

$$R_r = \frac{\text{distance traveled by test substance}}{\text{distance traveled by standard}}$$

R_r relative retention time

$$R_r = \frac{t_2}{t_1}$$

R_s peak response ratio for Standard preparation containing Reference Standard and internal standard.

$$R_s = \frac{r_s}{r_i}$$

R_u peak response ratio for Assay preparation containing the analyte and internal standard,

$$R_u = \frac{r_u}{r_i}$$

$S_R(\%)$ relative standard deviation in percentage,

$$S_R(\%) = \frac{100}{\overline{X}} \left[\frac{\sum_{i=1}^{N} (X_i - \overline{X})^2}{N-1} \right]^{\frac{1}{2}}$$

where X_i is an individual measurement in a set of N measurements and $\overline{X}$ is the arithmetic mean of the set.

T tailing factor.

$$T = \frac{W_{0.05}}{2f}$$

t retention time measured from time of injection to time of elution of peak maximum.

t_a retention time of nonretarded component, air with thermal conductivity detection.

W width of peak measured by extrapolating the relatively straight sides to the baseline.

$W_{h/2}$ width of peak at half height.

$W_{0.05}$ width of peak at 5% height.

4. VALIDATION OF COMPENDIAL METHODS

Test procedures for assessment of the quality levels of pharmaceutical products are subject to various requirements. According to Section 501 of the Federal Food, Drug, and Cosmetic Act, Assays and specifications in monographs of the United States Pharmacopeia and the National Formulary constitute legal standards. The Current Good Manufacturing Practice regulations [21 CFR 211. 194(a)] require that test methods, which are used for assessing compliance of pharmaceutical products with established specifications, must meet proper standards of accuracy and reliability. Also, according to these regulations [21 CFR 211. 194(a)(2)], users of analytical methods described in the USP and the NF are not required to validate accuracy and reliability of these methods, but merely verify their suitability under actual conditions of use. Recognizing the legal status of USP and NF standards, it is essential, therefore, that proposals for adoption of new or revised compendial analytical methods be supported by sufficient laboratory data to document their validity.

The text of this information chapter harmonizes, to the extent possible, with the Tripartite International Conference on Harmonization (ICH) documents Validation of Analytical Procedures and the Methodology extension text, which are concerned with analytical procedures included as part of registration applications submitted within the EC,

Japan, and the USA. Some aspects (dissolution, drug release), which form part of this chapter, are only dealt with in passing in the ICH documents and are to be discussed in the future. Complete harmonization has not been possible, in part because of different uses of terminology. For example, the ICH use of "procedure" presents difficulty, as this term has a specific and different use throughout the USP-NF.

Submissions to the Compendia

Submissions to the compendia for new or revised analytical methods should contain sufficient information to enable members of the USP Committee of Revision to evaluate the relative merit of proposed procedures. In most cases, evaluations involve assessment of the clarity and completeness of the description of the analytical methods, determination of the need for the methods, and documentation that they have been appropriately validated. Information may vary depending upon the type of method involved. However, in most cases a submission will consist of the following sections.

Rationale This section should identify the need for the method and describe the capability of the specific method proposed and why it is preferred over other types of determinations. For revised procedures, a comparison should be provided of limitations of the current compendial method and advantages offered by the proposed method.

Proposed Analytical Procedure This section should contain a complete description of the analytical method sufficiently detailed to enable persons "skilled in the art" to replicate it. The write-up should include all important operational parameters and specific instructions such as preparation of reagents, performance of systems suitability tests, description of blanks used, precautions, and explicit formulas for calculation of test results.

Data Elements This section should provide thorough and complete documentation of the validation of the analytical method. It should include summaries of experimental data and calculations substantiating each of the applicable analytical performance characteristics. These characteristics are described in the following section.

Validation

Validation of an analytical methods is the process by which it is established, by laboratory studies, that the performance characteristics of the method meet the requirements for the intended analytical applications. Typical analytical performance characteristics that should be considered in the validation of the types of methods described in this document are listed in Table 1. Since opinions may differ with respect to terminology and use, each of the performance characteristics is defined in the next section of this chapter along with a delineation of a typical method or methods by which it may be measured.

In the case of compendial methods, revalidation may be necessary in the following cases: a submission to the USP of a revised analytical method; or the use of an established general method with a new product or raw material (see below under Data Elements Required For Assay Validation).

Table 1. Typical Analytical Characteristics Used in Method Validation

Accuracy
Precision
Specificity
Detection Limit
Quantitation Limit
Linearity
Range

The ICH documents give guidance on the necessity for revalidation in the following circumstances: changes in the synthesis of the drug substance; changes in the composition of the drug product; and changes in the analytical procedure.

ANALYTICAL PERFORMANCE CHARACTERISTICS

Accuracy

Definition-The accuracy of an analytical method is the closeness of test results obtained by that method to the true value. The accuracy of an analytical method should be established across its range.

Determination-In the case of the assay of a drug substance, accuracy may be determined by application of the analytical method to an analyte of known purity (e. g. , a Reference Standard) or by comparison of the results of the method with those of a second, well-characterized method, the accuracy of which has been stated or defined.

In the case of the assay of a drug in a formulated product, accuracy may be determined by application of the analytical method to synthetic mixtures of the drug product components to which known amounts of analyte have been added within the range of the method. If it is not possible to obtain samples of all drug product components, it may be acceptable either to add known quantities of the analyte to the drug product (i. e. , "to spike") or to compare results with those of a second, well-characterized method, the accuracy of which has been stated or defined.

In the case of quantitative analysis of impurities, accuracy should be assessed on samples (of drug substance or drug product) spiked with known amounts of impurities. Where it is not possible to obtain samples of certain impurities or degradation products, results should be compared with those obtained by an independent method. In the absence of other information, it may be necessary to calculate the amount of an impurity based on comparison of its response to that of the drug substance; the ratio of the responses of equal amounts of the impurity and the drug substance (response factor) should be used if known.

Accuracy is calculated as the percentage of recovery by the assay of the known added amount of analyte in the sample, or as the difference between the mean and the accepted true value, together with confidence intervals.

The ICH documents recommend that accuracy should be assessed using a minimum of nine determinations over a minimum of three concentration levels, covering the specified range (i. e. , three concentrations and three replicates of each concentration).

Precision

Definition-The precision of an analytical method is the degree of agreement among individual test results when the method is applied repeatedly to multiple samplings of a homogeneous sample. The precision of an analytical method is usually expressed as the standard deviation or relative standard deviation (coefficient of variation) of a series of measurements. Precision may be a measure of either the degree of reproducibility or of repeatability of the analytical method under normal operating conditions. In this context, reproducibility refers to the use of the analytical procedure in different laboratories, as in a collaborative study. Intermediate precision expresses within-laboratory variation, as on different days, or with different analysts or equipment within the same laboratory. Repeatability refers to the use of the analytical procedure within a laboratory over a short period of time using the same analyst with the same equipment. For most purposes, repeatability is the criterion of concern in USP analytical procedures, repeatability is the criterion of concern in USP analytical procedures, although reproducibility between laboratories or intermediate precision may well be considered during the standardization of a procedure before it is submitted to the Pharmacopeia.

Determination-The precision of an analytical method is determined by assaying a sufficient number of aliquots of a homogeneous sample to be able to calculate statistically valid estimates of standard deviation or relative standard deviation (coefficient of variation). Assays in this context are independent analyses of samples that have been carried through the complete analytical procedure from sample preparation to final test result.

The ICH documents recommend that repeatability should be assessed using a minimum of nine determinations covering the specified range for the procedure (i. e., three concentrations and three replicates of each concentration or using a minimum of six deter minations at 100% of the test concentration).

Specificity

Definition-The ICH documents define specificity as the ability to assess unequivocally the analyte in the presence of components that may be expected to be present, such as impurities, degradation products, and matrix components. Lack of specificity of an individual analytical procedure may be compensated by other supporting analytical procedures. [NOTE-Other reputable international authorities (IUPAC, AOAC) have preferred the term "selectivity", reserving "specificity" for those procedures that are completely selective.] For the test or assay methods below, the above definition has the following implications:

IDENTIFICATION TESTS: ensure the identity of the analyte.

PURITY TESTS: ensure that all the analytical procedures performed allow an accurate statement of the content of impurities of an analyte (e. g. related substances test, heavy metals limit, organic volatile impurity limit).

ASSAYS: provide an exact result, which allows an accurate statement on the content or potency of the analyte in a sample.

Determination-In the case of qualitative analyses (identification tests), the ability to select between compounds of closely related structure that are likely to be present should be demonstrated. This should be confirmed by obtaining positive results (perhaps by comparison to a known reference material) from samples containing the analyte, coupled with negative results from samples that do not contain the analyte and by confirming that a positive response is not obtained from materials structurally similar to or closely related to the analyte.

In the case of analytical procedure for impurities, specificity may be established by spiking the drug substance or product with appropriate levels of impurities and demonstrating that these impurities are determined with appropriated accuracy and precision.

In the case of the assay, demonstration of specificity requires that it can be shown that the procedure is unaffected by the presence of impurities or excipients. In practice, this can be done by spiking the drug substance or product with appropriate levels of impurities or excipients and demonstrating that the assay result is unaffected by the presence of these extraneous materials.

If impurity or degradation product standards are unavailable, specificity may be demonstrated by comparing the test results of samples containing impurities or degradation products to a second well-characterized procedure (e. g. a pharmacopeial or other validated procedure). These comparisons should include samples stored under relevant stress conditions (e. g. , light, heat, humidity, acid/base hydrolysis, oxidation). In the case of the assay, the results should be compared; in the case of chromatographic impurity tests, the impurity profiles should be compared.

The ICH documents state that when chromatographic procedures are used, representative chromatograms should be presented to demonstrate the degree of selectivity, and peaks should be appropriately labeled. Peak purity tests (e. g. using diode array or mass spectrometry) may be useful to show that the analyte chromatographic peak is not attributable to more than one component.

Detection Limit

Definition-The detection limit is a characteristic of limit tests. It is the lowest amount of analyte in a sample that can be detected, but not necessarily quantitated, under the stated experimental conditions. Thus, limit tests merely substantiate that the amount of analyte is above or below a certain level. The detection limit is usually expressed as the concentration of analyte (e. g. percentage. parts per billion) in the sample.

Determination-For noninstrumental methods, the detection limit is generally determined by the analysis of samples with known concentrations of analyte and by establishing the minimum level at which the analyte can be reliably detected.

For instrumental procedures, the same method may be used as for noninstrumental. In the case of methods submitted for consideration as official compendial methods, it is almost never necessary to determine the actual detection limit. Rather, the detection limit is shown to be sufficiently low by the analysis of samples with known concentration of analyte above and below the required detection level. For example, if it is required to detect an impurity at the level of 0.1%, it should be demonstrated that the procedure will reliably detect the impurity at that level.

In the case of instrumental analytical procedures that exhibit back ground noise, the ICH documents describe a common approach, which is to compare measure signals from samples with known low concentrations at which the analyte can reliably be detected is established, Typically acceptable signal-to-noise ratios are 2 : 1 or 3 : 1. Other approaches depend on the determination of the slope of the calibation curve and the standard deviation of responses. Whatever method is used, the detection limit should be subsequently validated by the analysis of a suitable number of samples known to be near, or prepared at, the detection limit.

Quantitation Limit

Definition-The quantitation limit is a characteristic of quantitative assays for low levels of compounds in sample matrices, such as impurities in bulk drug substances and degradation products in finished pharmaceuticals. It is the lowest amount of analyte in a sample that can be determined with acceptable precision and accuracy under the stated experimental conditions. The quantitation limit is expressed as the concentration of analyte (e. g. percentage, parts per billion) in the sample.

Determination-For noninstrumental methods, the quantitation limit is ·generally determined by the analysis of samples with known concentrations of analyte and by establishing the minimum level at which the analyte can be determined with acceptable accuracy and precision.

For instrumental procedures, the same method may be used as for noninstrumental. In the case of methods submitted for consideration as official compendial methods, it is almost never necessary to determine the actual quantitation limit. Rather, the quantitation limit is shown to be sufficiently low by the analysis of samples with known concentrations of analyte above and below the quantitation level. For example, if it is required to assay an analyte at the level of 0.1mg per tablet, it should be demonstrated that the method will reliably quantitate the analyte at that level.

In the case of instrumental analytical methods that exhibit back-ground noise, the ICH documents describe a common approach, which is to compare measured signals from samples with known low concentrations of analyte with those of blank samples. The minimum concentration at which the analyte can reliably be quantified is established. A typically acceptable signal-to-noise ratio is 10 : 1. Other approaches depend on the determination of the slope of the calibration curve and the standard deviation of responses. Whatever method is used, the quantitation limit should be subsequently validated by the analysis of a suitable number of samples known to be near, or prepared at, the quantitation limit.

Linearity and Range

Definition of linearity-The linearity of an analytical method is its ability to elicit test results that are directly, or by a well-defined mathematical transformation, proportional to the concentration of analyte in samples within a given range.

Definition of Range-The range of an analytical method is the interval between the upper and lower levels of analyte (including these levels) that have been demonstrated to be determined with a suitable level of precision, accuracy, and linearity using the method as written. The range is normally expressed in the same units as test results (e. g. percent, parts per million) obtained by the analytical method.

Determination of Linearity and Range-Linearity should be established across the range of the analytical procedure. It should be established initially by visual examination of a plot of signals as a function of analyte concentration of content. If there appears to be a linear relationship, test results should be established by appropriate statistical methods (e. g. by calculation of a regression line by the method of least squares). In some cases, to obtain linearity between the response of an analyte and its concentration, the test data may have to be subjected to a mathematical transformation. Data from the regression line itself may be helpful to provide mathematical estimates of the degree of linearity. The correlation coefficient, y-intercept. slope of the regression line, and residual sum of squares should be submitted.

The range of the method is validate by verifying that the analytical method provides acceptable precision, accuracy, and linearity when applied to samples containing analyte at the extremes of the range as well as within the range.

ICH recommends that, for the establishment of linearity, a minimum of five concentrations normally be used. It is also recommended that the following minimum specified ranges should be considered:

ASSAY OF A DRUG SUBSTANCE (OR A FINISHED PRODUCT): from 80% to 120% of the test concentration.

DETERMINATION OF AN IMPURITY: from 50% to 120% of the specification.

FOR CONTENT UNIFORMITY: a minimum of 70% to 130% of the test concentration, unless a wider or more appropriate range, based on the nature of the dosage form (e. g. metered-dose inhalers) is justified.

FOR DISSOLUTION TESTING ± 20% over the specified range (e. g. , if the specifications for a controlled-release product cover a region from 20%, after 1 hour, and up to 90%, after 24 hours, the validated range would be 0% to 110% of the label claim).

Ruggedness

Definition-The ruggedness of an analytical method is the degree of reproducibility of test results obtained by the analysis of the same samples under a variety of conditions, such as different laboratorie, different analysts, different instruments, different lots of reagents, different elapsed assay times, different assay temperatures, different days, etc. Ruggedness is normally expressed as the lack of influence on test results of operational and environmental variables of the analytical method. Ruggedness is a measure of reproducibility of test results under the variation in conditions normally expected from laboratory to laboratory and from analyst to analyst.

Determination-The ruggedness of an analytical method is determined by analysis of aliquots from homogeneous lots in different laboratories, by different analysts, using operational and environmental conditions that may differ but are still within the specified parameters of the assay. The degree of reproducibility of test results is then determined as a function of the assay variables. This reproducibility may be compared to the precision of the assay under normal conditions to obtain a measure of the ruggedness of the analytical method.

Robustness

Definition-The robustness of an analytical method is a measure of its capacity to remain unaffected by small but deliberate variations in method parameters and provides an indication of its reliability during normal usage.

System Suitability-If measurements are susceptible to variation in analytical conditions, these should be suitably controlled, or a precautionary statement should be included in the method. One consequence of the evaluation of robustness and ruggedness should be that a series of system suitability parameters is established to ensure that the validity of the analytical method is maintained whenever used. Typical variations are the stability of analytical solutions, different equipment, and different analysts. In the case of liquid chromatography, typical variations are the pH of the mobile phase, the mobile phase composition, different lots or suppliers of columns, the temperature, and the flow rate. In the case of gas chromatography, typical variations are different lots or suppliers of columns, the temperature, and the flow rate.

System suitability tests are based on the concept that the equipment, electronics, analytical operations, and samples to be analyzed constitute an integral system that can be evaluated as such. System suitability test parameters to be established for a particular method depend on the type of method being evaluated. They are especially important in the case of chromatographic methods, and submissions to the USP should make note of the requirements under the System Suitability section in the general test chapter Chromatography ⟨621⟩.

DATA ELEMENTS REQUIRED FOR ASSAY VALIDATION

Compendial assay procedures vary from highly exacting analytical determinations to subjective evaluation of attributes. Considering this variety of assays. It is only logical that different test methods require different validation schemes. This chapter covers only the most common categories of assays for which validation data should be required These categories are as follows:

Category Ⅰ: Analytical methods for quantitation of major components of bulk drug substances or active ingredients (including preservatives) in finished pharmaceutical products.

Category Ⅱ: Analytical methods for determination of impurities in bulk drug substances or degradation compounds in finished pharmaceutical products. These methods include quantitative assays and limit tests.

Category Ⅲ : Analytical methods for determination of performance characteristics (e. g. dissolution, drug release).

Category Ⅳ : Identification tests.

For each assay category, different analytical information is needed. Listed in Table 2 are data elements that are normally required for each of the categories of assays.

Already established general assays and tests (e. g. titrimetric method of water determination, bacterial endotoxins test) should be revalidated to verify their accuracy (and absence of possible interference) when used for a new product or raw material.

The validity of an analytical method can be verified only by laboratory studies. Therefore, documentation of the successful completion of such studies is a basic requirement for determining whether a method is suitable for its intended applications. Appropriate documentation should accompany any proposal for new or revised compendial analytical procedures.

Table 2. Data Elements Required for Assay Validation

Analytical Performance Characteristics	Assay Category Ⅰ	Assay Category Ⅱ		Assay Category Ⅲ	Assay Category Ⅳ
		Quantitative	Limit tests		
Accuracy	Yes	Yes	*	*	No
Precision	Yes	Yes	No	Yes	No
Specificity	Yes	Yes	Yes	*	Yes
Detection Limit	No	No	Yes	*	No
Quantitation Limit	No	Yes	No	*	No
Linearity	Yes	Yes	No	*	No
Range	Yes	Yes	*	*	No

* May be required, depending on the nature of the specific test.

参考文献

1. 刘文英主编. 药物分析(第四版). 北京:人民卫生出版社,1999
2. 安登魁主编. 药物分析(第三版). 北京:人民卫生出版社,1992
3. 中华人民共和国药典(2000 年版二部). 北京:化学工业出版社,2000
4. 朱景申主编. 药物分析. 北京:中国医药科技出版社,2000
5. 晁若冰主编. 药物分析. 北京:人民卫生出版社,2000
6. 蔡美芳主编. 药物分析. 北京:中国医药科技出版社,1996
7. 刘文英主编. 药物分析实验与指导. 北京:中国医药科技出版社,1993
8. 周同惠主编. 英汉汉英分析化学词汇. 北京:化学工业出版社,1993
9. 药学名词审定委员会. 药学名词. 北京:科学出版社,1999
10. USP 2000
11. BP 2000
12. 刘文英主编. 药物分析(第五版)编写大纲(内部资料).